新型コロナウイルス感染症と人類学

浜田明範・西真如・近藤祉秋・吉田真理子 編

新型コロナウイルス感染症と人類学

——パンデミックとともに考える

水声社

はじめに

浜田明範
西真如
近藤祉秋
吉田真理子

二〇二〇年は日本のあちらこちらが新型コロナウイルス感染症に翻弄された年であった。新しいウイルスがもたらす未知の病気が持ち込まれ、それが徐々に広まっていった初春。手探りのなか感染拡大に対抗するための方法が考案され、緊急事態宣言の発令を経て、生活が変化していった春。第二波の到来とそれを抑え込んでいった夏。感染の再拡大の兆しが見え始めた秋と強力な第三波に見舞われている冬。

影響を受けたのは日本だけではない。事態の推移はそれぞれに異なるものの、新型コロナウイルス感染症は世界中に広まっている。この感染症がパンデミックと呼ばれる所以である。世界各地の人びとが経験しているパンデミックとともにある生について、人類学はどんなことを考えることができるだろうか。そして、人類学者の声に耳を傾けることにはどのような意味があるだろうか。

人類学は危機的な状況に対応するのがそれほど得意ではないと言われることがある。長期の現地調査に基づいて思考をつむぐ人類学は、成果を出すまでに時間がかかる分野だと考えられている。他方で、世界各地で起きた感染症のアウトブレイクに際し、人類学者が一定の貢献をしてきたという実績もある。そのような貢献のなかには、感染症を収束させるための実務的なものもあれば、現場で起きていることに独自の視点から光を当てる記述的なものもある。

本書には、人類学と隣接分野からの二六名の研究者の手による一六の論稿が収められている。その多くは、すぐ役に立つ処方箋を提示するものではないが、状況を深く理解する助けになる貢献を意図している。これらの論稿には多かれ少なかれ、まだ生煮えの、つまり思考の途上を捉えた部分が含まれている。決定版とは言い難いところもある。それでもなお、人類学者が集まってこうしてひとつの本を編むことには、いくつかの意義があると私たちは考えている。

パンデミック性

第一の意義は、「パンデミック性」に関わるものである。私たちは、新型コロナウイルス感染症の流行する以前より、多くの病気が存在する世界で生きてきた。そして、ときにその病気とともにあることによって、独特の経験をしてきた。人類学者もまた、そのような経験についてたくさんの話を聞き、自ら体験し、そして記述してきた。しかし、二〇二〇年の新型コロナウイルス感染症の流行は、これまでに人類学者が記述してきた病気とは明らかに異なるいくつかの特徴を備えている。そのような特徴の多くは、新型コロナウイルス感染症がパンデミックであることに由来する。そのような、パンデミックであるが故の特徴のことを、ここでは「パンデミック性」と呼んでおこう。

周知のとおり、パンデミックの経験は、持続的な地域的流行（エンデミック）や非感染性の病気の経験とは、異なる特徴を持っている。パンデミックがパンデミックとされる一義的な所以は、それが世界各地で同時に流行を引き起こす点にある。とはいえ、新型コロナウイルス感染症の流行を経験した私たちは、単に「世界各地で流行している」ということ以上の意味をパンデミックに見出さざるを得ない。その筆頭は、病気に罹っている人も罹っていない人も、等しく病気の影響を受けるということだろう。パンデミックを引き起こすほどの感染力をウイルスが持っている場合、平時には健康とされる者であっても、他の病気や障がいとともに生きている場合と同じように、ときにそれ以上に、感染を予防するために多くのことを強いられることになる。他にも、世界中で感染が拡大しているという状況は、人びとの認識や行為に影響を与えることがある。さまざまな境界を超えた人の移動が制限されたり、抑制されたりする。あるいは、輸入感染を防げないことを前提とするのか、それとも完全に防ぐことができると考えるのかといった認識の違いは、どのようにこの感染症に対応していくのかという、政策の舵取りにも大きな影響を与える。越境する人びとに対する、差別的とも言えるような負の意味づけがなされることもある。

このようなパンデミックがパンデミックであるが故にもつ特徴について、人類学は検討することができる。もちろん、人類学だけが、それについて検討できるなどという大言壮語を吐くつもりはない。それでも、人類学は世界各地で暮らす人びとの生の多様性を検討してきた蓄積を活かすことができる。パンデミックとはどのような現象であり、世界各地で同時並行的に起きている感染症の流行は、それぞれの地域でどのように経験されているのか。そこには、どのような共通性と多様性が存在しているのか。アジア地域を中心としながらも、北米やアフリカの事例を並べて提示する本書は、そのような探究の一端を拓くものである。

人類学がパンデミックについての研究に貢献できる第二のポイントは、withという言葉の含意を深めることと関係している。日本における感染拡大が顕著になった春先以降、感染症の流行を抑制するための生活のあり方を模索するなかで使用されるようになった「ウィズコロナ」は、二〇二〇年を代表する言葉のひとつであろう。

ただし、年末を迎えるにあたって、このウィズコロナという言葉の評判は必ずしも芳しいものではなくなってきている。新型コロナウイルスとともにある生活を志向するのではなく、そのウイルスを完全に日本から排除することを志向するべきだった。今からでも遅くないので排除のためにできることをすべてやるべきだ、という主張は根強い。そのように考える人びとにとって、withという前置詞は、日本のこれまでの対応の瑕疵を象徴するものとして捉えられている。

台湾やニュージーランドといった、新型コロナウイルスの排除に継続的に成功しているように見える地域が存在していることを鑑みれば、この論調に一定の説得力があることは間違いない。他方で、そのような論調は回顧的に眺めた際に出てくる発想であり、感染拡大の初期においては必ずしも妥当なものと考えられていたわけではない、ということには注意しておいてもよいだろう。

特定の病原体をある地域から排除できるかどうかは、その病原体の持つ細かな特性や、その病原体を排除するためにどのような対応を行うことができるのかといった、非常に繊細な状況に応じて変わってくる。例えば、ウイルスの平均的な潜伏期間が一日なのか四日なのか一〇日なのかによって、人間の側がとれる対応の効果には大きな違いが出てくる（直接的には、例えば、隔離期間や接触者追跡の対象となる期間が異なってくる)。あるいは、新型コロナウイルス感染症の流行が、人口密度(より正確には人間同士の接触の量と質)と関連していることからすれば、東京を始めとする日本の都市圏において、ワクチンや特効薬、迅速診断キットなどの技術革新を待たずに、外出制限などの強い非医薬的介入(Non-Pharmaceutical Intervention)と大量検査で本当に新型コロナウイルスを排除することができたのかについては、はっきりとした答えが出ているわけではない。思い返してみると、春先にウィズコロナという言葉が広まっていった際、意識されていたのはいかに流行を抑制するのかであり、二〇二〇年の後半に批判されていたような、感染症対策と経済対策のバランスをとることが強調されていたわけではなかった。私たちが、この本を執筆していく際に、パンデミック「とともに」考える、という形で、あえてwithという言葉を採用したのは、前者の意味におけるウィズコロナという発想から、新型コロナウイルス感染症の流行とそのなかでの人びとの生活について、何ごとかを学べる可能性があると考えたからである。

感染症について人類学で考える際に、withという言葉は、二つの文脈への橋渡しを可能にする。第一の文脈は、「○○患者」から「○○と生きる人びと」への呼称の変化である。一九七〇年代後半に、文学、歴史、哲学、社会学などの隣接分野と歩調をあわせながら生物医学についての批判的検討に乗り出した人類学において、古典的な批判として提起されたのは、医師は臓器や病気を見る一方で人間を見てはいない、というものだった。本書の編者のひとりである浜田が大学生の頃、日本の医療人類学の黎明期を切り拓いた武井秀夫から聞かされたエピソードが印象深い。かつて、武井が外科病棟で勤務していた頃、医師たちは、患者について言及するときに名前ではなく、病気の状況で人間を代表させて話していたというのだ。つまり、「山田さん」や「佐藤さん」に言及するのではなく、「あのすい臓ガンの患者」や「肝臓病の患者」について語っていたというのである。

初期の医療人類学が疾病(disease)ではなく、病い(illness)に注目する必要性を提起した背景にも、病気ではなく人間を見る必要性を強調したいという動機が垣間見える（クラインマン 一九九六）。必ずしも人類学的な発想が広まった結果と言えるかどうかは判然としないが、それでも、四〇年弱の時間が経過するなかで、病気ではなく人間を見ることの重要性は医療者のあいだにも受け入れられるようになってきている。その徴候のひとつが、withという言葉の使われ方である。

例えば、アネマリー・モルは、この点について、「糖尿病者」から「糖尿病とともにある人びと」への変化を例に説明している。「糖尿病者」という表現が診断名と患者を同一視するものであるのに対し、「糖尿病とともにある人びと」は、「ピアノを弾くかもしれないし、アムステルダム出身かもしれないし、イタリア人の祖母がいるかもしれないし、歩くことを好んだり、食べることが大好きかもしれない」（モル 二〇二〇：一四三）。人間の生活や特性は、診断名で完全に覆いつくされたり、代表されつくすわけではない。ここからも分かるように、withは、「当事者性を持ちながらもそれによってすべてが覆いつくされているわけではない病気に患わされている人間の生のあり方」を示すために用いられてきた言葉である。

ただし、ウィズコロナという言葉には、「糖尿病とともにある人びと」と大きく異なっている部分もある。後者が、特定の病気に苦しんでいる人だけを指すのに対し、ウィズコロナという生活のあり方を要求されているのはすでに新型コロナウイルス感染症に罹っている人だけでなく、そうなる可能性のあるすべての人間である。この点、ウィズコロナという言葉は、（1）生活のすべてが病気によって全面的に塗りつくされているわけではない、（2）パンデミックの顕著な特徴としてのすべての人間が当事者性を持つ、という二つの特徴を同時に示しているのである。本書に収録されている論稿のいくつかは、この点を見事に描き出している。

with という言葉が橋渡しする第一の文脈が病気と生活の関係に関わるものだとすれば、第二の文脈は人類学的な実践のあり方に関わるものである。医療と人類学の関係だけを見ても、二つの領域の関係を示すために、様々な前置詞が用いられてきた。医療「についての」人類学（anthropology of medicine）、医療「のための」人類学（anthropology for medicine）、医療「のなかの」人類学（anthropology in medicine）。with という前置詞は、それらとは少し異なる関係性を喚起する。つまり、本書は、「パンデミックについての人類学」とも、「パンデミックの影響を軽減するための人類学」とも異なる、「パンデミックとともに考える人類学」を志向している。この点は、人類学がパンデミックについて考える第三の意義、つまりパンデミックについて考えることによってアップデートされる人類学の知が、パンデミック以外のものごとについて検討する際の助けになる、ということとも直接的に関係している。

「〇〇についての人類学」と「〇〇とともにある人類学」の差異について、積極的に検討を続けてきた人類学者にティム・インゴルドがいる。インゴルドは、芸術についての人類学と芸術とともにある人類学の差異を例にとりながら、明快な説明を提供している。インゴルドによると、芸術についての人類学は、特定の文化や社会における作品のコレクションとして芸術を扱うことで芸術について学ぶ一方で、芸術実践から何事かを学ぶことには失敗してきたという。それに対し、芸術とともにある人類学は、人類学的な実践のあり方そのものを芸術実践から学ぼうとするのだという（インゴルド二〇一七：二九）。

インゴルドの議論を拡張して、少し戯画化して捉えるならば、「パンデミックについての人類学」とは、世界各地で経験されたパンデミックの流行の仕方やそれへの人びとの対応を集めてカタログを作るような作業である。それに対して、「パンデミックとともにある人類学」とは、ウイルスそのものの挙動やウイルスへの人びととの対応から、人間や社会や世界についての何らかの新しい理解を導き出そうとするものである。

ただし、私たちはインゴルドがそうしたように、「〇〇についての人類学」と「〇〇とともにある人類学」を必ずしも対立的なものとして捉えるのではなく、相互依存的なものとして捉えたいと考えている。民族誌的な記述が新しい思考の糧となり、新しい思考がこれまでとは異なる角度からの記述を可能にする。そのような正の循環を目指していきたい。本書は、そのような営みとして人類学を想像＝創造するための一端となることを目指している。

思い起こしてみれば、パンデミックの発生というのは、様々な意味で人類学的な実践に変更を迫るものであった。国境を超えることのハードルがあがり、また、人びととの接触を抑えるように要請されることは、異郷に住み込みながら行われる長期のフィールドワークや長時間にわたるインタビュー調査の実施を困難にした。そのようななか、人類学者は、自身の経験を起点にしたり、SNSを用いて情報収集をしたり、遠隔でのインタビューを実施したりといった創意工夫を行ってきた。本書は、そのような苦闘を記録するものでもある。

この苦闘を経たことによって、いま、どのような新しい人類学が生成しようとしているのかは、現時点では必ずしも明確ではない。また、同じような困難を抱えたジャーナリズムやドキュメンタリー制作者たちが、人類学者以上に現場の状況を伝え、また、独自の視点を切り拓いてきたことも、少なくとも日本においては間違いないように思われる[1]。そのようななかで、人類学者が人類学者であるがゆえにつむげるのはどのような文章でありうるのか。本書は、パンデミック性とともに人類学性について、改めて研究を始めるための第一歩を記すものでもある。

本書の構成

パンデミックとともにある人類学の可能性を切り拓くために、本書は、「時間、環境、複数種」、「科学技術と自由」、「感染拡大と生活の再編」、「SNSを通じた共有と拡散」、「医療者の視点」の五つのパートに分かれた一六の論稿で構成されている。以下、それぞれのパートと論稿について、簡単に紹介しておこう。

時間、環境、複数種

パンデミックは、私たちの日常のあり方に再検討を迫っている。その対象は、外出制限や新しい生活様式によって焦点化される行動のレベルに留まるものではなく、特定の時間や環境をいかに生きるのかといった、より深いレベルの認識やそれと関わる実践にも及んでいる。私たちはどのような時間を生き、どのように未来を捉えているのか。私たちが生きている世界はどのようなもので、そのなかで人びとはどのように非人間を含めたアクターと関係を取り結んでいるのか。

吉田真理子は、新型コロナウイルス感染症とともに生きる世界を記述するにあたって、人間以上（モア・ザン・ヒューマン）の／複数種（マルチスピーシーズ）の人類学の分析視角を提示する。人間と非人間の偶発的な縺れあいや商品流通過程の相互作用に着目しながら人獣共通感染症を捉え直す重要性を提起している。

内藤直樹は、直線的な時間と振動する時間という人類学における二つの時間についての捉え方を念頭に、時間や未来についての捉え方の多様性に着目する「未来の人類学」の観点から、世界各地でほぼ同時に出現したパンデミックの時間における未来の捉え方の多様性について、イタリアと徳島における自らの経験とケニア牧畜社会の対応に着目しながら検討している。

西真如は、日本における新型コロナウイルス感染症への非医薬的介入と自閉症者の脳神経学的環境を解明するための実験を並置することにより、新型コロナウイルス感染症への対応がどのような時間と空間に対する想像力を前提としており、その前提にどのような問題があるのかを明快に描き出す。その上で、「複数種の雲」のなかで感染症の流行を抑えるための対応がどのようなものであるべきなのかについて、重要な示唆を行っている。

科学技術と自由

パンデミックの発生は、それに対応するための人間の様々な実践を誘発した。その代表的なものは、科学技術の革新によって危機を乗り越えようとする動きであり、また、そのような動きに対する疑義の提起である。このような不確定性をはらんだ科学技術の急速な普及と、それに対する人びとの動きをどのように理解できるだろうか。

倫理学者の大北全俊は、慢性疾患のリスクを減らすためのヘルスプロモーションと新型コロナウイルス感染症への対応を比較しながら、両者に共通する行動変容という発想が、個々人に責任を求めるものになりがちであることを指摘する。その上で、そこで要求されているのとは異なる繊細で多様な責任が存在することを指摘し、複数の責任を引き受ける存在としての人間のあり方を描出する。

桜木真理子は、アメリカにおける抗体検査の開発・普及・利用に焦点を当てることで、市民たちが、どのように抗体検査に対して多様な期待を寄せていったのかを丁寧に描き出している。桜木は、ブリュノ・

ラトゥールやマリア・プイグ＝デ＝ラ＝ベラカーサによる「議論を呼ぶ事実」についての検討を参照しながら、市民が科学技術を多様な関心に基づいて使用していく状況を解きほぐしていく必要性を提起している。

浜田明範は、ウイルスの描かれ方のひとつである感染者数に注目しながら、その数字がどのように人々に経験されているのか、どのように複数のやり方で実行（enact）されうるのか、そして、その数字は何を表しているのかを検討している。その上で、浜田は、医療専門家と素人、科学技術と人間を対立的に捉える見方の限界を指摘し、新型コロナウイルス感染症の存在しなかった過去を憧憬するノスタルジアを乗り越える必要性と方向性を提示している。

感染拡大と生活の再編

人類学にとって、パンデミックという現象が検討に値する理由のひとつは、パンデミックが新しい生活のあり方を人びとに要求することにある。新型コロナウイルス感染症の流行は、それまでの生活の何を不可能にし、どのような新しい生活の可能性を喚起するのか。そして、新しい生活への要求は、異なる状況にある人びとにどのような濃淡をもって表れているのか。

北川真紀は、パンデミック下で地方移住が進んだ現象を念頭に、オフグリッドを志向する人びとの生活と危機との関係に焦点を当てる。オフグリッドとは、水道・電気・ガス・流通といったインフラから切り離された自足的な生活のことである。そのなかで北川が明らかにするのは、危機に対する「備え」というよりは生活の「修繕」や「再編」と呼べるような実践であり、態度である。

石野隆美は、二〇二〇年一月から八月にかけてのフィリピンの新型コロナウイルス感染症への対応を念頭に、そこで持ち出された「ステイ・ホーム」というレトリックの二重性とそれに伴う生活の再編に光を当てている。多数の海外出稼ぎ労働者を抱えるフィリピンにとって、外出禁止を呼び掛けるスローガンである「ステイ・ホーム」は、同時に、医療従事者に自国において自国のために貢献するように促すものともなっていたという。

田中志歩は、バングラデシュの低所得者の身寄りのない女性たちに焦点を当てながら、パンデミックのなかで明らかになる政治経済的な構造に枠づけられた被傷性を描き出す。女性たちが経験しているのは、自身や配偶者が職を失うことに続けて起きる、パートナーシップを夫から一方的に解消されるという事態であり、そのことによって、夫との関係が安定的でなかったことが突如として明らかになるという事態である。田中の記述からは、パンデミックのもたらす生活への影響があらがいがたい形で押し寄せる場面があることが伺える。

緒方しらべは、ナイジェリアの都市に住まう、互いに見知らぬ四〇代の男女二人に注目することにより、当該地域におけるパンデミックの経験に光を当てる。そこから見えてくるのは、エリートの女性が別の目的のために運営していたNGOのネットワークを活用しながら、パンデミックに伴って生じた貧困や家庭内暴力に苦しむ人びとを支援する一方で、日雇い労働で食いつないでいた男性がそうした支援に対してシニカルにならざるを得ない現状である。

SNSを通じた共有と拡散

現場での参与観察に多くを依ってきた人類学にとって、現地に赴くことや対面で話をすることを困難にするパンデミックは、方法論上の問題を提起するものでもあった。ひとつの回答としてありうるのは、人びとが生活の一部として取り込んでいるSNS上のやり取りを共有することで、彼ら、彼女らのリアリティに接近しようというアプローチである。

近藤祉秋は、SNSでの情報収集とオンライン記事の渉猟を組み合わせて、二〇二〇年三月から九月にかけての米国アラスカ州の状況を描写する。アラスカ先住民社会では、ヨーロッパ系アメリカ人との接触以降、感染症によって苦しんだ歴史を持ち、新型コロナウイルス感染症に関する懸念も強かった。内陸アラスカ先住民社会では、州内での感染が始まった当初、人びとが集住する村を離れ、キャンプへ長期逗留したほうが良いかもしれないという意見がSNS上で表明された。新型コロナウイルス感染症は先住民社会の集合的記憶を再賦活化したと言えるが、SNSはその有り様を垣間見せる一つの場であった。

岡野英之は、二〇二〇年二月以降のタイの状況を精緻に追跡しながら、SNSを通じた「怯え」の共有が、結果的にタイにおける感染拡大を抑えるのに一定の役割を果たしていたのではないかと述べる。近藤と同様、すでに人びとの生活の一部になっているSNS上で拡散された書き込みを題材にしながら、当の人びとについて語る岡野の手つきは、人類学的実践そのものの変容可能性を予感させるものでもある。

澤野美智子は、二〇二〇年一月から一〇月にかけての韓国のコロナ19への対応と、同時期にネット上で拡散されたネチズン達の書き込みを丹念に跡付けた、重厚で骨太な論稿である。具体的なデータを重視する澤野らしい地道な議論を展開することによって浮かび上がってくるのは、新型コロナウイルス感染症の感染拡大が、多様な形での生権力に対する抵抗と、包摂と排除のあり方を誘発している姿である。

医療者の視点

パンデミックがパンデミックである以上、その影響はあらゆる人びとに及ぶ。しかしながら、その影響をもっとも大きく受けた人びとのなかに医療従事者があることは言を俟たない。医師たちは、感染症の流行をどのように眺め、そのなかでどのような経験をしてきたのだろうか。

医師であると同時に人類学者でもあるという経歴を持つ吉田尚史は、自身のミャンマーでの経験と在留邦人へのインタビューに基づいて、パンデミックのなかで海外での生活を強いられる在留邦人が、どのような不安や潜在的な問題を抱えながら生活しているのかを描き出す。

総合診療医の奥知久と人類学者の島薗洋介は、奥が参画してきたクルーズ船と介護・福祉施設への支援についてのオートエスノグラフィーを基点としながら、そのなかで、奥がどのような経験をし、また、施設の職員たちがどのようにパンデミックに対応してきたのかを詳述している。そこから明らかになるのは、確かなことが分からない中で、施設の職員が感染予防と善きケアを両立させるために苦闘する姿であり、ブリコラージュと呼べるような創意工夫を重ねていく姿である。

飯田淳子たちは、五名の人類学者、四名のプライマリ・ケア医、一名の理学療法士の十名からなるチームを組織し、日本のプライマリ・ケア医たちがこのパンデミックにどのように対応してきたのかを記述する取り組みを続けてきた。飯田たちは、この取り組みを通じて、プライマリ・ケア医たちが臨機応変に診療に当っただけでなく、医学的な情報の収集・取捨選択・翻訳、施設内の物理的環境の改変、様々なアクターとの連携・調整などにより、新型コロナウイルス感染症への対応を地域や施設の文脈に落とし込んできたこと、そしてそのプロセスを通じ、新型コロナウイルス感染症という事態がローカルな文脈において多様に生成されてきたことを明らかにしている。

本書は、これらの一六の論稿を集めることによって、パンデミックとともにある人類学の可能性の一端を拓こうとした。とはいえ、パンデミックにまつわる問題のすべてに言及できたわけではないこともまた事実である。とりわけ、パンデミックが改めて浮き彫りにした国家のあり方について、検討しきれなかったことは否めない。あるいは、従来の感染症対策との断絶と連続性についても、より深い考察があるべきだっただろう。その他にも、現時点では充分に把握できていないが探究に値する様々な問題が存在するだろう。本書が、それらの諸問題についての更なる議論の礎となれば幸いである。

【註】

（1）　必ずしも網羅的に視聴できているわけではないが、この点に関して、NHKBS1で毎週放送された「ワールドニュース特集　新型コロナに揺れた一週間」と、二〇二〇年一〇月一一日に初回放送された「東京リトルネロ」は、その最良の部分を代表するものとして挙げておきたい。

【参照文献】

インゴルド、ティム　二〇一七『メイキング――人類学・考古学・芸術・建築』金子遊・水野友美子・小林耕二訳、左右社。
クラインマン、アーサー　一九九六『病いの語り――慢性の病いをめぐる臨床人類学』江口重幸・五木田紳・上野豪志訳、誠信書房。
モル、アネマリー　二〇二〇『ケアのロジック――選択は患者のためになるか』田口陽子・浜田明範訳、水声社。

目次

SNSを通じた共有と拡散

医療者の視点

時間、環境、複数種

人間以上《モア・ザン・ヒューマン》の存在とともに考える新型コロナウイルス感染症

吉田真理子

生死をめぐる人体・微生物・ウイルスの縺れあい

新型コロナウイルス感染症が世界各国で急速に拡大していった二〇二〇年五月、米国ワシントン州で、人間の遺体の堆肥化を認める州法が施行された。これに伴い、スタートアップ企業リコンポーズ社（RECOMPOSE）によって「堆肥葬」を執り行うセンターがシアトル郊外ケントで開設された。このセンターでは、遺体は藁やウッドチップ、アルファルファなどが敷き詰められたモジュール式の棺に一体ずつ安置され、三週間から七週間ほどかけて土壌微生物によって分解され、やがて土へと変質する。有機還元とアルカリ加水分解によって遺ったヒト由来の堆肥は、遺族に引き渡され、植物を育てたり畑に施肥したりと、新しい生命体を支えるために用いられる。墓地の総面積が四〇〇〇平方キロメートル以上におよび、木棺を作るために年間一六〇〇〇平方キロメートルの森林が伐採され、土葬の際エンバーミング処理のためにおよそ三〇〇万リットルの防腐処理液が使用されている米国において、リコンポーズ社の堆肥葬サービスの立ち上げは広く関心を集めた[1]。二〇二一年一月までに、ワシントン州立大学との共同予備研究を経て九名のドナー遺体が堆肥となり、新たに四〇〇名以上の希望者がサインアップしている[2]。また、筆者が二〇二〇年八月に参加した科学技術社会論学会（４Ｓ）の国際会議では、死の認識論をテーマにしたパネルで堆肥葬が取り上げられ[3]、葬送をめぐる人間と非人間の絡まりあいや情動、マテリアリティについて真摯な議論が交わされていた。広大な土地利用により土壌汚染が懸念される土葬や、二酸化炭素を大量に排出する火葬は、いずれも人間中心の弔いだと言える。散骨や樹木葬も、堆肥葬と同じように亡骸を自然に還す葬送であるが、堆肥葬は炭素隔離によって土壌改良が可能となる。一人の遺体あたり二酸化炭素の排出量を平均一トン削減できるとされ、環境負担の少なさが明示化された弔いである。

筆者が堆肥葬について理解を深めるようになったきっかけは、コロナ禍とそれに関連した数々の不安定さを甘受する中、生の有限性について改めて考えるようになったことだった。この頃、ニューヨーク州では医療施設だけでなく遺体安置所や葬儀場、墓地までもが逼迫していた。受け入れを断られた遺体が冷凍トラックに収容され、犠牲者によっては一年近く安置されている。大規模なロックダウンとソーシャルディスタンシングにより、葬儀に参列して故人を悼むことや喪失感を癒すことが困難になった。傷ついた私たちは、生と死をめぐって新たな時間性に直面することを余儀なくされている。そのような中で、人間だけでなく地球環境や他種の存在をも包摂する「エコロジカルな死のケア」に関心が寄せられるようになったのは特段不思議なことではないように思える[4]。死のケアとは、生の有限性をどのように引き受けるのかという問いに対する応答実践である。

堆肥葬は、人体をゲノム進化による生態系として捉えることを構想の基幹に据えており、人間の死は微生物叢やウイルスの相互関係のなかに位置づけられる。また、堆肥葬は、故人の肉体を通して微生物のさまざまな行為主体性《エージェンシー》を共有する新しい類の生命活動である。例えば、エボラウイルス病と、クロイツフェルト・ヤコブ病などのプリオン病で死亡した故人の遺体に対しては、微生物の働きかけによっては原因物質を熱分解できない（そのため堆肥葬の対象からは除外される）。一方、新型コロナウイルス感染症で亡くなった故人の遺体の自然有機還元では、土壌微生物の活動によって生じる発酵熱が病原体を破壊する。五五度の堆肥化処理により、新型コロナウイルスは約三〇分で破壊されるという。こうした非人間の時間性やマテリアリティは、人間の死後もなお連綿と生き続ける、土壌微生物とウイルスの絡まりあいを示している。土壌中に集積した動植物遺体が微生物によって分解され、その土壌に特有の有機化合物として再合成・共創出される状態を「腐植」と呼ぶのであれば、その「腐植」が提起しているのは、共生関係にありながら不可分な連関に位置づけられる複数種の存在ではないだろうか。つまり「腐植」とは、リン・マーギュリスの言葉を借りれば、常に生成し続ける動的共生体《ホロビオント》である（Margulis 1991）。「腐植」は、複数の存在から構成される世界において、パースペクティヴの自在な切り替えを可能にする。生死に関する人間の理解を、人間以上《モア・ザン・ヒューマン》の時間性や生態学的な枠組みのもと再構成することはどのような意味を持つのだろうか？

近接性、連続性、類縁関係

新型コロナウイルス感染症の時代において、生かされる者、死にゆく者、遺される者……といったカテゴリーは時に政治的に構築され、規範的に分類される。『犬と人が出会うとき――異種協働のポリティクス』で、ダナ・ハラウェイは、私たちがどれだけ互いに距離を置こうとしても、生きのびる上で他種を殺すという行為が不可避であることを指摘している（Haraway 2008: 83）。人間例外主義や自然／文化の二元論に対する反省的思考をふまえ、生と死をつなぐ種間の（あるいは種を越えた）相互関係を探究することが求められている。生死のあいだに存在し、生死を操作し、生死を受容するプロセスは、社会関係にどのような影響を与えているのか。

新型コロナウイルスは、当初米国国務長官により「武漢ウイルス」として人種化され、世界各地で感染が拡がるにつれ制度的人種差別を顕にしていった。徐々に浮き彫りになったのは、医療制度における人種格差や、移民の感染率と死亡率の高さ、非白人が多くを占めるエッセンシャルワーカーの身体・精神的負担である。これらはいずれも、グローバル新自由主義的な労働市場のもと、「使い捨て可能な生」や「嘆かれない死（忘却される死）」として管理されるネクロポリティクスの徴候と言える[5]（Butler 2004; Gillespie and Lopez 2015; Mbembe 2019）。より厳密に言えば、アキーユ・ンベンベの論じるネクロポリティクスとは、ある諸個人が全人口に不利益をもたらす罪深い集団として、あるいはその死が全人口の幸福度を高める集団として標的にされる状態である。個人を生かして死なせる主権的な権力（フーコーの言う「司牧権力」）から集合体としての人口を統治する生権力へとシフトしていった生政治と、ンベンベの言うネクロポリティクスは補完的に結びついている。つまり、集団の福祉を維持するために生死が人口というスケールで行政管理され、それと同時に、遺伝学的観点からは存在しない人種概念が人種主義となって組み込まれる。そのようなあり様を、私たちは新型コロナウイルス感染症の時代に目撃している。白人警官によるジョージ・フロイド氏の暴行死を受け、世界中に人種差別抗議のうねりをもたらしたブラック・ライヴズ・マター運動は、新型コロナウイルス感染症以降改めて顕在化した、人種主義に対する生《ビオス》の回復運動である。

ネクロポリティクスは、人間・人間以外の他種・非人間（モノ）が絡まり合う商品流通過程においても立ち現れる。過去四半世紀のあいだ、鳥インフルエンザ、ヒト新型インフルエンザ、ＳＡＲＳ（重症急性呼吸器症候群）、腸管出血性大腸菌O157、HIV感染症、エボラウイルス病などの新興感染症や、マラリアやコレラなどの開発原病、結核、狂犬病などの再興感染症が次々に出現した。これらの感染症のうち六〇パーセントは動物由来であり、新興感染症に限ると七五パーセントにのぼる。こうした人獣共通感染症が蔓延するようになった背景として指摘されているのが、野生動物のグローバル取引や集約的な畜産業、それに伴う生態系の人為的撹乱である。(6) 野生動物と外来病原体の遭遇リスクを高め、新型コロナウイルスのヒトへの伝染を可能にしたのは人間と野生動物・家畜動物の近接性だった。そして、加速度的に展開するグローバルな人とモノの移動がウイルスの生活圏を拡げた。二〇二〇年四月の国連環境計画（UNEP）の報告によると、気候変動が気候危機として差し迫っている現代においては、特定の中間宿主や病原体が好む環境が作り出されやすくなり、それによって人獣共通感染症の将来リスクが増す。(7) グローバル資本主義経済が依拠してきた自然資源が枯渇するなか、人間のみを主体とするパラダイムでは調停不可能な、ありとあらゆるアクターを巻き込んだ創発的な関係性が生まれている。資源の収奪を通じて経済的恩恵を受けてきた主体にもブーメラン効果が作用し、リスクへの対処は自己再帰的になる。

ネクロポリティクスは、バイオ資本主義が支配する流通の空間（サプライチェーン資本主義空間）において、いわば種差別的なトリアージをはかる。例えば、世界各国の屠畜・食肉処理施設が新型コロナウイルス感染症のホットスポットになったとき、米国ミネソタ州では一日に五〇〇〇頭以上の家畜を殺処分し、死骸を堆肥化した（そしてこの堆肥は、家畜の飼料栽培に用いられる）。(8) 世界最大のミンク毛皮生産国であるデンマークでは、新型コロナウイルスの変異種が確認された後、毛皮用に飼育されていたミンク一七〇〇万匹以上が殺処分された。このように、ネクロポリティクスは、収奪と搾取に基づいた資本蓄積と経済的な隷属を生み出しながら他の生物種の生死を統治する。人獣共通感染症の時代におけるこうした生死の選別はまさしく、人類が地球環境や生態系に甚大な影響を及ぼす地質時代区分として提唱されるようになった「人新世」の問題である。さらに、ポリプロピレンやポリエステルなどの化学繊維を原料とする不織布マスクの投棄は、現世代が生きのびるための活動がマイクロプラスチックの堆積層となり、将来世代に新たな痕跡を遺すことを意味している。人類学者に求められる役割とは、「人新世」で画一化された人間像の個別文脈を検討するとともに、人間以外の複数種や、種という区分を超えた非人間、モノの政治的主体を様々なスケールから捉え直すことである。

新型コロナウイルス（SARS-CoV-2）とゲノム配列が類似している四三種類のコロナウイルスのゲノム解析を行った米国の研究チームの報告は、ウイルス生態系の偶発的なカスケード効果を示唆している。新型コロナウイルスは、キクガシラコウモリ属のコウモリ由来のウイルスとマレーセンザンコウ由来のウイルスの両方に類似しており、ハイブリッドのウイルスである可能性が高いという。コロナウイルスの球体内部には一本鎖の長いＲＮＡがあるが、このゲノムＲＮＡの複製に関わる酵素には、複製ミスを校正する機能をもつものもある。複製中のゲノムを解離したり、部分的に完成したゲノムを修復・校正したり、中断した地点から複製を再開する。同じ宿主に感染するという条件のもと、本来は遠い関係にある二種のウイルス間で組換え（recombination）が行われ、ヒトへの感染力が高まったと考えられている。また、組換えが起きた場所で二つの異なる分子が切り換わり、ゲノム配列にランダムな変化が生じることもある。ヒトの細胞に吸着・侵入し、複製するかを決定するスパイクタンパク質のゲノム配列がセンザンコウのウイルスに似ており、突然の生物学的な組換えの結果であることが明らかになりつつある（Li et al. 2020）。一般的に、遺伝情報の交換は同じ種に感染するウイルスの間でなされるが、従来の自然宿主種から異なる種に宿主が転換された新規の系統群に人間や野生動物が接触することで人獣共通感染症のパンデミックが生じる。二〇〇九年に発生したブタ由来の新型インフルエンザ（Ｈ１Ｎ１亜型）の場合、鳥とヒトの両方を宿主とするＡ型インフルエンザウイルスが、両方のウイルスに感染しやすいブタに同時感染し、体内で両者の遺伝子が交じり合うことで突然変異を起こしたとされている。新型コロナウイルスの突然変異も、本来は遠く離れた関係の種が様々なウイルス系統を共有する、遺伝子再集合による可能性が高い。

ハラウェイが「人間存在（human beings）とは、微生物的な生成（becomings）が寄せ集められたコンソーシアムである」と概念づけたように、ウイルスの遺伝情報は世代間で垂直に交換されるだけでなく、様々な種や亜種、個体をまたがって水平的に生成し続ける（Haraway 2016）。別の見方をすれば、新型コロナウイルスの感染性と突然変異性は、マーギュリスの言う「シンビオジェネシス」として捉えることができる。マーギュリスが提唱した共生進化論(9)は（あるいは今西錦司が提唱した、種個体–全体–生物全体社会という巨視的構造をもった生物社会も）、はるか彼方にある存在同士が絡まりあいながらフラクタルな類縁関係を生み続けていることを示している。

伝染病を書く――マルチスピーシーズ人類学的アプローチ

人間と動植物・菌類・微生物などの複数種の横断的な縺れあいや、モノと人間のあいだの予期せぬ相関関係を明らかにしながら、グローバル資本主義下の不確実性（uncertainty）や不安定性（precariousness）を考察することは、近年の環境人類学の潮流となっている。こうした分析視角は、一九八〇年代以降展開されてきた、ブルーノ・ラトゥールやミシェル・カロンに代表されるアクター・ネットワーク理論、ジェーン・ベネットやカレン・バラードが提唱する物的記号論やニュー・マテリアリズム、ハラウェイなどが中心となるフェミニズム科学技術論を理論的端緒としている。さらに二〇一〇年代以降、人間と非人間のあいだの異種混交的で偶発的な相互作用を分析するマルチスピーシーズ（複数種）の民族誌として発展してきた（e.g., Haraway 2008, 2016; Helmreich 2009; Kirksey 2014; Paxson 2012; Tsing 2015）。マルチスピーシーズ人類学は、環境破壊のナラティヴに付随する黙示録的なシナリオが人間中心主義であるとして生物文化的な希望や潜在性に着目する[10]。マルチサイテッドな調査を通して、ありとあらゆる存在体のあいだでランダムに生じる相互作用や、資本新世（Capitalocene）の生産システム下で縺れあう「人間－生成（human becomings）」の動態を明らかにしてきた。非人間と人間の偶発的な関わりあいに目を向け、人間例外主義を脱したところから人間について新たな存在意義を模索している。

前述のウイルスのふるまいに対して、マルチスピーシーズ人類学が準拠するのは、いわゆる「実験室」の民族誌学的アプローチに留まらない。つまり、ゲノム分子疫学調査が行われる場や、解析に携わる専門家と次世代シーケンサーとの関係性だけでなく、こうした状況に埋め込まれた知識が遠く離れた文化実践に及ぼす作用にも目を向ける。人間以上のハイブリッドな生態系を把握するためには、ウイルスの近接性や連続性、類縁関係といった自然科学的見地に加え、人間やモノが移動する途上で営まれる知識生成や歴史文脈を記述することが求められているのだ。

ここで、新型コロナウイルス感染症・蝗害・食糧問題という偶発的なリンケージの例を挙げてみたい。二〇二〇年四月、各国の国境封鎖により、元来は安定していた化学殺虫剤のサプライチェーンが滞った。同時に、サバクトビバッタの群れを監視するためのヘリコプターを確保することが困難になった。その結果、東アフリカで増殖したサバクトビバッタは、アフリカ大陸を横断し、五〇倍に膨れ上がってモーリタニアまで到達し、アラビア半島やインドなど各方面に襲来した[11]。蝗害によって農作物が食い尽くされ、食糧問題を引き起こす。ここで特記すべきは、新型コロナウイルス感染症が食糧難に連鎖的に波及していく過程で、プランテーションと単一栽培システムという植民地主義に根ざした資本新世の景観が関係している点である。また、気候変動に伴う温度や降雨などの気象条件の変化によって、サバクトビバッタの繁殖に適した環境が形成され、蝗害が頻発化している側面もある。また一方では、化学殺虫剤の物流の停滞によって、ミツバチなどの他の脆弱な生態系や生産者コミュニティに予期せぬ恩恵がもたらされているかもしれない。このような日和見的リンケージへのまなざしによって、アナ・ツィンの言う「寄せ集めの人新世（Patchy Anthropocene）」を把握することが可能になる（Tsing 2019）。これは、グローバル・サプライチェーンの周縁で出る「端切れ」――不均衡に分配されるカタストロフィや、変容する生態系――をキルトのピーシングのように再縫合し、ポスト産業社会を記述し直すことでもある。あらゆる存在が共に生きるためのマスクに作り替えるような分析法だ。

二〇〇〇年代以降、ウイルスや細菌などの増殖体と人間の絡まりあい、縺れあいを扱った民族誌が数多く発表されてきた。例えば、マルチスピーシーズ人類学の担い手の一人であるステファン・ヘルムライクは、深海の分子的、ゲノム的基盤を明らかにしながら生《ビオス》概念の拡張をはかる。海洋微生物の社会空間を、前述のシンビオジェネシスとフーコーの生政治を手がかりに「シンビオポリティクス（共生政治）」という概念を用いながら考察した。ハワイ州で定められている外来海洋生物の分類カテゴリーを例示しながら、ヘルムライクはこう述べる――「外来生物は、「侵略的外来種」と表現されたときにはエージェンシー（と応答責任）を付与され、「意図的導入種」と表現されたときにはエージェンシーを奪われる」（Helmreich 2009: 148）。外来生物のエージェンシーは、諸アクターが縺れあいながら共組成する内－作用（intra-action）を通して生成される。導入種として飼い慣らされる対象になる場合と、固有種の生態系を脅かすが故にバイオセキュリティの対象になる場合とでは、外来生物のエージェンシーは流動的なものとなる。

人間と動物の境界性や対称性への探究をめぐり、人獣共通感染症の社会構築史とマルチスピーシーズ人類学は関係論的に発展してきた。フレデリック・ケックは、香港・台湾・シンガポールでのマルチサイテッドな調査を通じて、ヒト・鳥類・鳥インフルエンザウイルス（Ｈ５Ｎ１）をめぐる一連の防疫シミュレーション（微生物学者によるコンピューターシミュレーション・公衆衛生当局による鳥へのワクチン接種・バードウォッチャーによる放鳥）を考察した。ケックによれば、防疫シミュレーションとは、ある生物種を生かすために他種を犠牲にする司牧権力的なテクニックである一方で、人間と動物が対称的な関係を築く狩猟民的なテクニックでもあるという[12]。微生物学者は、鳥と人間が最も密接する殺処分から離れた場所で、H5N1が突然変異する貯蔵庫である人間と鳥の近似性を追跡する。感染の可能性のある鳥にワクチンを接種し屋外に放鳥する演習では、ある生物種を生かすために何羽の鳥が犠牲にさせられるかという問題よりも、感染症の最大の脅威となる環境下でいかに鳥を慎重に扱うかに留意する。その際、鳥は感染症の将来リスクを他種に知らせ、コミュニケーションをはかる「前哨（センチネル、見張り）」として位置づけられる（Keck 2018）。

同様に、パンデミックに対する備えやバイオセキュリティをめぐるスケールがどう生み出されているのか明らかにしたセリア・ラウは、二〇〇五年から二〇一〇年にかけてインドネシアで行った民族誌的調査を通じて、東南アジア全域で感染が拡大したH5N1のアウトブレイクを突然変異体の「雲」として考察した。ラウによれば、ゲノム変異とはcloudiness、すなわち準－種（quasi-species）であることによってもたらされる不確実性や曖昧さを表している。ラウは、H5N1の宿主である野生のシギの生政治的主体が、生物多様性を担保されるビオスから、バイオセキュリティのもと画一的に死を管理されるゾーエーの領域へと移される過程を描き出す（Lowe 2010: 622-633; 2017）。準－種であるH5N1が他の存在とともにアイデンティティを構成し、種を複数化する過程を考察した。複数種は、偶発的で日和見的な交雑を通して、絶えず文脈を増殖する。

また、ラウと同時期に、米国中西部のグレートプレーンズと呼ばれる平原地帯に位置する大規模養豚場でフィールドワークを行ったアレックス・ブランシェットは、二〇一〇年に流行した豚流行性下痢ウイルス（PEDv）の感染防止のための飼養衛生管理とバイオセキュリティが、いかにして畜産資本主義を維持するために設計されているかについて論じた（Blanchette 2017）。ブランシェットの分析視角がラウやケックと多少異なるのは、工業型畜産におけるバイオセキュリティによって生かされているのが家畜動物であり、そのために人間が「使い捨て可能な生」へと転換されているという点である。工業型畜産は、豚が生まれる前の育種改良のラボから、死後の豚骨の粉砕工場に至るまで、フォーディズムにもとづいた労働集約的な工程を前提とする。それは、年間七〇〇万頭もの豚の交配種が管理され、飼育繁殖され、膨大な製品コードをもつ商品に形作られ、屠殺されるという一貫したサイクルだ。[13] そのすべての生産プロセスから余すところなく利益が生みだされ、際限なく拡張可能であるという点で「スケーラブル」なプロジェクトである。[14] 労働者の身体がPEDvの運び屋となって豚を感染リスクにさらすことが認識されると、それまでのありふれた社会関係や日常生活は垂直統合型経営を維持するには脆弱なものとみなされ、隔離と行動管理が徹底される。

不確実性や不安定性に満ちたパンデミックの時代を生きる上で、ハラウェイの「わたしたちはヒト（Homo）でも人類（anthropos）でもなく、腐植（humus）である。わたしたちはポストヒューマンではなく、堆肥《コンポスト》（com-post：ポスト〇〇を共にするもの）である」という言明は示唆的である（Haraway 2016: 55）。新型コロナウイルス感染症のパンデミックが収束した後も（あるいは収束を待つ間もなく）、私たちの日常は新たな人獣共通感染症とともに再編成されるだろう。異なる存在が人間以上の世界で出会うとき、どのような動因が媒介変数として作用し、どのような不確実性や不安定性が不平等に分配されるのだろうか。こうした予期せぬパターンの動態を検討するにあたって、in-between への視点が求められている。つまり、微小な相互関係（宿主細胞に依存しなければ自己複製できないウイルス）と大きな相互関係（地球環境をはじめとする自然化された他者への人為的な介入と、その帰結である気候危機）をつなぐ「あいだ」への思考がヒントになるのではないだろうか。

【註】

（1） "The Startup Turning Human Bodies into Compost" (https://www.technologyreview.com/2020/10/21/1009514/recompose-startup-turning-human-bodies-into-compost/). 二〇二〇年一一月一〇日最終閲覧。

（2） "Now You Can Compost Human Bodies Too" (https://www.sierraclub.org/sierra/now-you-can-compost-human-bodies-too). 二〇二〇年三月五日最終閲覧。

（3） 二〇二〇年の学会テーマは "Locating and Timing Matters: Significance and Agency of STS in Emerging Worlds" だった。二〇二〇年八月一八～二一日。リモート開催。

（4） https://recompose.life/our-model/ 二〇二〇年一一月一〇日最終閲覧。

（5） カメルーン人哲学者アキーユ・ンベンベが二〇〇三年に提唱。ネクロ（necro：ラテン語で「死」の意）とポリティクス（politics）を結び付けた造語。

（6） 飼育動物（ペット、産業動物、動物園動物）が保有する人獣共通感染症ウイルス株の数は、野生動物の八倍にのぼるという（Johnson et al. 2020）。

（7） UNEP "Six Nature Facts Related to Coronaviruses." (https://www.unenvironment.org/news-and-stories/story/six-nature-facts-related-coronaviruses). 二〇二〇年一一月二〇日最終閲覧。

（8） 二〇二〇年八月までに、米国の養豚業従事者の九パーセントにあたる三万五〇〇〇人が感染し、一七〇人が死亡した。詳細は下記を参照のこと（https://www.theguardian.com/commentisfree/2020/sep/08/meat-production-animals-humans-covid-19-slaughterhouses-workers 二〇二〇年一一月一五日最終閲覧）。

（9）一九七〇年にマーギュリスが提唱。真核生物の細胞小器官が、異種の原核生物が内部に共生することによって生じたとする進化論。

（10）差異をめぐる表象の問題はマルチスピーシーズ人類学においても議論が続けられている。詳細は近藤（二〇一九）を参照のこと。

（11）“Relentless locusts return in the midst of COVID-19 pandemic”（https://www.un.org/africarenewal/web-features/coronavirus/relentless-locusts-return-midst-covid-19-pandemic）. 二〇二〇年八月一〇日最終閲覧。

（12）ケックは別の論稿で、司牧権力と生権力が立ち現れる実践として殺処分と監視を位置付けている。詳細は奥野（二〇二〇）を参照のこと。

（13）「工業型畜産における人間－動物の労働」（https://ekrits.jp/2020/12/3956/ 二〇二〇年一二月二七日最終閲覧）。

（14）ツィンは、マツタケの商品流通過程において枠組みが変化することなくスケールが際限なく拡張を続けていくありようを「スケーラビリティ（規格不変性）」と概念づけた。

【参照文献】

奥野克巳 二〇二〇「「人間以上」の世界の病原体——多種の生と死をめぐるポストヒューマニティーズ」『現代思想』四八（七）：二〇七—二一五。

近藤祉秋 二〇一九「マルチスピーシーズ人類学の実験と諸系譜」『たぐい』（vol.1）：一二六—一三八。

Blanchette, Alex. 2017. Herding Species: Biosecurity, Posthuman Labor, and the American Industrial Pig. *Cultural Anthropology* 30 (3): 640–669.

Butler, Judith. 2004. *Precarious Life: The Powers of Mourning and Violence*. Verso.

Gillespie, Kathryn, and Patricia Lopez. 2015. Introducing Economies of Death. *Economies of Death: Economic Logics of Killable Life and Grievable Death*. Routledge.

Haraway, Donna. 2008. *When Species Meet*. University of Minnesota Press.（ダナ・ハラウェイ『犬と人が出会うとき——異種協働

のポリティクス』高橋さきの訳、青土社、二〇一三年）
——— 2016. *Staying with the Trouble: Making Kin in the Chthulucene*. University of Minnesota Press.
Helmreich, Stefan. 2009. *Alien Ocean: Anthropological Voyages in Microbial Seas*. University of California Press.
Johnson, Christine K., Hitchens Peta L., Pandit Pranav S., Rushmore Julie, Evans Tierra Smiley, Young Cristin C. W. and Doyle Megan M.. 2020. Global Shifts in Mammalian Population Trends Reveal Key Predictors of Virus Spillover Risk. *Proceedings of the Royal Society B: Biological Sciences* 287(1924): 20192736.
Keck, Frederick. 2018. Avian Preparedness: Simulations of Bird Diseases and Reverse Scenarios of Extinction in Hong Kong, Taiwan, and Singapore. *Journal of the Royal Anthropological Institute* 24: 330-347.
Kirksey, Eben (ed.) 2014. *The Multispecies Salon*. Duke University Press.
Li, Xiaojun, Elena E. Giorgi, Manukumar Honnayakanahalli Marichannegowda, Brian Foley, Chuan Xiao, Xiang-Peng Kong, Yue Chen, S. Gnankaran, Bette Korber, and Feng Gao. 2020. Emergence of SARS-CoV-2 through Recombination and Strong Purifying Selection. *Science Advances* 6(27). DOI: 10.1126/sciadv.abb9153.
Lowe, Celia. 2010. Viral Clouds: Becoming H5N1 in Indonesia. *Cultural Anthropology* 25(4): 625-649.
——— 2017. Viral Ethnography: Metaphors for Writing Life. *RCC Perspectives: Transformations in Environment and Society* 1: 91-96.
Margulis, Lynn. 1991. *Symbiosis as a Source of Evolutionary Innovation*. The MIT Press.
Mbembe, Achille. 2019. *Necropolitics*. Duke University Press.
Paxson, Heather. 2012. *The Life of Cheese: Crafting Food and Value in America*. University of California Press.
Tsing, Anna. 2015. *The Mushroom at the End of the World: On the Possibility of Life in Capitalist Ruins*. University of Minnesota Press.（アナ・チン『マツタケ——不確定な時代を生きる術』赤嶺淳訳、みすず書房、二〇一九年）
Tsing, Anna, Andrew Mathews, and Nils Bubandt. 2019. Patchy Anthropocene: Landscape Structure, Multispecies History, and the Retooling of Anthropology. *Current Anthropology* 60(20): 186-197.

パンデミックの時間と笑い
——未知のものへの想像力に関する比較から

内藤直樹

パンデミックの時間

二〇二一年三月現在で四七歳になる私は子どもの頃、ノストラダムスという一六世紀を生きたフランス人の予言に一喜一憂していた。最大の問題は一九九九年の七月にやってくるとされていた「恐怖の大王」の正体だった。「それ」は核ミサイルである、という解釈に着想を得て、『少年ジャンプ』の漫画「北斗の拳」が生まれたことは、比較的有名な話である。この「ノストラダムスの大予言」に信憑性を与えていたのが「予言の成就」に関する説明であった。第一・二次世界大戦、ケネディ暗殺等の世界史的事件は、ことごとくノストラダムスの散文詩のなかに言及されていたという。その解釈は、当時はみながお茶の間でみていたテレビでたびたび放送されていた。次の日の学校は、メディアによる予言の解釈でもちきりだった。あの当時は「自分は二五歳になったら核戦争で死ぬんだなぁ……」と漠然と思っていた。グローバルな核戦争のせいで私の意思に関係なく死ぬことについて憤ったり、自らの死や人類滅亡後も地球や宇宙の時間の流れは続いていくのだろうなどと考えて絶望した記憶がある。少年時代の夏、私たちは予言のなかで生きていた。

それから二〇年以上たったいま、私は不惑の四〇代もなかばを超え、人類学者であるなどと言い、その時には想像もしなかったような場所で生きている。核戦争は起きなかったが、SARS-CoV-2と名付けられたウイルスが世界の多くの地域に拡散した。グローバリゼーションを、ヒト、モノ、情報等が地球規模で行き交うようになったことに伴う、さまざまな関係性の形成や変容過程（サッセン　一九九九）であると定義すれば、パンデミック（感染症の世界的流行）はウイルスのグローバリゼーションである。二〇二〇年三月一一日にWHOはパンデミックを宣言した。「パンデミック」が感染症の世界的な流行を意味するのであれば、この時から世界中のすべての国や地域が同時に「パンデミックの時間」に突入したのかもしれない。だからといって、それは世界中のすべての国や地域がひとつの均質な時間に突入したことと同義ではない。なぜならウイルスのグローバルな移動自体は、各地でウイルスに関わるさまざまなアクターが、いかなる関係性を、どのように形成するのかまでを決定しないからである。だとすれば、私たちは、それぞれの「パンデミックの時間」をどのように生きているのだろうか？

現代の私たちは、時間を川のような一本の不可逆的な流れとして感覚していることが多い。そうすることで、私たちが生きる現在を、宇宙の始まりから終わりまでの単線的で抽象的な時間の流れのなかに位置づけることができる。それに、「一三時〇〇分に渋谷のハチ公前で待ち合わせしようと先週約束したので、あと三分したら彼女がここにやってくる」から、「一〇分後の電車に乗って予約したレストランに行けるな」といったように、もっと近くの過去や未来と現在との関係について考えることもできる。そうすることで私たちは、過去のさまざまな出来事を記憶して結びつけ、それをもとに未来を予期することができる。

この一本の流れという時間イメージは、時間を空間的に捉えていることに他ならない（ベルクソン二〇〇一）。私たちは時間を連続的な流れとして捉えることで、近い過去と遠い過去、そして近い未来と遠い未来とを区別することができる。たとえばハチ公前で待つ私にとっての三分後は「近い未来」で、一〇分後の電車の発車時間はそれより「遠い未来」である。このように一本の流れという時間は「遠さ」、「近さ」という空間的な概念で捉えることができる。時間を、あたかも空間のように旅することを意味するタイムトラベルは、時間が空間化されたがゆえに発生したアイデアである。

グリニッジ標準時や原子時計といったシステムを駆使して時間を一本の不可逆的な流れとして整理したことによって、私たちは地域や国境を越える通信、移動や流通を可能にしてきた。パンデミックのなかで急増したウェブ上の国際研究集会では、開催時刻をグリニッジ標準時を基準にした表記にすることで、世界中の参加者が同時に集うことを可能にしている。そもそも以前から、国境を越える航空機の離発着時刻もグリニッジ標準時にあわせて調整することで、経由地での航空機の乗り換えがスムーズにできるようになっている。このような時間の空間化は、国境を越える複雑な人間活動を生みだしている。

また、時間の空間化は「時間の切り売り」も可能にした。労働とは、私の時間とカネとを交換する契約であると言うこともできるだろうし、ローンの限度額は私の未来の労働による対価を勘案して算出されている。この時に私のかけがえのない人生の時間は、カネが積み上がった棒のようなものにも見えてくる。そう考えると味気ないが、もはや時間を切り売りすることなしに、私たちの社会の複雑な分業体制を維持することはできない。とはいえ、もし時間を通貨のように貯蓄できるという『ＴＩＭＥ／タイム』（アンドリュー・ニコル二〇一一）という映画のような「時は金なり」が貫徹された世界が到来したら、人間はモノのように交換可能な抽象的な存在として疎外されるだろう。

ここで、さまざまな人類社会における時間感覚を概観すると、時間をメトロノームのような両極（昼／

夜、夏／冬、生／死、等）間を往復するリズムとして捉える時間感覚もよくみられる。こうした「振動する時間」においては、過去は過ぎ去って戻らない出来事ではなく、舞台裏に「潜在する現在」にすぎない（真木 二〇〇三）。たとえば、私たちが、寒くなった今、過ぎ去った過去と捉える去年の夏は、ただ舞台裏で待機しているだけであり、次の振動で再訪する。もちろん、「たしかに昼夜や四季のような自然現象は繰り返す。だが人生は不可逆的であり、私が愛し死んだかけがえのない人や犬は決して戻らない」と考える方もいるだろう。これは事物は可逆的な振動としての時間だが、人間や人間的な存在は不可逆的な流れとしての時間のうちにあるという感覚にもとづく。これに対してオーストラリア先住民社会では、現在を過去の具体的な人間や事物による出来事の「再演」であると捉える時間意識が報告されている。また、アフリカの伝統的な時間意識においては、過去・現在・進行中の近い未来を併せた概念である「ザマニ」はあっても、無限の未来のような抽象的な時間意識は存在しないという。このように現在を、過去の具体的な人間や事物による出来事との関連として経験する「具象のうちにある時間」の感覚は、その社会のユニークな生態学的な時間と構造的な時間を基盤にしている（たとえばエヴァンズ＝プリチャード 一九九七）。生態学的な時間とは、生業のリズムに強く結びついている生物や季節に関わる時間のことであり、構造的な時間とは共同体の社会制度や政治システムに関わる時間のことである。これらの時間は、個別具体的な自然や社会やアイデンティティに深く埋め込まれている。だが、生活のサイクルを異にする共同体（異文化）同士のやりとりが当たり前な社会が誕生したときに、時間はそれまで埋め込まれていた具体的な事物や活動から離床して抽象化されたという（真木 前掲書）。それこそが、私たちが慣れ親しんでいる、無限につらなる川の流れのような空間的な時間感覚に他ならない。このような抽象的な時間の誕生によって、私たちは複数の共同体間で時間を調整したり、遠い未来について想像し対処することができるようになった一方で、私たちのアイデンティティを過去の具体的な事象から切断し、無限に広がるつかみどころのない流れのなかに放り出してしまうこともある。

『現代思想』二〇二〇年五月号「緊急特集＝感染／パンデミック――新型コロナウイルスから考える」は、ヨーロッパでの新型コロナウイルス感染症エピデミック（感染症の地域的流行）の渦中にあったアガンベンやJ－L・ナンシー等の哲学者たちの、未知の事態のただなかでの思索を時系列順にそのまま掲載している点が特徴である。そこでは「未知の感染症」の特徴が明らかになってくるにつれ、現在と未来の把握の仕方が短い期間に変わっていく過程が垣間見える。このように二〇二〇年二月下旬～三月中旬にかけての欧米や同年三月下旬～四月下旬にかけての日本では、予測可能だと考えうる近未来の射程が数週間単位から数日単位へと短くなっていった。他方で、この事態が数年後に収束するであろうことについては、希望的な観測が共有されていた。また、ポストコロナと呼ぶにせよウィズコロナと呼ぶにせよ、パンデミックを契機に、遠い未来における社会の質的転換に想像をめぐらせる機会も多くなった。このようにパンデミックの未来には、数日から数週間単位の近未来、数カ月から数年単位の中未来、数年から数十年単位の遠未来といった射程ごとに、捉え方に差異があった。

　ところで、私たちの生活を律する時間感覚や未来予測が大きく揺るがされる事態はパンデミックに限らず、戦争・テロ・災害・原子力災害等の危機において発生する。そうした危機の渦中で、人びとは時間や未来とどのように向き合っているのだろうか？　たとえば現代までの南北スーダン紛争に関わる牧畜民ヌエルの人びとにとっての「エ・クウォス（予言）」の成就という現象をめぐる意味世界を、南スーダンが独立した二〇一一年から首都ジュバでの虐殺が起こった二〇一三年までの激動の二年間のフィールドワークをもとに活写した民族誌がある（橋本 二〇一八）。

　著者の中心的な問いは、一〇〇年前を生きた予言者ングンデン・ボンが言ったことが、激動の時代を生きる人びとの目の前に「真実」として現前するとはいかなることなのかという点にある。ただ、それを調査することは容易ではない。「予言」という意味生成のプロセスに関わるアクターを概観すると、「予言」とされるテキストの内容を知る年配者はその意味づけや解釈については語ることができない（「正しい意味」を知らない）一方で、そのテキストが「正しい」予言であると語る若者たちは、予言の内容を知らないという事態が生じている。先述のノストラダムスによる「予言」は、テレビの中の専門家によって解釈され、同じ解釈がブラウン管を通じて共有された。それとは異なり、さまざまなアクターによるいかなる相互行為が「予言の成就」という意味を生成するに至るのか、ということが本書の一貫した問いとなっている。

そのために著者が用いた中核概念が、バイデルマン（一九七一）による相互行為論的な視座に基づくモラル・コミュニティ論である。その核心は「対象社会の人びとが未知の他者との出会いの中で、既存の知識や新しい要素のあいだで試行錯誤しながらも状況に対処し、それらに自身を「合わせる」方法や思考のモードである」（橋本 二〇一八：一八）という。バイデルマンはそれを未知のものへの想像力であるとも述べている。それは未知の事態が生じたときに参照する認識の枠組みとしての世界観を基盤としていると同時に、それを根源的に揺るがす可能性ももっている。橋本によれば予言とは、ヌエルの人びとが他者についての見方や自己の生のあり方を想像する方法のひとつである。だが、予言による意味世界の生成をめぐるモラル・コミュニティは一枚岩のものではなく、分裂や葛藤を含みこんでいる。

未来はしばしば予測困難で不確実になる。それゆえ人びとは可能な限りそれを予測し、可視化し、理解しようとする（アーリ 二〇一九）。その時に、未来についてはわからないが、未来を予測し、可視化し、理解しようとする人間の営みについて記述することができる。そのような未来の人類学は、私たちの未知のものへの想像力に対する問いでもある。私たちは「謎の感染症」が拡散し、やがてそれが新型コロナウイルスによるパンデミックとして宣言された時に、時間や未来に関してどのような想像をめぐらせ、行動していただろうか？　私は、この原稿を執筆しはじめていた二〇二〇年夏から秋にかけても刻々と変わる状況や、新たな事実が明らかになるたびに、「正しい」知識にあわせて内容を修正したくなる欲望に駆られた。だが、誰もが未知のものに向き合わざるを得ないその刹那に、私とごく身近な人びとがどのようにそれを把握していたのかについて記録することも重要だと考えなおし、それらをなるべくそのまま記述することにした。本稿では、筆者が関わった二〇二〇年三月初旬のイタリア・スタディツアー、同年三月〜四月の徳島大学総合科学部のコロナウイルス感染症対応、同時期の北ケニア牧畜民の状況をスナップショット的に紹介しながら、時間の相対性や未来の複数性について検討する。そして、パンデミックを経験している人びとの時間や未知のものへの想像力について考察する。

移動制限令のなかのイタリア・スタディツアー経験

二〇二〇年二月末〜三月中旬にかけて、筆者は学生五名を、イタリア北部とサルディーニャ島のアグロツーリズモに関するスタディツアーに引率していた。ローマに到着した時点で、イタリア北部は日本国外務省が発信する感染症危険情報のレベル1に指定された。このため旅程を変更するなどして対応した。経由地のローマでは、公共交通機関に乗り合わせた市民が、アジア系の私たちを見た瞬間に口元をマフラーや服で覆ったり、ギョッとするといった場面に何度も遭遇した。この時のサルディーニャ島には患者が確認されていなかったため、私たちは速やかに島の農家に移動することにした。だが、学生のひとりが体調を崩したことと、二〇二〇年三月八日にイタリア全土に外出制限令が発令されたことを受け、徳島大学に危機管理委員会が組織された。最終的には危機管理委員会と連絡をとりながら、無事に帰国するに至った。

フライトが次々とキャンセルされる状況下で、確実に帰国できる航空券を調達するために苦労した。そして帰国日のフェウミチーノ空港は、内戦や戦争の勃発直前の国のように完全封鎖される前に帰国しようとする人びとでごった返していた（内藤 二〇二〇）。

成田空港に到着し、危機管理委員会の指示に従って検疫所に出向いて検疫官に事情を説明したところ、当時のポリシーでは公共交通機関を使用して帰宅してよいということだった。成田―羽田をバスで移動し、羽田から徳島まで国内線で移動した。徳島空港に着くと、驚いたことに事務職員の方が出迎えてくれた。そして学生たちをタクシーで大学まで送ってくれた。これは、もし私たちの誰かが新型コロナウイルスに感染していた場合に備え、少なくとも徳島県内の公共交通機関を使うことは避けたいという配慮からだった。この時に出迎えてくださった事務員さんは、未知の病原体のキャリアかもしれない人間と接触するという恐怖を抱えながら対応してくださったことを後から知り、大変感謝している。

二〇二〇年五月二六日の時点までに徳島県内で確認された感染者数は五名だった。このとき徳島県は、確認された感染者数が全国でも三番目に少ない県だった。だが、それは必ずしもパンデミックからの隔りを意味してはいない。たとえば徳島県で最初に新型コロナウイルス感染が確認されたダイアモンド・プリンセス号の乗客が、周辺住民による嫌がらせによって他県への転出を余儀なくされているというデマが流れていた。二〇二〇年六月二〇日付の徳島新聞に「コロナのデマ、なぜ広がった？ 県内SNS投稿者らの証言を基に背景探る」[1]が掲載されるまで、このデマを真実と考えている県民は多かった。その他にも、新型コロナウイルス感染症患者に対応した病院の看護師が、近隣住民からの苦情をきっかけに他県に転出するなどの事態が生じていた。このように感染者数が少ない地域で新型コロナウイルスに感染もしくは関与することは社会的な死を意味するというリスクが、奇妙なリアリティを持っていた時期だった。

すでに緊急事態のなかにあったイタリアから帰ってきた私は、新型コロナウイルスに感染していないことが確定的になる目安である二週間の間、自宅待機生活をしていた。この頃、たとえば「いま」のニューヨークの状況は、「二週間後」の東京であるといった風に、パンデミックの経験に関する場所の差異が直線的な時間軸上の差異として言及されることが多かった（Jordheim et al. 2020）。さらに感染症の流行を数理モデルで捉えた結果が公開されるなかで、二週間という単位で時間が分節され、「いま」と「二週間前の行動」や「二週間後の行動」を結びつけて考える習慣が現れた。この時に私自身もまた、現在と二週間前におこなった行為（あるいは二週間後に生ずる出来事）とを因果関係で結びつけて考える時間の中で生きていた。このように、新型コロナウイルスのパンデミックを契機に、私たちの日常生活のなかでの時間や未来に関する感覚にもさまざまな変化が起こっていた。

新年度のカリキュラム変更をめぐるコンフリクト

自宅待機をしている間に、日本でも新型コロナウイルス感染症の患者数が増えてきた。「日常」から「緊急事態」に転変した時期のイタリアから帰国した私にとって、この移動はまるでタイムトラベルのようだった。映画『ターミネーター2』（ジェームズ・キャメロン 一九九一）の主人公であるサラ・コナーは、AIがしかけた核戦争によって人類が滅亡するという未来を知る。それを阻止するために闘おうとするのだが、逆に精神病者として閉鎖病棟に収容されてしまう。その彼女の脳裏には、親子が平和に遊ぶ公園のうえで核爆弾が炸裂し、熱線と爆風によって死んでいく姿がフラッシュバックする。その場にいる人びとは一九九〇年代を生きているのだが、彼女だけが未来を生きている。このように同じ空間を共有しているが、違う時間を生きている他者とはコミュニケーションが成立しにくくなる。

自宅待機期間が終わる二〇二〇年三月下旬には、新年度の授業開始にむけて様々な準備がおこなわれる。日本では、この頃に新型コロナウイルス感染症が日常生活に影響を与える可能性が高い社会問題として、メディアでも大きく取り上げられるようになった。この頃に徳島大学総合科学部でも、新型コロナウイルス感染症に対応した授業開始時期の調整や遠隔授業の導入の是非などの今後の大学運営方針をめぐって、さまざまな議論がおこなわれた。結論から言えば、遠隔授業に関しては四月一五日から、対面授業に関しては五月の連休以降に開始するということになった(2)。最初のポイントは、四月初旬の新入生ガイダンスへの対応である。この時は資料を配布するということで、学生を「一瞬だけ」集めた。そのために学生に対しては、四月一日までに徳島県に入り、その後一四日間の体調管理期間を経るようにという指示が出ていた。そうすることで、二週間の隔離・検疫期間を経た「クリーン」な学生による対面授業の開始を目指していた。このように大学執行部は、可能な限り対面授業の機会を担保しようとしていた。次のポイントは、新学期の授業開始時期についてであった。遠隔授業中心にしたほうが良いと考える意見は外国籍教員に多かった。感染リスクがある状況での対面授業など考えられないというわけである。私もこの意見であった。だが、多くの日本人教員は遠隔授業を中心にすることについては消極的だった。そして「一過性の現象なので、しばらく待っていたらおさまるだろう」と考えていた。

それに対して私は、この事態は数カ月から一年以上長期化することが予想されるので、遠隔授業中心の体制に再編すべきだということを強硬に主張した。それは新型コロナウイルスと人間との関係性に極力影響されることなく授業を続けることが可能な方法を模索した結果であった。いま考えてみれば、過激な発言をしたことも多かった。その温度差について私は、イタリア政府が移動制限令を発した時から「緊急事態」を生きている私と、「感染者が（あまり）いない（通常に近い）時間」に生きている人びととの時間感覚の違いとして捉えていた。この期間、私は二週間先からやってきた未来人のようであった。このときの私にとってリアリティがあったのは、医療崩壊が起こり、霊安室への収容が間に合わないほど死者が出ているイタリア北部の状況だった。この時の私にとってのイタリアは、空間的には離れていたが、時間的には近しい場所だった。つまりこの時の私にとってのイタリアは、日本の未来であった。私には、目の前の人びとが死んでいく姿がイメージされていた。とはいえ、実際には映画と同様に私が見た未来がやってくることは無かった。つまり、日本はイタリアの二週間前ではなかった。その直後、大都市圏を中心にした感染者数の増加から全国的な緊急事態宣言が発出されたために、この論争はいちおう終結した。この時には患者数が少なかった徳島県に位置する本学も、緊急事態下の体制に移行したためである。

北ケニア牧畜社会における新型コロナウイルス感染症と笑い

二〇二〇年三月の時点で、世界各地の友人たちはさまざま形で新型コロナウイルス感染症の影響を受けていた。ケニア政府は最初の感染者が見つかった三月一二日以降、すべての汚染国からの入国制限や全学校のリモート教育化等の感染封じ込め措置を手早く打ち出した。国際便は停止し、在宅勤務が推奨され、ナイロビ首都圏やインド洋沿岸部の感染拡大地域では移動が制限された。マスクの着用や社会的距離の確保が義務付けられたほか、夜間外出禁止令が発令された。

また、私が一九九九年以降に調査地としてきた、エチオピアとの国境付近に位置するマルサビット県のような地方においても、家畜マーケットが閉鎖された。家畜マーケットには、都市部で高まる食肉需要を満たすために毎日数多くのトラックがやってきて、ウシやヤギ、ヒツジなどを満載してナイロビに戻っていく。現在の牧畜民は家畜マーケットで家畜を販売して得た現金で、食料や生活必需品を購入している（内藤 二〇〇五）。すなわち、家畜マーケットは都市と地方を接続する装置であり、地方における人の移動の中心地でもある。家畜マーケットの閉鎖は、そこを媒介して新型コロナウイルスが牧畜社会に入り込む可能性を考えれば、やむを得ない処置であったと私は理解している。だが、それは現代の牧畜民が生活に必要な現金収入源を失うことを意味している。ケニアの周縁部での牧畜生活のなかでも、毎日の主食であるウガリやミルクティーの材料であるトウモロコシ粉、サラダオイル、茶葉、砂糖などの食料品からタバコやメラー（覚醒作用がある植物の葉）といった嗜好品を買うための現金はもちろんのこと、子どもたちの学費や制服代、携帯電話の通話料やインターネット接続料金などを支払うための現金も欠かせない。そして、人びとは家畜を売却することによって、現金を得ている。そのことを心配した私が、この地で看護師をしている元アシスタントにSNSで様子を聞くと、「闇市が自然発生的にできて、人びとは勝手に家畜を売り買いしている」ということを教えてくれた。このように一部のトラックは、違法ながら地方と都市とをつなぎつづけていた。その時に彼は、この当時の牧畜民が新型コロナウイルス感染症をどう見ているかが垣間見える動画を二本送ってくれた。

南アフリカ共和国のネルソン・マンデラ元首相が二〇〇四年に語ったように、アフリカにおいても携帯電話はもはや富の象徴ではなく、生活の一部になっている。だが近年は「電話」に付随するデジタルメディアも普及しつつあり、現在では牧畜社会においてもインターネットに接続でき、音声・画像・映像の視聴・記録・保管機能が搭載されたスマートフォンが主流になっている。たとえば二〇一五年に牧畜民の集落を再訪した時、夕食を食べ終わると、若者たちが家族とともに携帯電話にストックされた動画や写真を見ながら談笑していた。私が「最近はやりの画像を見たい」というと、彼らは文字が読めないにもかかわらず手慣れた様子でブルートゥース（デジタル機器用の近距離無線通信規格）機能を使ってデータを転送してくれた。そうして最近はやりの動画ベスト10を転送してもらうと、たとえばハリウッド映画『超人ハルク』のアクションシーンやポップ音楽のミュージックビデオでアフリカ風の動物たちが面白おかしく動くものなどであった。

また彼らはたんに受動的な視聴者でなく、録音・撮影者でもある。たとえば集落での結婚式や選挙等で披露されるダンスの様子は携帯電話で撮影され、人から人へ伝わっていく。これまでは他氏族や他民族の歌や踊りの様子や歌詞は口伝えで伝播していたが、それがデジタル化された音声・写真・動画に変化している。ただしブルートゥース機能を用いてデータを転送しているので、以前と同じような対面的接触をベースにして情報がひろがっている。さらに彼らは携帯電話を使ったフィクションも創作している。たとえばこの時には長老とその妻の日常をテーマに、二人のどこかかみ合わないやりとりを楽しむある種の「ホームドラマ」が繰り返し再生されていた。

このようにアフリカの辺境地域においても情報のデジタル化は進展している。だが、情報のデジタル化と均質化は同義ではない。インターネットに接続できる携帯電話が主流になっても、牧畜民の若者は対面的接触を基盤とするブルートゥース機能を用いてデジタル情報を交換していた。また、インターネットのなかから、どのような情報がダウンロードされ共有されるのかという点についても地域性が見られる。もちろん、発信される情報の内容にはノンフィクションだけでなくフィクションも含まれている。そして情報の受け手は、創られた映像や画像、音声を視聴したうえで、新たなバージョンの情報を創出していた。このように牧畜民の若者たちが製作する「野生のドラマ」は、人びとの価値観やリアリティを投影する鏡となっている。

ここで二つのビデオを見てみよう。

【ビデオ1　マスクをした伝統とマスクをしない近代】

動画に登場する全身をビーズや羽根飾り等できらびやかに装飾した二人組の男性は、いわゆる「マ

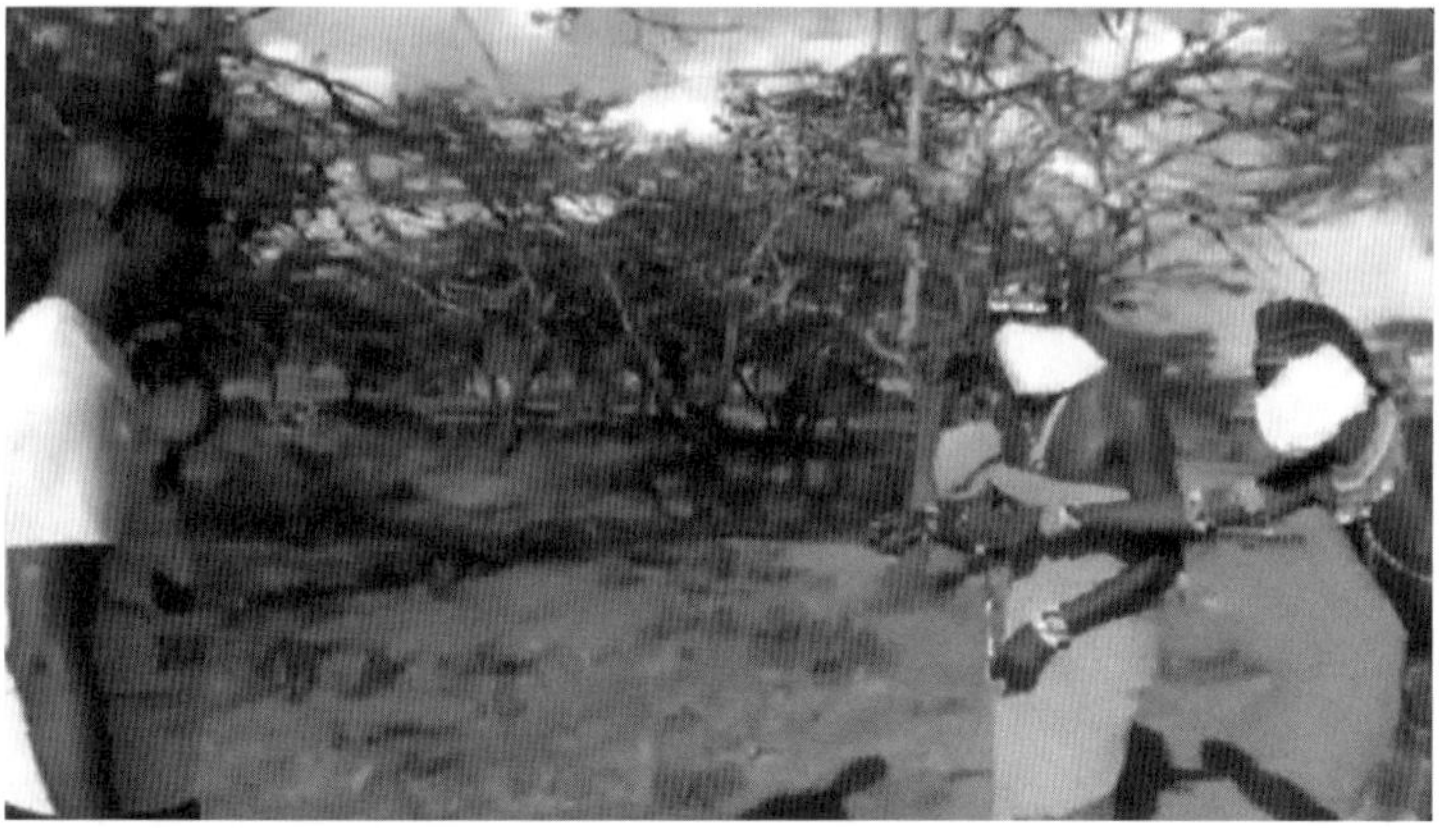

ビデオ１：マスクを身につけているマサイの戦士。

サイの戦士」である。彼らは普段から、このような服装をしている。マサイ系牧畜社会にはユニークな年齢体系制度が存在する。男性は約一四年に一度開催される集団割礼式を受けることで、少年から戦士階梯に昇級する。そして一四年間を共に集団割礼を受けた仲間と共にコミュニティの防衛や遊牧の担い手として過ごしたあとで、いっせいに結婚をして長老に昇級する。その後も男性は約一四年ごとの儀礼時に上位の長老に昇級していく。他方で女性はハイティーンの時に結婚をして、少女から婦人になる。いわゆる「マサイの戦士」の装束は、こうした牧畜社会の伝統にのっとって生きることの象徴である。また彼らはビーズを用いた「おしゃれ」の達人としても知られている。彼らは日常生活の中で熱帯地方の鳥のように美しい姿や、時には傲岸不遜にまで見える矜持のある振る舞いを追求している。

ビデオに登場する戦士たちの格好のうち、普段と違うのは、白くて大きなマスクを身につけている点である。マスクは、新型コロナウイルス感染症だけでなく近代を象徴するモノである。マサイ系牧畜社会の伝統を体現するマサイの戦士が白いマスクを身につけているということは、彼らが新型コロナウイルス感染症の予防に関する知識を持っていることを意味している。他方で、マサイ的な美の体現者であるはずの戦士たちが、近代の、それも「不格好な」マスクをつけている姿は、ある種の可笑しさをさそう。

対して画面右側のTシャツとジーンズを身につけた男性は、学校教育を受けて正しい知識を身につけているはずの「近代人」の象徴である。当然、彼は新型コロナウイルス感染症の予防に関する知識を持っていることが予想されるが、マスクをしていない。新型コロナウイルス感染症はある意味で「近代の病」として捉えられていた。それは「ナイロビからやってくる病」であり、「教育を受けた近代人がもたらす病」でもある。その意味で彼は、新型コロナウイルス感染症の体現者なのである。

動画では、このマスクをしていない「近代人」の男性が二人の戦士の面前で咳き込んだところ、逆にマスクをしている「マサイの戦士」に感染予防についての説教をされる。それは新型コロナウイルス感染症という「ナイロビからもたらされるらしい未知の病」への漠然とした恐怖を背景にしている。ただ、それを逆手にとって、知識ある近代社会と無知な伝統社会という「近代」と「伝統」に関する私たちの思い込みを反転させるところに、この動画の面白みがある。

【ビデオ2　マサイの戦士も裸足で逃げ出す】

これはナイロビから地元に戻って来た「近代人」の撮影者が、地元に戻って同じ年齢組に属する「マサイの戦士」に挨拶する手持ち撮影の動画という設定である。挨拶された戦士は、撮影者と同じ年齢組に属する仲間であるようだ。同じ時に同じ場所で割礼を受けた年齢組仲間の結束は強く、学歴や職歴を越えて生涯にわたって人を結びつける。にもかかわらず、動画に登場する戦士は鏡を見ながら身繕いをしつつ、目も合わせずに「挨拶するな」と言う。これは関係の拒絶を意味する強いメッセ

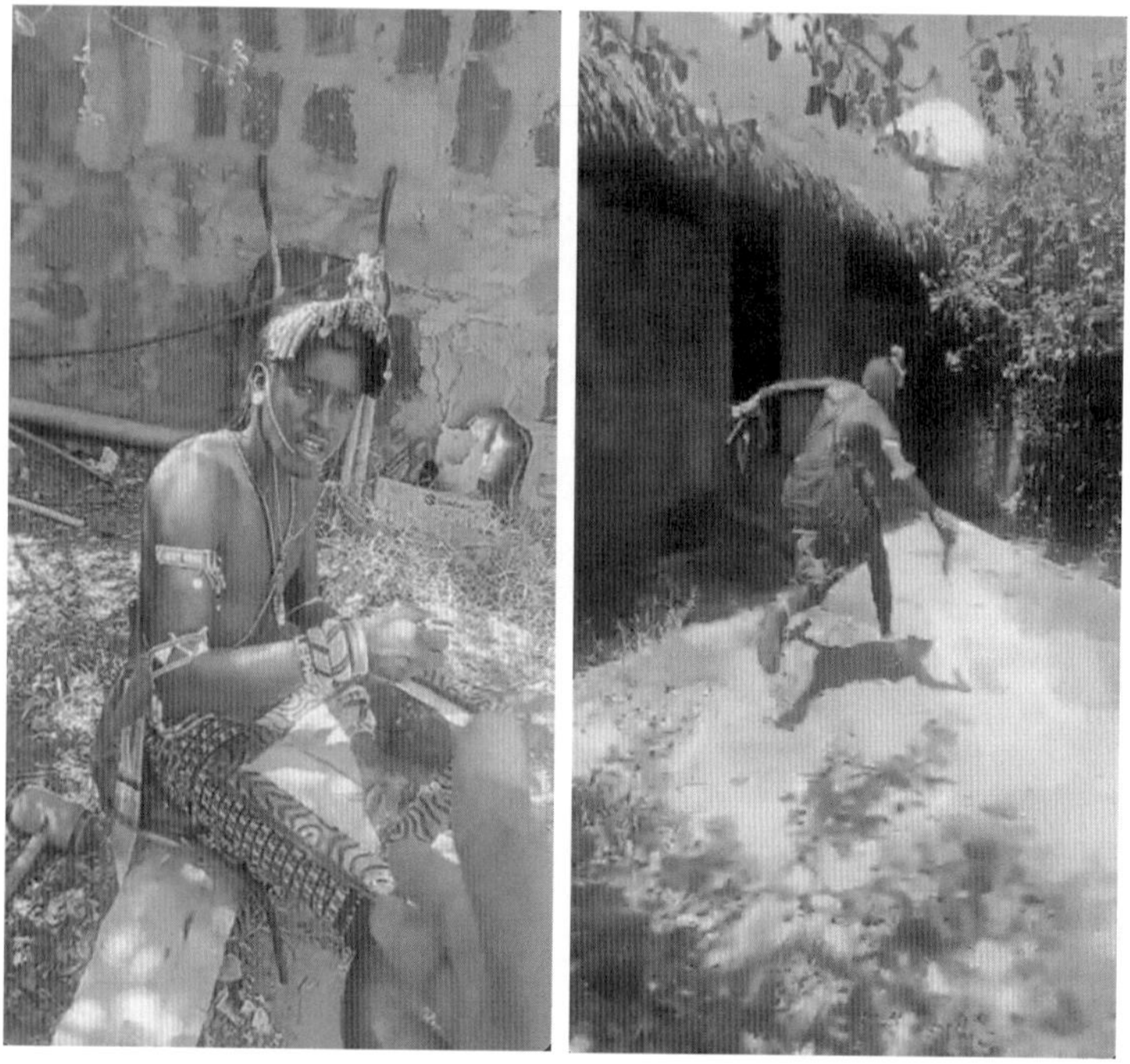

ビデオ2：都会から戻ってきたエイジメイトからの挨拶を拒絶して逃げ出す戦士。

ージである。

撮影者が「なぜか？」と戦士に聞くと、「この病気は、都会でズボンを履いているような奴からうつるって聞いたぞ」と言いながら、恐怖に耐えられなくなったらしくその場を走り出す……。

この動画では、まず、冷静で勇敢であるはずの戦士が取り乱して走って逃げ出すという姿に、最大の面白みがある。先述したように、マサイ系牧畜民の男性は一四年に一度開催される集団割礼式を経験することで戦士階梯に昇進する。集団割礼式では、戦士候補者の勇気が試される。具体的には衆人環視のなかで包皮を切断する施術を、麻酔もせず、眉ひとつ動かさずに受けきることで勇気を示す。このようにして勇敢さを証明したマサイの戦士だからこそ、大切な家畜を野生動物や他民族から防衛する任につくことができる。こうしたマサイの戦士が裸足で逃げ出すなどということは、あり得ない事態である。動画を送ってくれたアシスタントによれば、今のところ（二〇二〇年五月時点）、この病気は、「外国人」あるいは彼らとの接点が多いケニア人の金持ちやナイロビ在住者がもたらす病だというイメージがある。だが、このドラマの主題はそうしたゼノフォビア的感覚にはない。「誇り高いマサイの戦士が裸足で逃げ出す」あり得ないことの滑稽さを笑うところが、この動画のツボなのである。もし日本で、こうした新型コロナウイルス感染症に関連した笑いの動画をSNSにアップしたら、「ふざけている」と大炎上するだろう。あるいは、こうした動画の作り手たちの文化的背景について説明することなくこの動画を紹介しても、それは事態の深刻さを理解できない「無知なアフリカ人」が脳天気に創った動画として理解されるかもしれない。SNSのコミュニティでシェアされたこの動画の作者は、牧畜民であること以外は誰だかわからない。だが、少なくともこの動画を誰かとシェアし、視聴し、また流通させるユーザーの目線で見れば、それは「ふざけている」のでも、「無知」の現れでもなく、進行中の出来事を笑いに変える知的な営みとして理解されている。

未知のものへの想像力・笑い・時間

近代に生きる私たちは、時間を無限に拡がる空間のようなものとして捉える感覚に慣れている。だからこそ、私たちは遠い未来のことを想像することができる。これに対して、具象のうちにある時間を生きることとは、現在および近い未来を過去の具体的な出来事の中に位置づけることである。感染症の世界的な流行としての「パンデミックの時間」は、さまざまな人びとによって、どのようなものとして経験されたのだろうか。

日本で大学教員をしていた私は、数週間以内の近い未来における予想可能性が低くなったことに驚いたが、それに対してはできる限り柔軟な対応をするように努めていた。だが、数カ月から数年以内の中未来における業務遂行に関しては、新型コロナウイルスと人間との関係を考慮しないで済むかもしれないという期待から遠隔授業を支持した。そして数年以上の遠い未来については、かつて経験したノストラダムスの大予言後のように、日常が続くであろうという前提で行動をしていた。それは実際の事物や出来事に外在する抽象的な時間感覚を基盤にして、新型コロナウイルスとの具体的な関係を考慮することなく事態に対処しようという私たちの態度を示している。

これに対してスマートフォンを使いこなす現代の北ケニア牧畜民は、同じ状況から笑いを生みだしていた。だがそれは、この地域にまだ新型コロナウイルスが来ていなかったからではないし、彼らの「不真面目さ」や「無知」の証左でもない。哲学者のアンリ・ベルクソン（二〇〇一）は、笑いにはある種の社会的な機能があると主張する。「笑いとは、ある種の社会的身振りである。笑いは、人々や出来事におけるある特定の放心を強調し、抑えるものなのである」。その背景には、生命の柔軟性をもってすれば回避できるはずの障害を、それを避けられないようにしてしまう精神や身体の不自然な動作（機械的こわばり［*raideur méchanique*］）が存在するという前提がある。そして笑いには、社会の円滑な流れを疎外する可能性がある機械的こわばりを除去する作用があるという。たしかに私たちは未知の状況に直面した際に、これまでの想定や制度がうまく機能せずに、「固まって」しまうことがある。それに対して笑いには、そうした個人や社会のこわばりをほぐす積極的な作用があるのだという。

動画では、「マサイの戦士」と「近代人」という、よくある設定の役割や構図が転倒し、崩れるありさまがおかしさを生みだしていた。新型コロナウイルスという未知の存在に直面した際に、私たちの社会は「こわばって」しまったのかもしれない。他方で現代に生きる牧畜社会の人びとは、日常生活やインターネット上に飛び交う情報を精緻に観察しながら、新型コロナウイルス感染症に関連して笑いを生みだすオリジナルな動画を素早く作成し、シェアしていった。それは、未知のものを笑うことで、機械的こわばりを除去し、生命の柔軟で生き生きした活動を取りもどそうとする知的な営みであると考えることもできるだろう。またそれは、新型コロナウイルス感染症に関わる具体的な事象や出来事といった「具象のうちにある時間」に基づいて事態に対処しようとする人びとの態度を示している。

私たちは、しばしば笑いを、労働に対する娯楽や怠惰、教養に対する無知と結びつけて考えがちである。だが、こうした危機の時間にこそ、笑いがもつ知的で積極的な意義を再確認しても良いのかもしれない。そして、それをもっともよく実践していた人びとは、北ケニアの牧畜民だったのかもしれない。現代に生きる私たちの時間は、抽象的な時間感覚によっている。しかしながら、具象のうちにある時間感覚が消え去ってしまったわけでもない。家畜に強く依存し、マサイの戦士のような年齢体系制度が存在する現代の北ケニア牧畜社会には、抽象的な時間とともに「具象のうちにある時間」の基盤である生態学的な時間や構造的な時間感覚も存在する。こうした社会では、過去と現在における新型コロナウイルス感染症の具体的な影響を観察したうえで、それに合わせて自らの行動を調整する態度が優勢な可能性がある。笑いを誘うネット動画の拡散やその好意的な受容は、そのあらわれのひとつかもしれない。だとすれば、さまざまな社会が「パンデミックの時間」をどのような時間として感覚し、いかなる態度で対処に臨もうとしているのかについての比較研究も待たれるところである。なぜならこのパンデミックがまだ「歴史」になっていない今、私たち人類は決して均質な時間を経験しているわけではないのだから。

【註】

（1）　二〇二〇年六月二〇日「コロナのデマ、なぜ広がった？　県内ＳＮＳ投稿者らの証言を基に背景探る」徳島新聞社（https://www.topics.or.jp/articles/-/379033 二〇二一年一月二二日最終閲覧）。

（2）　二〇二〇年五月二七日の時点では、対面授業の再開に向けた教室割り当ての再調整が急ピッチでおこなわれていた。

【参照文献】


アーリ、ジョン 二〇一九『未来像の未来――未来の予測と創造の社会学』吉原直樹・高橋雅雄・大塚彩美訳、作品社。

アガンベン、ジョルジョ 二〇二〇「エピデミックの発明」高桑和己訳『現代思想』「緊急特集＝感染／パンデミック――新型コロナウイルスから考える」四八（七）：九―一〇。

――二〇二〇「感染」高桑和己訳『現代思想』「緊急特集＝感染／パンデミック――新型コロナウイルスから考える」四八（七）：一八―一九。

――二〇二〇「説明」高桑和己訳『現代思想』「緊急特集＝感染／パンデミック――新型コロナウイルスから考える」四八（七）：二〇―二一。

エヴァンズ＝プリチャード、エドワード・エヴァン 一九九七『ヌアー族――ナイル系一民族の生業形態と政治制度の調査記録』向井元子訳、平凡社。

サッセン、サスキア 一九九九『グローバリゼーションの時代――国家主権のゆくえ』伊豫谷登士翁訳、平凡社。

内藤直樹 二〇〇五「ライフストーリーの語りからみた牧畜民アリアールにとっての家畜の価値」『ビオストーリー』（vol.4）：一〇六―一一三。

――二〇二〇「グローバル・クライシス時代のフィールドワークにおけるリスクマネジメント：海外フィールドワークからの撤退マニュアル（特集　フィールドの安全対策を考える）」『月刊地理』六五（九）：三七―四三。

ナンシー、ジャン＝リュック 二〇二〇「ウイルス性の例外化」伊藤潤一郎訳『現代思想』「緊急特集＝感染／パンデミック――新型コロナウイルスから考える」四八（七）：一一。

―――― 二〇二〇「あまりに人間的なウイルス」伊藤潤一郎訳『現代思想』「緊急特集＝感染／パンデミック――新型コロナウイルスから考える」四八（七）：二一―二六。

ベルクソン、アンリ 二〇〇一『時間と自由』中村文郎訳、岩波書店。

橋本栄莉 二〇一八『エ・クゥオス――南スーダン・ヌエル社会における予言と受難の民族誌』九州大学出版会。

真木悠介 二〇〇三『時間の比較社会学』岩波書店。

Beidelman, Thomas O. 1971. Nuer Priests and Prophets: Charisma, Authority and Power Among the Nuer. In T. O. Beidelman (ed.), *The Translation of Culture*, pp. 375-415. Tavistock.

Jordheim, H., Kveim A.L., Ljungberg E. and Wigen, E. 2020. Epidemic Times (Series: Dispatches from the pandemic). *Somatosphere: Science, Medicine and Anthropology*. A collaborative website covering the intersections of medical anthropology, science and technology studies, cultural psychiatry, psychology and bioethics (http://somatosphere.net/2020/epidemic-times.html/). 二〇二一年一月二二日最終閲覧。

新しい日常のための実験法
——パンデミックと自閉症者の脳神経学的環境

西真如

はじめに

高橋さんは、横須賀市内で自閉症を抱えて暮らす子どもたちに療育プログラムを提供する事業所トータスキッズの代表である。療育の目的は、発達障害や自閉症を持つ子どもが「社会に適応できるようにすること」であり、一般には認知に関するスキルや、対人コミュニケーションなどの社会的スキル、身体機能上のスキルの習得を目指す（平岩 二〇一二：六六—六八）。高橋さんの考えでは、子どもに人との関わりが良い結果をもたらすという経験を積み重ねてもらうことが何より大切である。というのも、たいていの子どもはトータスキッズにたどりつく前に、他人と関わると必ず悪いことが起きる——たとえば、相手が怒りだしてしまう——という経験をしすぎている。このような負の経験を、時間をかけて解きほぐさなければ、社会生活の難しさを和らげることはできない。

高橋さんは、自閉症の娘さんを持つ母親でもある。二〇二〇年二月二九日、彼女はフェイスブックに「夕べは眠れなかった」と書き込んだ。首相の要請によって、週明けから一斉休校が始まろうとしていた。娘が通学する特別支援学校の休校も決まっており、日常生活の急変は避けられなかった。活動自粛要請のために、立ち上げたばかりのトータスキッズの事業が立ちゆかなくなる心配もあった。療育のプログラムは、子どもたちが事業所に通ってくることを前提として設計されていたからである。

一斉休校が始まってから数日後、高橋さんは「親子で追い詰められている」とフェイスブックに書き込んでいた。そんなときに時間を割いてもらって良いものかと、私はしばらく逡巡していたが、彼女と相談のうえで三月二八日の午後、ビデオ通話による一時間ほどのインタビューに応じてもらった。学校は児童やその家族の状況をどれくらい把握しているのかと、私は尋ねた。高橋さんはそれに答える代わりに、自閉症の子を持つ親にとって、一斉休校は問題のほんの一端に過ぎないのだと説明してくれた。

たとえば高橋さんと娘さんにとっては、休校と並んで市営プールの閉鎖も痛手であった。自閉症者は、日常生活のルーチンに特別なこだわりを持つことがある。高橋さんの娘さんにとって、市営プールで泳ぐことはそのようなルーチンのひとつであり、それが突然、失われたことは、彼女をおおいに戸惑わせた。

またトータスキッズに通所していたある子どもは、黒糖ロールパンのある食事にこだわりがあった。ふだんであれば、それは大した問題ではなかった。黒糖ロールパンは、近所のスーパーやコンビニでいつでも手に入る、ありふれた食品であった。ところが三月末、「近く東京がロックダウンされる」という印象を与えた東京都知事の発言がきっかけとなって、首都圏の広い範囲で買い占めが起きると、黒糖ロールパンが手に入らなくなった。その子のお母さんが話したところによれば、スーパーの開店前に列にならべば何とか購入できそうだったが、その子を家に残して出かけると、そのあいだに思わぬ事故が起きる心配があった。かといって、一緒にならぶことも難しかった。その子にとって、じっと列に並んで待つことはたいへんな苦痛をともなうからである。

本稿では、いわゆるウィズコロナの時代における「新しい日常」について検討する。自閉症者とその家族が消耗を強いられずに生きてゆけるような新しい日常があるとしたら、それはどのような条件で成立するのだろうか。またその条件は、パンデミックとともに経過する時間、自閉症者とその家族が生活する空間、その中で展開する複数種の絡まり合いについての、どのような想像力を要求するのだろうか。その答えにたどりつくには長い道のりになるだろうが、本稿ではさしあたり、問いを探求する手がかりとなりそうな知識や経験、技術について検討したい。ここでおもに検討するのは、二種類の実験法[1]である。ひとつは、新型コロナウイルスと人間との共存に関する実験法である。これは科学的に厳密な意味での実験というより、流行に対する一連の非医薬的介入（ワクチンや治療薬によらない感染症対策）であり、基本的には人間の行動変容によって流行を収束させるための条件を探求する目的で実施されてきた。これらは事実上、ある集団が構成する社会を実験室に見立てた介入である[2]。

もうひとつは、自閉症者の脳神経学的環境を解明するための実験である。こちらは、認知科学者が厳密に調整された条件下で実行する科学実験であり、自閉症者と定型発達者のあいだで、周囲の環境と自らの認知や行動を調整する方法にどのような違いがあるかを明らかにするものである（なお定型発達者とは、自閉症などの発達障害に該当しない者を指す）。二種類の実験法は、それぞれ異なる目的を持ち、異なる方法論にもとづいて実行されるものである。それを承知のうえで本稿では、これらの実験法がそれぞれ、ある条件下に置かれた人間の脆弱性をあぶりだす過程に注目して議論をすすめたい。

行動変容

新型コロナウイルス流行が始まって以来、私たちは見えないウイルスのふるまいについて少しずつ学んできた。最初の重要な教えは、ウイルス学者によってもたらされた。目に見えない災厄に直面した人々に選択肢を示してみせるという点で、ウイルス学者が果たした役割は、あたかも現代の託宣のようである[3]。もちろんそれは、科学的手続きに則った託宣である。彼らは数学的なモデルを用いながら、流行を引きおこすウイルスのふるまいを提示することができる。数理疫学の基本的な知識によれば、ウイルスの実効再生産数（Rｔ）が十分に小さいとき、流行は速やかに収束する。といってもウイルスがヒトに感染する現場を直接観察することはできないので、断片的な疫学情報から再生産数を構築してみせるのが、ウイルス学者の腕のみせどころである[4]。そのうえで彼らは、人々が互いに距離を確保したり、密を回避することで、どのように流行をコントロールできるかを（あるていどの不確実性の幅を持たせつつ）提示する。ある人口学的な空間において、どれほど人間の活動を抑制すれば、時間の経過とともに流行がどう変化するかといった見通しを示すこともできる。

その教えを受容したうえで、人々がウイルスとの交渉をどのように実行するかは、別の判断にゆだねられている。安倍首相（当時）の決断で始まった一斉休校は、要請そのものがたいへん唐突で十分な準備期間もなかったことが、人々の不安と教育現場の混乱につながった。続いて四月七日に公示された緊急事態宣言は、より周到な議論に基づく判断であったが、日常生活への打撃に見あうだけの効果をもたらすのか、その根拠を疑う人も少なくなかった。そこで地方自治体の中には、より明確な根拠に基づき、適切なタイミングで人々に行動変容のシグナルを送る手法を模索する動きが現れた。たとえば政府による緊急事態宣言が解除されたあとの五月二三日、神奈川県は、K値とよばれる新指標を組み込んだ「神奈川アラート」の発動基準を公表した[5]。K値とは、過去一週間の累積感染者の増加率に基づいて、近い将来の流行動向を予測するための指標である[6]。実際のK値の動きが予測を上回った場合に、速やかに人々の行動を抑制すれば、流行をより確実に収束に導くことが期待された。神奈川県では、県内および東京都の感染動向を監視し、「K値が四日連続で予想曲線から大きく外れた場合」に外出自粛の要請を検討することにした。同県とのあいだに膨大な人の移動がある東京都を監視域に含めることは、この時点では不可欠の措置だと思われた。

ところが神奈川県の現実の介入は、ずいぶん異なる展開になった。東京での感染が再拡大する中で、同県は六月一八日、K値の算定根拠から東京都の感染者を除外した。そのことで神奈川アラートの発動を回避しただけでなく、神奈川県内の飲食店などへの短縮営業要請を全面的に解除する決定をしたのである[7]。七月半ばには同県内でも感染の再拡大が決定的となり、同月一七日には神奈川アラートが発動されたのだが、外出自粛の要請は見送られた。これはもちろん、公衆衛生上のリスクをともなう決断であった。しかし結果的には、七〜八月の流行再拡大期において、同県の新型コロナウイルスによる死者数は、四〜五月の緊急事態宣言下での水準を下回るものであった。

結局のところ神奈川県は、当初のビジョンを貫くことなく、日和見的な対応をとり続けたわけだが、そのことを責めるべきではない。神奈川アラートの運用実績から私たちが学べるのは、活動自粛が生みだす負の効果をめぐる人々の論争や、ウイルスそのものが内包する不確定な性質と切り離して、感染症介入の知識や技術を形成することはできないということなのである。結果的には、様子を見ながら指標をいじり回すほかに、現実的なやり方はなかったと言ってもよい。客観的な指標に基づき、人々の行動を的確に制御すれば、感染症はたちどころに収束するという考えは、政策立案者やある種の専門家にはたいへん魅力的なものに響くかも知れないが、ウイズコロナ時代の新しい日常を築くための現実的な方法であるかどうかは、かなり疑わしい。私たちはウイルスのふるまいについて学ぶと同時に、行動変容を求める介入そのものに負の効果があり、またその効果が誰に、どのようなかたちで現れるかを予め知ることは難しいことも学んだのである。

日常生活

一斉休校措置をはじめとする非医薬的介入の負の効果をとりわけ強くこうむった人たちの中に、本稿の冒頭で述べた自閉症者とその家族が含まれる。パンデミックへの初期の介入は、行動変容への適応が難しい人たちの生活環境を大きく撹乱する結果となった。とはいえ、すべての自閉症者が同じようにパンデミックを経験したのではない。今日、自閉症スペクトラム障害（ASD）という診断名を付与されるのは、実際にはきわめて幅広い認知特性や社会性の傾向を示す人たちである。その中にはふだん、学校での対人関係が難しいと感じている人たちも少なくない。登校せずにオンラインで授業を受けられるほうが、かえって学習がはかどるという人もいる。そもそも従来の日常からして、自閉症者にとっては適応が難しい世界である。そこで、自閉症者にとっての新しい日常やそのための実験法について考える前に、従来の世界で日常生活と呼ばれてきたものが、自閉症者にはどう経験されてきたのかを知っておく必要がある。

自閉症者の中には、自らの経験を並はずれて豊かなことばで表現できる人たちがいるので、まずはそのことばをいくつか引用したい。たとえば動物学者であると同時に自閉症者として知られるテンプル・グランディンは、脳神経学者のオリヴァー・サックスに対して、定型発達者の社会で生きることは、火星の人類学者のような気がすると述べた（サックス 一九九七：二七四）。また自閉症者であると同時に文化人類学者、霊長類学者であるドーン・プリンスによれば、彼女は子どものころ、他の人たちが「日常の生活（normal life）」とよぶ環境の中で、「近代社会の叫び声や支配力が私を分解し、ついには私の感情の骨格を食い尽くしてしまう」ように感じることがたびたびあった。学校の机のまえで、あるいは自宅の階段で、あたかも自分の身体が「泣いている化石」であるかのように感じることがあった。他方で彼女は、世界のすべてのモノに人格が宿っており、そこに自らの親しい投影を見いだせるとも感じていた。しかし彼女のこのような傾向に反して、彼女を取り囲む日常は、「接続していない状態を身につけさせる文化（a culture that trains disconnectedness）」に支配されていた（Prince 2010: 56）。

プリンスの心は、定型発達者とは違うやり方で周囲の環境と接続している。そして定型発達者が取り仕切る日常生活は彼女に、その接続を断ち切るよう働きかけてきたというのである。彼女の主張は、自閉症者に関する従来の認知科学の知識とは大きく異なるところがある。というのも専門家のあいだでは、自閉症者の心は周囲から孤立しており、彼らは社会的な経験を持つことができないという考え方が根強く支持されてきたからである。中でも一九八五年に発表され、自閉症研究に大きな影響を与えたのは、自閉症者は「心の理論（theory of mind）」を欠いているという仮説である（Baron-Cohen et al. 1985）。この仮説の提唱者であるバロン゠コーエンによれば、心の理論とは、行動に先立つ心の状態、信念や欲求、意図、感情などを推測できること、つまり自らおよび他者の心の内を顧みる能力である（Baron-Cohen 2000: 3）。

グランディンが自らを「火星の人類学者」に喩えたのは、確かに彼女にとって、周囲の定型発達者の心の動きを理解するのが難しく感じられるからである。しかし彼女が人類学者であるということは、理解が難しいとしても自らの心と比較しうるような他者の心がそこに「ある」と知っていることを前提としている。これは心の存在そのものを理解できないとか、あるいは心を推測するための理解の枠組みそのものを欠いているということとはずいぶん違う。医療人類学者の松嶋健は、自閉症者が「心の理論」を持っているかを問うのは根本的に誤りであると述べる（松嶋 二〇一五）。というのも自閉症は、自閉症者の側に内在する問題というよりも、自閉症者と定型発達者との「あいだ」に生じる問題として理解できるからである。松嶋によれば、人間が他者と出会えるかどうかは、推論の能力ではなく、情動的経験に基づく。それはたとえば、他者への呼びかけが拒否されるのではないかという「恐れ」を乗り越えることに始まり、そして他者との結びつきを感じ取ることで達成される。自閉症者が他者との結びつきをどう感じ取るかは、定型発達者からみて簡単には理解できないかもしれない。だがそれは、自閉症者の脳が社会性の基盤を欠いているということとは違う。

文化人類学者で自閉症者の父親でもあるロイ・グリンカーは、「感情を欠き」「社会的な相互行為に参与することができない」自閉症者といったステレオタイプの見解は、自閉症はさまざまな強さと弱さを併せ持つ、多彩な状態のことだという理解に取って代わられつつあると述べる（Grinker 2010: 173）。また言語人類学者のエリナ・オクスとオルガ・ソロモンは、人間の社会性のひとつの可能性として自閉症的社会性（autistic sociality）を理解しようとする。オクスらによれば、自閉症的社会性は決して矛盾した表現ではなく、日常生活の中で体系的に観察することができる幅広い現象である。そもそも人間は、たいへん幅広いやり方で他者との社会的調整（social coordination）の方法を秩序化することができる。そしてその中には、自閉症を抱えた子どもたちの社会的な関わり合いを豊かにするようなアルゴリズムを提供する諸条件が存在するはずである（Ochs and Solomon 2010）。

複数種の雲

他者との社会的調整という問題が浮上したところで、他者とは誰であり、何の調整が求められているのかという点を、少し違う角度から検討しておきたい。本稿で社会について述べるとき、それが単に人間の社会を意味するのではないことは明白である。人間の社会はウイルスとの交渉を考慮しなければ安全でも持続的でもないという現実が、私たちに新しい日常について考えることを促している。人間の行為や相互行為のモードを形づくるのは、もはや人間の規範や制度だけではない。新しい日常とは、人間だけでなくウイルスが主要なアクターに含まれるような社会における日常のことである。

パンデミックを形づくる「人間以上の社会」（奥野 二〇二〇：二一〇）を捉えるために参考になるのは、セリア・ラウが提示する「複数種の雲（multispecies clouds）」である。これはマルチスピーシーズ民族誌家として知られるラウが、二〇〇三年に起きた鳥インフルエンザ（H５N１）流行について書いた論文で提起した概念であり、人間とウイルスに加えて家禽や野鳥などの複数種が互いに絡まり合いながら変容を遂げてゆく様子を捉えるための分析単位である。

いかにもつかみどころのない「雲」のメタファーは、分子ウイルス学からの借用である。インフルエンザウイルスやコロナウイルスでは、遺伝的な変異が著しく頻繁に起きる。その結果、これらのウイルスは、きわめて多様な遺伝的変異を内包した群を形成している。ウイルス学では、それらの群が多様な遺伝的配列を包含している状態を準種（quasispiecies）という用語であらわす。また環境に応じて遺伝的変異の分布をダイナミックに変化させながら自己複製を繰り返すそれらの群を、ウイルス学者は「雲（clouds）」という語で表現する。分子ウイルス学においては、あるウイルスが（鳥からヒトというように）異なる種への感染を確立したり、ワクチンへの耐性を獲得する過程を分析する際には、特定の分子配列を標的とするのではなく、多様な遺伝子配列を内包した「雲」を分析の単位とせねばならない（Martínez et al. 2012）。

ラウは、この「雲」の概念を拡張して、インドネシアにおけるH５N１流行を記述するために用いている。H５N１流行は、人間とウイルス、鳥類などの複数種を内包する現象であり、そこでは分析の単位は、刻々と変化するダイナミックな異種集合体としての「複数種の雲」でなければならない。時間の経過とともにウイルスのふるまいが変化するのと同様、人間のふるまいも、公衆衛生介入や政治的な意図に応じて刻々と変化する。

これと同じことは、新型コロナウイルス流行についても言える。ウイルスの不確定性に対峙する人間が、柔軟な行動変容によって生き延びようとすることは、「複数種の雲」が示すダイナミズムの一面として了解できる。新しい日常は、ウイルスと人間とを含む複数種の共存をかけた調整のプロセスだということになる。ここで重要なのは、その調整をどのように実行するかである。すでに述べたように、客観的な指標に基づいて人々の行動を機械的に制御する方法は現実的ではない。このような方法は、すべての人が行動変容に対して無限の柔軟性を持っているような社会では有効だろうが、それは現実の社会ではない。また自閉症者の社会性を豊かにする諸条件を満たさない方法で社会的調整を実行するならば、新しい日常は自閉症者にとって適応しづらいものになるだろう。別の言い方をすれば、ここで問われているのは「複数種の雲」のダイナミズムに人間の脆弱性がどう絡み合うかという問題である。パンデミックの影響下における自閉症者のケアの環境について考えることは、「複数種の雲」の中で展開する新しい日常の特徴を、人間の脆弱性という観点から検討することである。

脳神経学的環境

ウイルスが遺伝的配列の多様性によって特徴づけられるのに対して、人間において重要なのはその神経学的多様性だと言えるかもしれない（Ortega 2009）。人間の脆弱性は、それぞれの人が抱える神経学的な特性と深く結びついている。以下では、自閉症者を脆弱にする環境とそうでない環境はどのように異なるのかという点について改めて考えてみたい。オクスらが秩序のポケット（pockets of orderliness）と名づけた分野、たとえば規則や暦、日課にしたがって構造化された分野は、自閉症者にとって居心地がよい社会生活の領域である。自宅や学校、近所のスーパーマーケットのように、空間的なレイアウトの変化が少ない場所も同様である。他方で自閉症者は、計画が中断すること、予期しない要求を突きつけられること、バスが時刻表どおりに来ないこと、約束の時間に相手が現れないこと、家具の配置が換わっていること、日常的な会話の流れの中で前触れなしに話題が移り変わることのような、偶発的、流動的な出来事にうまく対応できない（Ochs and Solomon 2010: 70）。オクスらの説明に従えば、これは自閉症者と定型発達者とのあいだで、社会的調整のレパートリー（repertoires of social coordination）が異なっていることに由来する問題である。この問題がどのような場合に顕在化するのか、上述のように日常生活のさまざまな場面から分析するのはひとつの方法であるが、認知科学者の中には、これとは違うアプローチによって自閉症者の脳神経学的環境を理解しようとする者もいる。次に挙げるのは、従来の認知科学の常識とは違って、自閉症者の社会性を否定しない立場をとる専門家による実験の例である。

川崎真弘らは、実験室に簡単な仕掛けを用意することで、コミュニケーションに含まれる微妙な揺らぎが自閉症者に過大な認知的負荷を与える状況を再現した。川崎らの実験では、被験者は二人でひと組になって、相手と交互にキーを押すという課題を与えられる。互いに相手の姿は見えないが、キーを押すと音が出るのでそれとわかる。被験者は、相手がキーを押すリズム（六〇〇ミリ秒間隔）に自らのリズムを同期するという課題を与えられる。ただしこの機材には仕掛けがあって、見えない相手は人間であったり、パソコン上のプログラムであったりする。被験者の中には自閉症者と定型発達者がおり、両者の反応が比較される。プログラムが相手のとき、自閉症者も定型発達者もほぼ同じように課題をこなしている。ところが人間が相手のときは、自閉症者はキーを押すリズムが大きく崩れてしまう傾向にある。また実験中の脳波を測定したところ、自閉症者では相手が人間のとき、脳に大きな負荷がかかることがわかった。

じつは被験者の相手をするのがプログラムの場合と人間の場合とでは、キーを押すリズムにわずかな違いがある。前者は正確に六〇〇ミリ秒間隔を保つのに対して、人間の場合は微妙な間隔の揺らぎが入るのである。定型発達者が認知上の負荷なくその揺れに対応できるのは、揺れそのものを意識することなく相手に同期しているからである。他方で自閉症者は、揺らぎを認識できないのではない。その逆に、人間の行動の揺らぎを意識しすぎるために、かえってリズムを崩してしまうらしいのである（Kawasaki et al. 2017）。

また船曳康子らは、自閉症者の脳において他人の発話がどう処理されているかを調べるために、近赤外線分光法という手法を用いて、発話に対する聴覚野の反応を測定した結果を報告している（Funabiki, Murai, and Toichi 2012）。この実験の背景として、自閉症者の中には聴覚過敏の傾向を示す者が少なくない一方で、一見するとそれとは正反対の傾向、たとえば家族が呼びかけているのに気づかないといったことがよく指摘される。従来の研究では、これは自閉症者の脳において「社会性」に関する機能に異常があるためと解釈された。正常な脳では、人の発話を環境音から区別して注意を向けることができるが、自閉症者の脳はそれができないというのである[8]。これに対して船曳らの実験では、自閉症者の脳と定型発達者の脳が、同じように発話への反応を示す条件があることがわかった。またある条件の下では、自閉症者のほうが定型発達者よりも発話をよく記憶しているという結果も示された[9]。自閉症者は、発話と環境音とを区別できないのではなく、耳から入ってくる音を注意して聴く／無視するという切り替えが難しいのだというのが船曳らの結論である。結果的に自閉症者は、定型発達者なら難なく反応できそうな呼びかけに反応しそびれたり、逆に定型発達者ならば無視するであろう環境音に対して「過剰に」注意を向けてしまうことがある。

これらの実験を通して理解できるのは、自閉症者が定型発達者とは異なるロジックで周囲の環境と交渉していることである。自閉症は往々にして、社会性の欠如として理解されてきた。確かに、アメリカ精神医学会（二〇一四）によるASDの診断基準には、「社会的情緒的相互作用の障害」とか「発達年齢相応の関係構築・維持の障害」といった項目が含まれるし、実際に定型発達者と自閉症者とのコミュニケーションは、双方にとって容易ではないように思われる。しかしながらこうした徴候の背後にあるのは「他者を理解できない心」や「社会性を欠いた脳」ではない。自閉症者の脳神経学的環境を理解することは、どのような条件が自閉症者の「非柔軟性（inflexibility）」（Kawasaki et al. 2017: 1）を顕在化させ、自閉症者が適応しにくい日常をつくりだしているのかを知ることである。またそのことは、自閉症者の社会的な関わり合いを豊かにするような社会的調整の諸条件（Ochs and Solomon 2010）を探求するという目的とも呼応するように思われる。

新しい日常

本稿では、新しい日常の探求に関係するであろう二種類の実験法について考察した。一方には、ウイルスのふるまいと人間のふるまいとの調整に関する一連の実験があり、他方には、自閉症者の脳神経学的環境に関する一連の実験がある。前者の実験法が明らかにしたのは、広範な集団における行動変容の条件である。理論的には、十分な数の人が、十分な期間だけ、十分に活動を抑制すれば、感染症の流行はたちどころに収束するはずである。だが人々の生活環境を過度に攪乱することなく、そのことを達成できる条件があるだろうか。自閉症者に限らず人間は誰しも、行動変容の要求に対して無限の柔軟性を示すことはできない。人類の行動変容なしにウイルスとの共存を達成することは難しいとしても、人間の柔軟性に頼りすぎた介入は非現実的である。

　後者の実験法は、定型発達者が主導する日常生活に埋め込まれた社会性が、自閉症者の脳にどのような負荷を与えているかを明らかにしつつある。脳神経学者は一連の実験を通して、日常生活を構成する諸要素が、自閉症者の非柔軟性をどのように顕在化させるかを確かめることができる。本稿で紹介した幾つかの実験では、自閉症者は社会性を欠いた人たちであるという従来の見解が否定され、定型発達者とは異なるやり方で自己と環境との調整をおこなう自閉症者の脳神経学的特性が提示された。

　二種類の実験法はこれまで、お互いを参照することなくそれぞれに実行されてきた。個別に産出された知識は、それぞれに社会的な効果をもたらすことが期待された。これらの実験法が新型コロナウイルス流行下の世界で交差し、自閉症者に最適なケアの環境を提供する新しい日常のために実行されるときが来るのだろうか。部分的には、すでに始まっていると考えてよいかもしれない。二〇二〇年四月一九日、高橋さんが運営するトータスキッズは、オンライン上で実施する療育プログラムの提供を始めた。これは流行下の活動制限で通所による療育プログラムを受けられなくなった自閉症児のために、スタッフがくふうしたものである。これまでトータスキッズに通所していた子どもたちだけでなく、横須賀市外や海外に在住する日本人家庭からも依頼が入るようになった。オンライン療育は、自閉症者とその家族のよりどころとなり、同時にトータスキッズの事業の柱となった。このプログラムは、自閉症者の社会的調整を補助するための療育の知識と技術に対して、ウイルスとの共存という別の目的に合致するような技術的調整を加えたものである。

　とはいえ問題もあった。オンライン療育では、ともすると従来の通所療育よりも良い反応が得られる子どももいたが、知的障害のために言語による指示が理解しづらい子どもへの働きかけは、うまくいかないことも多かった。オンライン療育のニーズが増える中で、担当するスタッフも不足していた。トータスキッズがこのプログラムをはじめた当時は、特別支援学校や市営プールの閉鎖も続いており、高橋さんは娘さんのケアにも、いつもより多くの時間とエネルギーを割かねばならなかった。この時期、彼女の日常はますます消耗戦の様相を呈するようになったのである。

オンライン療育は新しい日常を支える技術のひとつであるが、それだけですべての問題を解決するわけではない。人々に行動変容を強いる以外の方法でウイズコロナの日常を築くためには、さらに想像力を働かせる必要がある。問われているのは、人間と人間以外の諸アクターとを巻き込んだどのような社会的調整のモードが、自閉症者と定型発達者の新しい日常を構成するのかである。

【註】

* 本稿は、京都大学GAPファンド「パンデミックの未来におけるケアの環境」および国立民族学博物館共同研究「心配と係り合いについての人類学的探求」の成果の一部である。

（1） 本稿において実験法（experimentation）とは、一連の実験に共通する手順や方法を含意する用語であり、個別の実験（experiment）とは区別して用いる。

（2） ここで述べているような実験法の社会的効果に注目した研究例として、バングラデシュの人口計画に関するミシェル・マーフィー（Murphy 2017）や、エチオピアのＨＩＶ介入に関する西（二〇一七）がある。

（3） その古典的な例は、アザンデ社会の信念体系に見いだされる。妖術、託宣および呪術は、アザンデの人々に選択肢（options）を提供することで、彼らを災厄や悪意から守った（Wheater 2017: 11; Evans-Pritchard 1976）。

（4） 実効再生産数などの概念が日本社会に浸透したのは、理論疫学者の西浦博らの努力によるところが大きい。同氏らはおもに二〇二〇年三〜六月のあいだ、ツイッターに開設した「新型コロナクラスター対策専門家」アカウント（https://twitter.com/ClusterJapan）等を通じ、市民に向けて数理疫学の知識を発信し続けた。

（5）　神奈川県「緊急事態宣言解除後の神奈川ビジョン」（https://www.pref.kanagawa.jp/docs/ga4/covid19/k-vision/index.html 二〇二〇年一一月二五日最終閲覧）。

（6）　K値は物理学者の中野貴志が考案したものであり、その着想と論拠についてはウエブ上に公開されたプレプリント論文（Nakano and Ikeda 2020）やノートで解説がなされている。次のウェブページも参照。大阪大学「中野貴志教授（核物理研究センター）による論文等（K値について）」（https://www.osaka-u.ac.jp/ja/news/info/corona/corona_info/from_members/rcnp_nakano 二〇二〇年一一月二五日最終閲覧）。なおK値に対しては、さまざまな批判がある。たとえば計算天文学者の牧野淳一郎は、K値に基づいた収束予測は「なんの科学的根拠もない」と述べ、感染症対策への応用に否定的な見解を示している。「新型コロナウイルスに関するメモ8．K値」（https://www.sakura.ne.jp/articles/corona/note008.html 二〇二一年一月一五日最終閲覧）を参照。

（7）　神奈川県「神奈川警戒アラート　モニタリング指標の見直しについて」（https://www.pref.kanagawa.jp/docs/ga4/covid19/k-vision/article_200618.html 二〇二〇年一一月二五日最終閲覧）。

（8）　神経科医のエレーヌ・ジェルヴェらは、脳の機能的活動を画像化するｆＭＲＩを用いて、発話に対する上側頭溝（他者の表情や発話等の認識に関連する脳の領域）の活動を自閉症者と定型発達者とで比較した。すると自閉症者では、上側頭溝の発話に特異的な反応を示す領域（voice-selective region）が賦活化しなかった。ジェルヴェらはこのことが、自閉症者の「社会脳ネットワーク全般における機能異常（abnormal functioning of the entire social brain network）」の一端を示していると結論づけた（Gervais et al. 2004）。

（9）　この実験で被験者は、ある内容をともなった発話を聞かされるのだが、その際に前もって、発話の内容を「よく聴いて下さい」あるいは「無視して下さい」という指示を与えられている。前もって発話を「よく聴いて下さい」と指示した場合、自閉症者の脳と定型発達者の脳は、同じように賦活化した。また発話を聴かせたあとで、被験者がその内容をどれくらい覚えているかを確認したところ、「よく聴いて下さい」と指示した場合には、自閉症者も定型発達者も同程度に内容を記憶していた。ところが「無視して下さい」という指示を与えた場合には、自閉症者のほうが話の内容を覚えている割合が高かった（Funabiki, Murai, and Toichi 2012）。

【参照文献】

アメリカ精神医学会 二〇一四『DSM－5　精神疾患の診断・統計マニュアル』高橋三郎・大野裕・染矢俊幸・神庭重信・尾崎紀夫・三村將・村井俊哉訳、医学書院。

奥野克巳 二〇二〇「「人間以上」の世界の病原体――多種の生と死をめぐるポストヒューマニティーズ」『現代思想』四八（七）：二〇七―二二五。

サックス、オリヴァー 一九九七『火星の人類学者――脳神経科医と七人の奇妙な患者』吉田利子訳、早川書房。

西真如 二〇一七「公衆衛生の知識と治療のシチズンシップ――HIV流行下のエチオピア社会を生きる」『文化人類学』八一（四）：六五一―六六九。

平岩幹男 二〇一二『自閉症スペクトラム障害――療育と対応を考える』岩波新書。

松嶋健 二〇一五「「魂のようなもの」に触れる――動物との〈出会い〉と人との〈出会いそこない〉」木村大治編『動物と出会う』ナカニシヤ出版、一二九―一五〇。

Baron-Cohen, Simon. 2000. Theory of Mind and Autism: A Fifteen Year Review. In Simon Baron-Cohen, Helen Tager-Flusberg, and Donald J. Cohen (eds.) *Understanding Other Minds: Perspectives from Developmental Cognitive Neuroscience*, 2nd edition, pp. 3–20. Oxford University Press.

Baron-Cohen, Simon, Alan M. Leslie, and Uta Frith. 1985. Does the Autistic Child Have a "Theory of Mind"? *Cognition* 21(1): 37–46.

Evans-Pritchard, Edward Evan. 1976. *Witchcraft, Oracles and Magic Among the Azande*. Clarendon Press.

Funabiki, Yasuko, Toshiya Murai, and Motomi Toichi. 2012. Cortical Activation during Attention to Sound in Autism Spectrum Disorders. *Research in Developmental Disabilities* 33(2): 518–24.

Gervais, Hélène, et al. 2004. Abnormal Cortical Voice Processing in Autism. *Nature Neuroscience* 7(8): 801–802.

Grinker, Roy Richard. 2010. Commentary: On Being Autistic, and Social. *Ethos* 38(1): 172–178.

Kawasaki, Masahiro, et al. 2017. Frontal Theta Activation during Motor Synchronization in Autism. *Scientific Reports* 7(1): 15034.
Murphy, Michelle. 2017. *The Economization of Life*. Duke University Press.
Nakano, Takashi, and Yoichi Ikeda. 2020. Novel Indicator of Change in COVID-19 Spread Status. Preprint, https://www.medrxiv.org/content/10.1101/2020.04.25.20080200v2
Ochs, Elinor, and Olga Solomon. 2010. Autistic Sociality. *Ethos* 38(1): 69–92.
Ortega, Francisco. 2009. The Cerebral Subject and the Challenge of Neurodiversity. *BioSocieties* 4(4): 425–445.
Prince, Dawn Eddings. 2010. An Exceptional Path: An Ethnographic Narrative Reflecting on Autistic Parenthood from Evolutionary, Cultural, and Spiritual Perspectives. *Ethos* 38(1): 56–68.
Wheater, Kitty. 2017. *An Analysis of E.E. Evans-Pritchard's Witchcraft, Oracles and Magic Among the Azande*. CRC Press.

科学技術と自由

新型コロナウイルス感染症
――行動変容というリスク・マネジメントと責任

大北全俊

行動変容――不確定で無際限なリスク・マネジメントとその「責任」

二〇二〇年四月七日の新型コロナウイルス感染症に対する緊急事態宣言の発出は、執筆時点（二〇二〇年一二月）の日本で最も強制力の強い感染症対策が実施されたものと考えて良いだろう。当時の安倍首相の会見によれば、全国的かつ急速な蔓延状態ではないとしても、医療提供体制が逼迫している地域があり、当該状況は国民生活及び国民経済への甚大な影響を及ぼす恐れがある、という認識に基づき緊急事態宣言を発出するとしている。(1) そして、緊急事態宣言の目的は、医療への負荷を抑えるために感染者数を拡大させないことであり、そのための方法として当時の首相は国民に「行動変容」を呼びかけた。その主たるものが「三密の回避」である。そして、緊急事態宣言が解除されるにつれて、提言されたのが「新しい生活様式」である。

法的な強制力を伴う行動制限ではなく、あくまで自主的な制限の呼びかけであるということと併せて、その用語の選択は、緊急事態宣言及び一連の感染症対策の思想を表現していると思われる。行動変容という用語はどれほど一般的なものであるのか、専門用語とまで言わないまでも、日々の生活で普通に耳にしてきた言葉ではないだろう。

行動変容（behavior modification/change）、生活様式（lifestyle）という用語は、ヘルス・プロモーションの領域で目にすることが多い。疾病になるリスクのより少ない行動・生活様式へ変容すること、例えば喫煙習慣を止めること、より運動量を増やすこと、食事を制限して体重を減らすこと、食塩の摂取量を控えること、野菜を多く摂取すること、など。ＨＩＶ感染症対策でも行動変容という用語は使われてきた。より感染リスクの低い行動へ変容するように、例えば、セーファー・セックスをするように行動変容を促す、というように使用される。新型コロナウイルス感染症の対策で行動変容という用語が使われるとして何ら不思議はないのかもしれない。

しかし、行動変容という用語は公衆衛生の介入を行う側の、いわば裏方の用語ではなかっただろうか。そして、それはある程度、時間のかかるものということが共通した認識ではなかったか。筆者は一時期ＨＩＶ感染症の検査で受検者に対する相談対応に関わっていた。感染リスクをアセスメントし、そしてその人ができる範囲でよりリスクの低い行動を見出し勧める。このような介入を意図するときに「行動変容」という言葉はよく使われていたが、それは裏方のスタッフ間のことで、面と向かって来場者にその用語を使うということはなかったように記憶している。そして同時にスタッフ間で共有していたことは、行動変容は簡単ではないこと、それは時間がかかること、変容できたと思えばまた元に戻りうること、そのような一定の長期的な構えを要するものという認識であった[2]。

では、新型コロナウイルス感染症の対策として首相から個々人に「行動変容」を呼び掛けられるとはどういうことか。それは、公衆衛生の介入側の用語が介入・被介入の境界を超えて打ち出されること、そして急性の症状を伴う接触・飛沫感染によって広がる感染症対策に用いられること、つまり、介入側とクライアントという非対称性がより減弱し、待ったなしの状態で誰もが新型コロナウイルス感染症のリスク・マネジメントのプロとみなされることを意味するように思われる。日本の緊急事態宣言は、個人に対する強制的な措置への服従の通告ではなく、リスク・マネジメントの個人化・プロ化の通告と言えるかもしれない。

「行動変容」「新しい生活様式」、こういった日本の新型コロナウイルス感染症対策は、罰則つきの強制的な行動制限より、個人の自由・自律が認められ尊重されているぶん倫理的に一定の配慮がなされているという議論もある（玉手 二〇二〇：一一二）。しかしその自由・自律は過重な責任を内包しているとも考えうる。例えば、イギリスで制定されたような強制的措置であれば、行為規範が明示されており、処罰は当該規定違反の範囲に留まる（芦田 二〇二〇）。九月一四日にイングランドで強制力を持つようになった「ルール・オブ・シックス（Rule of six）」は同時に六人を超えて人が集まることを禁じるものであり、警察が集まりを解散させ、場合によっては罰金を科すこともできるとされている[3]。罰則規定など処罰は厳格だとしても、市民に課せられた責任の範囲は相当程度確定されている。一方、行動変容のみの呼びかけは、三密回避という一定の指針は示されたとしても、どの程度までリスク・マネジメントをするべきかは個人の裁量に任されている。それゆえ感染した場合はマネジメントの失敗として、結果責任を全面的に負わされる可能性がある。また感染の結果に関わらず少しでもリスクのある行為に従事していたとなれば、それ自体で非難されるという可能性も内包している。個人は不確定で無際限なリスク・マネジメントをする責任を負い、その失敗や逸脱を非難される可能性・リスクに晒されていると記述することもできる。

このような不確定で無際限なリスク・マネジメントをする責任、この重荷が、感染者の詳細な情報公開への要求やバッシングの要因の一つとなっているのではないだろうか。自らの責任でリスクを回避するために、どこでどのように感染が発生したのか情報収集に関心を向けることはある意味自然なこととも言いうるし、リスク・マネジメントの責任を一身に負う以上、情報収集を義務的と考えることも合理的であるだろう。感染者やリスクの高い人を忌避することは、その人たちへの恐れだけでなく、責任あるリスク・マネジメントの一環でさえありうる。一連の責務を果たさなかったものが感染したとみなし、その「怠慢」を責めるということも不自然なことではない。感染者へのバッシングやSNSなどでの情報漏洩、自粛警察と呼ばれるような一連の現象は、公衆衛生上も倫理上も批判されるべき出来事ではある。しかし、同時にそういった現象発生のメカニズムを観察するという態度も必要と考える。それは「行動変容」を軸とするこの国の新型コロナウイルス感染症対策とは何であるか、感染症などリスクをマネジメントする責任とは何かということについて、その本質を示唆するものと考えるからだ。

本稿では、個人に求められることになった行動変容という不確定で無際限なリスク・マネジメントとそれに対する責任をある程度限定づけることを試みる。なお本稿で「責任」という用語を明確に定義づけることは試みない。「責任」という用語は、日常的に使用されながらその意味するところは必ずしも明確かつ一致しておらず、哲学などの学問領域においてもその多元的な性格を捉えきれているとは言えないだろう。しかしながら、行動変容を呼び掛けられた個人にとって日々負うものを考察するにあたり、「責任」という言葉を回避することはかえって考察するべき課題をはぐらかすことになると考える。責任とは何かということを定義づける代わりに、ヘルス・プロモーションという類似の領域で議論されてきた行動変容と責任の議論をアナロジーとして参照しつつ、新型コロナウイルス感染症対策として呼び掛けられているところの行動変容の責任について検討していく。

ヘルス・プロモーションと新型コロナウイルス感染症――リスクと責任の議論

ヘルス・プロモーションの理念と現実

ヘルス・プロモーションには、個人の健康リスクのマネジメントを個人化するか、社会化するか、その綱引きという側面がある。日常繰り返される健康リスク行為[4]により病気になったとして――この因果の記述自体が要検討ではあるのだが――、その行為の要因を個人により重く見出すか、あるいは社会的環境に見出すか、である。そして、そのようなリスク・マネジメントに対する責任をどのように個人と社会、あるいは国家に配分するべきかという議論を伴う(Brown & Savulescu 2019)。

喫煙や肥満など個々人の健康増進・疾病予防に関する行為が公衆衛生という国・行政の関心の対象になるということ、その起源については議論の分かれるところであるだろう。疫学による疾病とその相関要因に関する研究は一九世紀以前にまで遡ることができるとして、国家規模で健康増進を行なった歴史となればナチス政権下のドイツを挙げることができるだろう(プロクター 二〇一五)。あるいはミシェル・フーコーは、一九四二年のベヴァリッジ計画を、生存権、健康権など「国家が国民の健康を引き受ける」ことが明示されるようになった時期の代表とみなし、同時に無際限な医療化のターニングポイントとしても位置付けている(フーコー 二〇〇六：二七〇―三〇〇)。二〇世紀の二度の大戦を経て、イギリスをはじめとする自由主義国家は社会主義的とも形容しうる福祉国家となる。疾病構造が感染症から慢性疾患へと移行し、また生活習慣と慢性疾患との相関関係が疫学調査によってさらに可視化されるようになり、個人の生活習慣が公衆衛生の介入するべき対象と位置づけられる。そして一九七〇年代あたり、財政の肥大化からより小さな国家を目指す新自由主義的な政治の誕生と並行して提唱されるようになるのが、政策としてのヘルス・プロモーションである。カナダのラロンド・レポート(一九七四年)を経て、世界保健機関

（World Health Organisation: WHO）によるオタワ憲章（一九八六年）にてヘルス・プロモーションの重要性が全世界的に明示される。

オタワ憲章でヘルス・プロモーションは、「人々が自らの健康について、それへのコントロールを増し、また改善できるようにする過程」と定義されている。[5] 個人の自己コントロールをより増進するように環境を整えるところにヘルス・プロモーションという施策の意義がある。誰もが自身の健康を増進できるようコントロール可能性の幅を広げること、ヘルス・プロモーションはこのようにケイパビリティのアイデアにも通じるものであり、必然的に公正な社会、つまり社会正義を志向する一つの社会運動でもある。また、個人の健康という極めて個人的な事象について、強制的ではないとしても何らかの公的な介入を行うことを正当化する理由としても、この社会正義が有力な根拠となる（Okita et al. 2017）。

しかし、ヘルス・プロモーションは、その理念と実際が必ずしも一致しているとは言い難い。上記のような理念を現実の公衆衛生プログラムとして実行する場合、公的な資金をもとに公衆衛生の介入を行い、それに効果があったと示されなければならない、しかも数字で。

日本での本格的なヘルス・プロモーションは二〇〇〇年の「健康日本21」に始まると言って良いと思われるが、その画期となるのが数値目標の導入である。[6] 塩分の摂取量など慢性疾患に関わる健康リスク行為を列挙し、その適正と考えられる数値目標を設定すること、そして介入の効果を定期的に評価し再検討するソーシャル・マーケティングの手法を採用することとなった。第一次の健康日本21は二〇〇七年の中間評価を経て、[7] 二〇一三年から第二次健康日本21へと引き継がれて現在に至る。そして目指されるべき数値目標は、主に疫学により集団単位で観察された健康アウトカムに基づいている。そのため、数値の意味するところは、例えば、集団として平均の血圧が2mmHg下がれば、脳卒中や虚血性心疾患の罹患者が有意に減少するとしても、個人的に血圧を2mmHg下げたからと言ってその個人に利益があるというわけではない、という性格のものになる（上島二〇〇一：二一二）。介入自体は個人の健康リスクとされる行為に向けられながら、アウトカムとしてその効果が観察可能なのは集団としてである。つまり、ヘルス・プロモーションは、個々人の行動変容によって集団としてのリスク・マネジメントを実施しているということがより実態に即した表現であるだろう。個人の行動を一定の方向に導くことによって、集団としてのアウトカムの向上を図るという、公衆衛生の典型的なプログラムであることがわかる。そもそも、リスクが計算可能なもの、対応可能なものとなるためには、人口規模のデータが必要である。リスクは集合的なものであるのだ（Ewald 1991: 203）。

福祉国家の縮小の動きと並行してヘルス・プロモーションが公的な政策として採用され始めるのも[8]、このような個人単位のリスク・マネジメントによる人口規模のアウトカムの実現という戦略が、新自由主義的な政治と親和的であることもその理由としてあげられるだろう。ヘルス・プロモーションの目的には社会正義の実現と並んで社会的投資という側面もある（Okita et al. 2017）。

リスク・マネジメントの実態

ヘルス・プロモーションとしての行動変容の呼びかけに応答して、リスク・マネジメントに個人が勤しむとき、それはどのような行為として記述できるだろうか。

健康リスク行為を回避するというリスク・マネジメント行為は障害や死亡を回避したという意味でのアウトカムを個人単位で確認することが難しい。そもそも個人単位では、喫煙を続けた場合と禁煙した場合とで効果を比較することができない。血圧を下げたとしてそれが個人単位で疾病リスクや死亡リスクを低下させたかどうかはわからない。集団として介入の効果を観察可能であるとしても、個人としては検証不可能なまま、とにかく良いとされるリスク低減行為を実行する以外にない（Holland 2015: 140）。ここにリスク・マネジメント行為の自己目的化のような事態が生じる。健康にいいと言われているから毎朝歩いてみる、というように。

リスク・マネジメントの効果検証が集合的にのみ計算可能になるとしても、その営みは孤独なものになりがちである、ということも記述しておくべきだろう。個人の身体に関して計測される数値をもとに、行動と生活様式の変容が求められるのであって、何らかの共有された目的を協同して達成するということではない。自己の日々の行為や身体を計測することにより得られる数値、つまり健康リスクというプリズムにより増殖し続ける自己に関するデータ——歩数、睡眠時間と質、食事内容、心拍数、血圧、血糖値など——に注意が向けられる。もっとも、連れ立って歩くなど、個人で勤しむリスク・マネジメント行為によって何らかのコミュニティが形成されるということはあるだろう。公衆衛生のプログラムとして、コミュニティをエンパワメントするような施策も行われている。しかし、リスク・マネジメントはあくまで個人単位の行為である。

また、何がリスク行為とみなされ介入の対象になるのか、健康日本21の第一次では九分野八〇項目で数値設定がなされているが、当然ながらそこで列挙されているリスク行為のみが生命・身体のアウトカムを決定しているわけではない。スキーを楽しんでも怪我や運悪く命を落とすリスクはあるが、だからと言ってスキーを止めるような介入が公衆衛生の施策として行われることはない。ヘルス・プロモーションの介入対象選択が恣意的であるという指摘は以前からなされている（Minkler 2000: 12-3)。恣意的、あるいは社会の多数派の価値基準・規範に基づくものという批判も可能だろう。

さらに、介入の効果が疫学的に観察可能か否かという点も基準となりうる。実際に、第二次健康日本21では、第一次で目標とする指標が非常に多すぎたという反省に基づき、客観的かつエビデンスに裏付けられた実行可能性のある目標へと絞り込みが行われた(9)。介入可能だから介入する、という記述は乱暴に過ぎるかもしれないが、リスクとして対象化される一つの要因ではある。リスクが、リスクとして何らかの対応を惹起する概念であるためには、リスクは計算可能でなければならない（Ewald 1991: 201）。社会格差がいかに健康格差と相関しているかということがわかったとしても、その介入と効果の検証は困難と思われる。第二次健康日本21の健康格差に関する目標は、「日常生活に制限のない期間の平均の都道府県格差の縮小」という仕方で数値化されているに留まる。

もっとも、提示される数値目標は疫学に基づくものであり、個人単位でも利益が見込まれるものと考えるべきだろう。節制しかつ運動量を増やすことでHbA1c（ヘモグロビンエーワンシー）の数値が下がったとすれば、それは確かに糖尿病のリスクを下げたと個人単位でも考えるべきだ。またリスクとして対象を選択する基準についても全く恣意的ではなく、ある程度社会的に共有された価値に基づく理に適ったもの（reasonable）であるという議論もある（Savulescu 2018）。障害や死亡のリスクがあるからとスキーなどのスポーツを喫煙と同じように抑制するよりも、現在なされているリスクの取捨選択の方が理に適っていると筆者も考える。そして公衆衛生のプログラムである以上、実行可能性も無視できない要素である。

しかし、疫学という科学的な根拠に基づき、多数が共有するとされる価値の重み付けにより取捨選択されたリスク・マネジメントのプログラムが、公的な予算支出の合理性にかなう仕方で提示されるこのシステムは、その効果検証が個人単位でできないがゆえにより一層、長期的に強力な規範性を個人に対して持ちうるものではないかと考える。しかも、気をつけなければ孤独な営みになる可能性が高い。

ヘルス・プロモーションの責任

ヘルス・プロモーションの現実的な実践としてのリスク・マネジメントの様態を記述し観察すると、それらが新自由主義の統治技術と極めて親和的であることがわかるだろう。強制力を用いることなく、個々人は自らのリスクをモニタリングしコントロールする、そのような責任を負う企業家的な主体(entrepreneurial subject)として形成され、遠隔的な統治が可能となる(Dean 1997: 218; Pertersen & Lupton 2000: 1-26; Lupton 2013: 132)。このようにヘルス・プロモーションの理念と現実の乖離は、社会正義を是とする政治と新自由主義を是とする政治、そして健康リスクに対応する責任の主たる帰属先を社会とするか個人とするかという緊張関係を表しているとも言える。

新自由主義的な傾向とともに個人の行為という可視化のしやすさもあってか、個人の責任を求める議論は根強い。第三者への危害とならない行為は愚かなものであっても公的に介入されるべきではない、というジョン・スチュアート・ミルの「危害原理」に代表される自由主義の理念は、通常は喫煙など健康管理に関わる事項を個人の選択の領域とする(ミル 二〇二〇)。しかし、同時に危害原理を根拠に、より強制力のある介入、あるいは個人のヘルス・プロモーションへの責任を主張する論もある。個人が健康リスクを回避するマネジメント行為を怠り、その結果病気になったとみなされる場合、集団としてのリスク・マネジメントを阻害したとして、より具体的には医療費などの負担を社会に負わせたとして当該個人に何らかのペナルティを負わせるべきだという議論である。生命倫理の分野でも、ピーター・シンガー[10]やダニエル・キャラハン(Callahan 2013)といった著名な研究者も類似の議論を展開している。

また、運により生じた不利益については公的な保障がなされるべきであるが、自らの選択によって招いた不利益については公的な保証はなされるべきではない、という運平等主義[11]に基づく議論もある。ヘルス・プロモーションに限定した議論ではないが、自らの選択した行為による結果については公的な保障の対象から外すべきだという議論、いわゆる「自己責任(personal responsibility)」に関する議論である(モンク 二〇一七)。

もっとも、個人の責任を追及する議論への批判も多い。まず事実のレベルでの批判が数多くなされている。そもそも健康リスク行為が社会的コストにつながっているといいうるのか、例えば、喫煙が社会的コストとして医療費の増大につながるか否かということについては、短期的に切り取ってみるか、生涯医療費としてみるかで結論が異なるという研究は国内外で示されている（Barendregt 1997; van Ball 2008; 大島二〇一一）。また、リスクとして対象化する行為選択の恣意性にも関わるが、医療費につながる行為はヘルス・プロモーションの対象になるリスク行為ばかりではなく、およそ日常のあらゆる行為に敷衍しうる。医療費のような社会的コストを第三者危害とみなすと、日常生活のあらゆる行為が介入対象になりうるという、その制限の無さを指摘する議論もある（Gostin & Gostin 2009）。

そして個人の責任を追及する議論へのもっとも有力な批判は、健康格差に基づくものである。個人の行為は相当程度、社会環境要因により影響を受けており、より社会的に厳しい環境に置かれているほど、健康リスクの高い行為を選択することが疫学によって示されている（バークマン他二〇一七）。社会的格差などの社会環境要因を考慮にいれず個人の責任にのみ目を向ける議論は、ヘルス・プロモーションの本来の正当化根拠である社会正義実現への公的責任を隠蔽し、不当な犠牲者非難（victim-blaming）におちいっているという批判である（Holland 2018: 137-142）。

新型コロナウイルス感染症と比較して

リスク・マネジメントとその責任について、ヘルス・プロモーションと新型コロナウイルス感染症では類似しているともいうことができるが質的に異なるともいえる。

類似する点として、マネジメント行為の自己目的化、個人化、そしてリスクとして介入対象となるものの選択の恣意性などといった諸性格は、新型コロナウイルス感染症でも時に過剰とも言えるマスク着用[12]、感染者個人へのバッシング、パチンコ店への取締りの強化[13]などに見られる。特に行動変容という用語の宛先が「個人」であることから、リスク・マネジメントの個人化という点について、ヘルス・プロモーションとの類似性を指摘することができるだろう。この点について美馬は、リスク・マネジメントとしての新型コロナウイルス感染症対策の主たる対象が個人の身体へ、リスク・マネジメントの中心が医療を含む社会のあり方の再考から、個人の意識や生活習慣へずらされている点を指摘している（美馬 二〇二〇：二一五―二二〇）。

しかし、高血圧など慢性疾患に関するリスクと比較して感染症しかも急性の症状を呈する新型コロナウイルス感染症に関するリスクは、感染する・しないというようにマネジメントの成否が明確であり、そしてより待ったなしのリスク・マネジメントが求められる。さらに、他者に感染させるというリスクに対するマネジメントが同時に求められるため、リスク・マネジメントの責任はより明確かつ厳しくそして日々問われることになる。

また、社会的責任をめぐる議論についても、米国などでなされている社会格差と感染リスクをめぐる議論はヘルス・プロモーションでの議論と共通するとも言えるが、新型コロナウイルス感染症ではより明確に両者の相関が可視化されている[14]。さらに、日本の新型コロナウイルス感染症対策の場合、社会的責任を追求する矛先は国家におおよそ集約して論じられている。個人に求められるリスク・マネジメントの責任がより厳格であるのに対応するように、社会的責任は緊急の感染症対策を担う国家・行政に集中し、即座に対策の不備等について批判がなされる。これは、ヘルス・プロモーションの責任の綱引きの様相とは質的に異なるものと言えるだろう。ヘルス・プロモーションにおいて格差への対応など社会的責任を指摘する議論はあるとしても、明確に国家の作為・不作為の責任をリアルタイムに世論として追及がなされるという事態は見かけない。

社会的責任について議論がなされるとしてもそのエージェントはぼかされたまま、個人への介入が現実化していくという点に、ヘルス・プロモーションという施策が新自由主義の統治に馴染みが良い理由のひとつがある。さらに健康食品の売れ行きなどを見ればわかる通り、ヘルス・プロモーションの関わるリスク・マネジメントは商品になる[15]。国家による直接的な統治というコストをかけることなく、個人が少しずつ日々の暮らしの中で規範を内面化し日常生活を規律化し、そして自ずと統治が構築される、経済の活性化にもつながる形で。このようなヘルス・プロモーションをめぐるリスク・マネジメントの責任の綱引きの様相と比較して、新型コロナウイルス感染症では見過ごされてきた統治の「責任の主体」なるものが可視化されてしまった。新自由主義的な性格を強めていた日本を含む欧米諸国などが対応に苦慮しているのも以上の仕組みを考えればごく自然なことであるかもしれない[16]。

統治の主体なるもの、国家、そしてその責任、新型コロナウイルス感染症は今まで以上にそれらへの問いをより重要なものとするだろう。これらの問いに留意しつつ、本稿では引き続き個人に問われる責任について、責任概念の複数の解釈を試みるという仕方でその限定を試みる。

責任概念の解釈の試みと自由

前向きの責任・後ろ向きの責任

責任概念を再検討するという観点から、いわゆる自己責任論を批判する、あるいはより穏当なものにしようとする試みがある。医療・公衆衛生倫理の領域で導入されているのが、前向きの責任・後ろ向きの責任という区別である。

後ろ向きの責任は生じた出来事に関する結果責任であり、その罪や責めを負うような種類の責任概念であるのに対して、前向きの責任はまだ実施していない物事に対する責任、リスクに対応する責任として区別され、公衆衛生が担うべき責任は後者であるとされる（Turoldo 2009）。同様に、ヘルス・プロモーションや感染症対策で個人の担うべき責任はリスク・マネジメントの責任のみであり、疾病罹患の結果責任を含めるべきではない、あるいは結果責任を求めるまでには何らかの手続きを要するという論が提示されている。個人が適切にマネジメントできるように環境を整える社会的責任を重視する論（Minkler 2000; Ruger 2020）や、個人に結果責任を求めるためには生活改善など行動変容を可能とするような機会の提供を必要とするという論（Feiring 2008; Savulescu 2018; Davies & Savulescu 2019）などがある。[17] 玉手は同様の議論の枠組みに基づき新型コロナウイルス感染症下で個人に求められる責任を前向きのものに限定するべきと主張する。そしてその理由を、「感染を個人努力で完全に防ぐことは不可能」という個人のコントロール可能性の限界に求めている（玉手 二〇二〇：一一三―一一四）。

健康管理や感染予防の責任と一言で言っても、責任という語は多様な意味を含んだまま用いられている。結果責任とリスク・マネジメントをする責任とを区別し後者のみを個人に求めるべきという議論は、行動変容の呼びかけが内包する、不確定で無際限に「非難される可能性」を制限し、一定の歯止めとなりうる重要な議論と考えられる。また、個人のコントロール可能性、つまりリスク・マネジメントの可能性について、それらを否定はしないまでも、結果責任を求める場合には一定の環境整備を必要とするという条件を課す点もプラグマティックに有用と考えられる。新型コロナウイルス感染症の対策でも、自粛や行動変容を行政が呼びかける場合に、休業補償や所得補償など、よりリスク・マネジメントを取りやすい環境を整える責任が国・自治体に求められていることとも符合する。

リスク・マネジメントの責任とは別の責任について

正義への責任

責任概念の検討は政治哲学の分野でも活発になされており、責任概念の前向き・後ろ向きの区別についてアイリス・マリオン・ヤングも論じている。[18] しかしそれは、医療・公衆衛生倫理の文脈でなされている区別とは異なる（ヤング二〇一四）。

ヤングの責任概念の検討も同じく自己責任（personal responsibility）批判に基づいている。自己責任を重視する風潮は、責任を自分及び家族の食い扶持を稼ぐ責任にのみ矮小化し、社会プロセスにともに参加する積極的な責任を放棄する、ある種の怠惰なあり方とみなす。その上で、ヤングは、後ろ向きの責任として道徳的・法的責任を、前向きの責任として政治的責任を位置づける。後ろ向きとされる道徳的・法的責任は、生じた危害に対して因果論的に結び付けられる行為者に求められる責任で、いわゆる帰責モデルに基づく責任である。一方、前向きの責任とされる政治的責任は、ある制度を共有しそこに生活し、何らかの仕方で制度の維持に寄与しているものに問われる「社会的つながりモデル」に基づく責任であり、制度によって生じる不正（構造的不正義）に対して、制度構築に寄与するすべてのものに――不正義に苦しむものも含めて――何らかの実践的対応が求められる責任を意味している。道徳的・法的責任のように厳格なものではなく、将来的に、自身の立場や能力に応じて、構造的不正義を正す責任が求められており、例えば、低所得国でのアパレル業界の過酷な労働のように、構造的不正に寄与しているメンバーであれば国を超えて当該不正に対応すべき責任があると論じられている。

同じく前向きの責任という記述がなされていたとしても、ヤングの記述と医療・公衆衛生倫理のそれとは異なることがわかるだろう。医療・公衆衛生倫理では、前向き・後ろ向きと区別されていても、両者ともリスク・マネジメントの責任に留まっている。ヤングの場合はむしろ、リスク・マネジメントに押し込められる責任概念そのものへの批判であり、別様の責任概念の提示を試みている。医療・公衆衛生倫理の場合は、当然のことではあるが医療・公衆衛生に場面を限定しての議論であり、リスク・マネジメントを中心とした議論がなされるのも自然なことではある。しかしながら、ヘルス・プロモーションのように日常生活における行動や生活様式の責任が問われる場合はなおさら、新型コロナウイルスという感染症であっても長期的な視野でその対策と各自の責任を考える必要がある場合に、責任概念をリスク・マネジメントにのみ限定することそのものが持ちうる意味により注意をむける必要があるだろう。

> リスクを制御することだけを社会全体の目的とするなら、多元的な価値と民主的討論に基づいた政治は必要なくなり、生物医学的な専門知によって、人間の群れの行動を制御する生政治だけが残される。
> （美馬 二〇二〇：二一九）

リスク・マネジメントのみに責任概念を集約すること、その一つのありうる帰結として美馬は生物学的な群れとして人間を管理するというだけの生政治の到来を指摘する。

たとえ、新型コロナウイルスという深刻な感染症のパンデミック時であっても、いやむしろこのような未曾有の事態であるからこそ、個人化されたリスク・マネジメントにのみ責任概念を集約し、感染した人を非難し、あるいは同様の非難を受けることに慄いてしまうのではなく、自らの責任について考察することだ。それは、感染対策を蔑ろにするということではなく、むしろ、感染しない・させないという責任のみでは不十分であるという、より苛烈な責任の要請とも言える。

われわれの脆弱さへの責任

リスク・マネジメントの責任とは別の責任とはなんでありうるか。誰もが感染のリスクがあること、不確定で無際限なリスク・マネジメントを担うものであること、このような脆弱さを誰もが抱えているということに目を向け、共有している脆弱さに共同して対応するという責任についても指摘することが可能だろう。

例えば、ジュディス・バトラーは、自己コントロールの本質的な限界を直視し、自己の限界、脆弱さに基づいて責任概念を再考するべきだという（バトラー 二〇〇八）。自己コントロールを厳格に要求する、リスク・マネジメントを個人で完結するように求める、このような要請は、バトラーの視点からは「倫理的暴力」でさえある（バトラー 二〇〇八：七九）。そうではなく、主体の持つ限界・脆弱性を人間共同体の持つ困難と考えること、私たちは相互に脆弱性を抱え剥き出しのまま相互の寛容に委ねられている状態であると認識すること（バトラー 二〇〇八：一八七）、よって私たちの責任はこのような脆弱性を抱える「人々が集団で暮らす世界を形成するためのものである」と考えるべきだとバトラーは論じる（バトラー 二〇〇八：二〇〇三）。コントロール可能性の有無のみで責任の有無を裁くのではなく、コントロール困難という誰もが抱える脆弱さをいかに共同して補うべきか、リスク・マネジメントの個人化、企業家的な主体構築とは逆のベクトルの責任概念の提示である。

新型コロナウイルス感染症の世界についてもバトラーは、私たちは世界の表面を共有しているもの、相互に接触感染のリスクという脆弱性を共有しているものという視点から記述している（バトラー 二〇二〇）。そして、脆弱性は必ずしも平等に配分されてはいないと指摘する。例えば、感染により脆弱な労働に従事せざるを得ない人々や医療アクセスの不平等などを新型コロナウイルス感染症は顕在化させると指摘し、それにいかに抵抗するべきかと問いかける。このような責任概念の解釈により具体的にどのような変化を記述することが可能か、それは今後探求すべき課題であるが、少なくとも、リスク・マネジメントの個人化による不確定・無際限な責任の追求を相対化し、むしろそれが脆弱性を増大させてはいないか——無際限な責任追求による差別やバッシングの発生、またそれらを恐れて追跡調査や検査を拒否する動きがあるなど——、その可能性・リスクについて注意を向ける契機になると考える。

細やかで多様な責任の束としての私

『仕事本』という、緊急事態宣言が出た日から七七人の様々な仕事を持つ人の日記を編纂した書籍がある。新型コロナウイルス感染症によって多くの人がこれまでの日常生活を変更せざるを得なくなり、仕事に大きな影響を被ることになった。その様子が各自の日記という形で綴られている。
ごみ清掃員や介護士、医療者、保育士などエッセンシャル・ワーカーが感染を恐れつつ仕事に従事している日々の記述から、パン屋や惣菜屋などがかかえる商店を開けるべきか閉めるべきかという葛藤、映画館の休館や舞台の中止に伴う短期的な生活の困窮だけではない長期的な文化の衰退への不安、こういったなかにある種の責任に関する記述が垣間見える。

そもそも仕事をしないと、いまできることを続けないと、自分の生活どころかうちの店舗、うちの店舗どころか会社、会社どころか文化、エンタメ業界が死ぬらしい。わたしがいないと文化が死ぬことだってもしかしたらありえる気がしてきた。（仕事本・田中萌・ライブハウス店員二〇二〇：七四）

水族館職員やピアノ講師、プロレスラーなど不要不急な活動とみなされ休止を余儀なくされた人たちの記述には、不要不急とみなされるがゆえにその活動を維持することへの責任がより明確化されている。

災害時、エンターテイメント業界は一番初めにダメージを負う。確かになくても生きていける。しかし長期戦だからこそ、その力が必要になる瞬間があるはずだ。部屋の中で膝を抱え、自分の生命を呪った青春期を救ってくれたのはプロレスだった。今すぐに必要でないものだからこそ、火を絶やしてはいけない。何が誰の支えになるかわからない。いつでも走れるように。プロレス業界だけじゃなく、本来の活動ができなくなったあらゆる業界の人が今きっと同じような状況だ。暗闇の中で息を潜めて、それでも掌の火を守り続ける覚悟をしている。
（仕事本・ハイパーミサヲ・女子プロレスラー二〇二〇：九〇）

公衆衛生倫理において、隔離などの行動制限に関する施策の倫理的問題は、「個人の自由・権利」対「社会の感染予防・利益」というように記述される。しかし、個人の視点から見れば、なすべき責務と責務の相克、応答するべき多様な責任の相克しかないのではないだろうか。おそらくは不要不急とされる用件であっても、友人の食事の誘いでさえ、そこには何らかの責任が発生する。プロレスラーの記述にあるように、不要不急とみなされる領域にこそ、人々が抱える脆弱さを支える何かがありうる。新型コロナウイルス感染症対策としての行動変容の責任を強く呼びかけられることによって、逆説的に、リスク・マネジメントだけではない、細やかで多様な責任の束を、各自が直視するところとなったのではないだろうか。あるいは、自己とは、日々の多様で細やかな責任の束であり、その責任の束に注意を向けつつ内発的にそれらに応答する、そういう状態が自由とも言えるのではないか。そういう細やかな責任とその応答の繰り返しによって「私」なるものが形作られてきた、そのようにも思う。

政治への怒り、誰かを心配すること、見知らぬ人に不要な攻撃心を持たずにいること、日々を楽しくすごすこと、全てをきちんと分別しながらどれもたいせつにできるように生きたいけど、ちょっと放っておくとすぐに混ざってぐちゃぐちゃになってしまう。

（仕事本・花田菜々子・書店員 二〇二〇：三二）

新型コロナウイルス感染症へのリスク・マネジメントを蔑ろにするべきではない。感染の抑止を優先しなければならない。しかし対策が長期化するほどに、自身の細やかで多様な責任の束に内発的に応答していくことが、行動変容という不確定で無際限なリスク・マネジメントの責任に押し潰されるとすれば、強制的な措置は実施されていないとはいえ、そこには支配があると告発するべきだろう。政府をはじめとした公衆衛生行政による行動変容というリスク・マネジメントの個人化・プロ化の通告と、それに呼応する自粛警察に代表されるバッシングの中で、各自は自身の抱える細やかな責任を、まさに責任として語るべきではないだろうか。

例えば構造的不正義、人々がともに抱える脆弱性、それらへの応答となりうるような責任についての語りは、いかに些細で個人的なもののように見えるとしても、おそらくは他者と結びつく契機となるだろう。行動変容、不要不急の外出自粛などの言葉を受けとめつつ、もっと多様で細やかな自身の責任を語れ。

【註】

* 新型コロナウイルス感染症の倫理的課題についてディスカッションを重ねてきた「パンデミック対策の国際比較と過去の事例研究を通じたELSIアーカイブ化」（RISTEX・戦略的創造研究推進事業）のメンバー、そして『仕事本』を紹介いただいた浅井篤氏（東北大学）に感謝申し上げる。

（1） 首相官邸 二〇二〇 令和二年四月七日新型コロナウイルス感染症に関する安倍内閣総理大臣記者会見（https://www.kantei.go.jp/jp/98_abe/statement/2020/0407kaiken.html 二〇二一年一月六日最終閲覧）。なお、二〇二一年一月七日に二回目の緊急事態宣言が出され、さらに同年二月三日に特措法改正（新型インフルエンザ対策特別措置法に新型コロナウイルスを含む形での改正）及び感染症法（感染症の予防及び感染症の患者に対する医療に関する法律）改正により新たに行政罰（過料）の規定が加わった。規定がより厳格化したが、個人の感染対策としては本稿で前提としている枠組みに大きな変更はない。

（2）例えば、厚生労働省の「e－ヘルスネット［情報提供］」というサイトに「行動変容ステージモデル」に関する説明が掲載されており、行動変容には五つのステージを経過することが記述されている（https://www.e-healthnet.mhlw.go.jp/information/exercise/s-07-001.html 二〇二一年一月六日最終閲覧）。

（3）Gov.UK. 2020. Rule of six comes into effect to tackle coronavirus (https://www.gov.uk/government/news/rule-of-six-comes-into-effect-to-tackle-coronavirus). 二〇二一年一月六日最終閲覧。

（4）本稿では、行為・行動（action, behavior）を特に区別せずに用いる。

（5）World Health Organization. 1986. The Ottawa Charter for Health Promotion (https://www.who.int/teams/health-promotion/enhanced-wellbeing/first-global-conference). 二〇二一年一月六日最終閲覧。

（6）健康日本21に関する参照資料はウェブサイトの情報（http://www.kenkounippon21.gr.jp 二〇二一年一月六日閲覧）および拙著報告書（大北 二〇一六）による。

（7）この中間評価の段階でメタボリック・シンドロームが導入される。

（8）アメリカの保健福祉省によるヘルス・プロモーション・プログラムであるHealthy peopleは一九八〇年に開始されている（https://www.cdc.gov/nchs/healthy_people/index.htm 二〇二一年一月六日最終閲覧）。日本の健康増進政策も「第一次国民健康づくり対策」が一九七八年に開始されている。

（9）「健康日本21（第二次）の推進に関する参考資料」：21. (https://www.mhlw.go.jp/bunya/kenkou/dl/kenkounippon21_02.pdf). 二〇二一年一月六日最終閲覧。

（10）Singer, Peter. 2012. Weigh more, pay more. Project Syndicate (https://www.project-syndicate.org/commentary/weigh-more--pay-more?barrier=accesspaylog). 二〇二一年一月六日最終閲覧。

（11）広瀬巌による運平等主義の包括的な定義：「不平等は、それが所与運のもたらす影響の違いを反映している場合には、悪ないし不正義である。不平等は、それが選択運のもたらす影響の違いを反映している場合には、悪ないし不正義ではない」（広瀬 二〇一六：五四）。

（12）マスク着用の理由として、「みんなが着けているから」という同調圧力による割合が高いことが調査でも示されている（『毎日新聞』「マスク着用の動機は感染予防でなく「みんながやっているから」同志社大調査」二〇二〇年八月一一日

[https://mainichi.jp/articles/20200811/k00/00m/040/03300c 二〇二一年一月六日最終閲覧])。

(13) 外出自粛をめぐる判断の基準も、テレワーク不徹底による通勤の混雑とパチンコ店利用とでは主に後者がバッシングされているように、単にリスク・リダクションというだけではない価値判断が含まれている。

(14) 新型コロナウイルス感染症の倫理的課題は、従来の隔離を中心とする「公衆衛生対個人の自由」という枠組みに関するものではなく、ソーシャル・ディスタンシングなど感染予防行為をより容易に取れる人と困難な人との格差の問題だという指摘がある(Cohen, Jonathan. 2020. Individual Freedom or Public Health? A false Choice in the Covid Era. The Hastings Center [https://www.thehastingscenter.org/individual-freedom-or-public-health-a-false-choice-in-the-covid-era/]. 二〇二一年一月六日最終閲覧)。「ソーシャル・ディスタンシングは特権(privilege)の問題」と記述する論文に示されているように、新型コロナウイルス感染症はその罹患率・死亡率で社会格差を反映しつつあるという調査報告もある(Yancy 2020)。

(15) フランソワ・エワルドがリスクの三つの特徴として、計算可能性、集合的性格、そして資本性(capital)を挙げている(Ewald 1991: 204-5)。保険制度におけるリスクの特徴について記述したものであるが、リスクそのものの記述としてある程度一般性をもつものと考える。前二者については本文中でも言及した通り、リスクとは当てずっぽうではなく、ある程度計算可能な対応を惹起する概念であること、またそういった計算を可能にするためには集合的な出来事・人を観察する必要のあることを意味する。そして資本性とは、リスクへの対応や補償として、あらゆるものや出来事には価格(price)をつけることができるということである。ヘルス・プロモーションにおいて多様な健康リスクの産出は同時に産業を生み出している。サプリメントや食品、フィットネス・ジム、身体計測に関連したデバイスなど健康増進に関係する商品は際限なく拡大している。ヘルス・プロモーションに対して、厚生労働省だけではなく、経済産業省がヘルスケア産業に注力していることはその現れである(https://www.meti.go.jp/policy/mono_info_service/healthcare/index.html 二〇二一年一月六日最終閲覧)。一方、新型コロナウイルス感染症の対策は、世界的な経済危機を生み出していることからわかるように、現在はむしろ経済を停滞させるものとして機能している。しかし、その中でも売り上げを伸ばしている産業もあり、後から振り返れば産業構造の転換が劇的に発生した出来事と記述することができるようになるかもしれない。ただ少なくとも、現在の新自由主義的な政治をはじめ世界の多くは、新型コロナウイルス感染症の生み出すリスクに資本性をうまく見出しきれていないと言えるだろう。

(16)　このような新型コロナウイルス感染症によってもたらされた政治状況に対して、コミュニズムの到来を考察すべきであるとジジェクは論じる（ジジェク 二〇二〇）。

(17)　行動変容の機会が提供されたにもかかわらず本人の選択により行動を変えなかった場合、その結果の疾病罹患に対して一定のペナルティにあたる対応が許容されるという議論もある（Davies & Savulescu 2019）。

(18)　デイヴィッド・ミラーもまた前向き・後ろ向きと区別して責任を論じており、道徳的責任を後ろ向きの理論、状況を改善する能力のあるものに責任を負わせるべきだとする「能力原則（principle of capacity）」を前向きの理論と位置づけている（Miller 2001: 465）。

【参照文献】

芦田淳 二〇二〇「イギリス コロナウイルス関連規則の制定：活動制限（ロックダウン）の概要」『外国の立法：立法情報・翻訳・解説』二八四（二）：四—五（https://dl.ndl.go.jp/info:ndljp/pid/11520844 二〇二一年一月六日最終閲覧）。

上島弘嗣 二〇〇一「循環器疾患対策の展開　連載「健康日本21」と自治体・12」『公衆衛生』六五（三）：二〇九—二一三。

大北全俊 二〇一六「日本のヘルス・プロモーションのポリシーについて：倫理学および政治哲学による批判的検討と今後の方向性に関する提言」『定常型社会におけるケアとそのシステム』二〇一二年度〜二〇一五年度科学研究費（基盤研究C　研究代表者：紀平知樹）研究成果報告書。

大島明 二〇一一「喫煙対策と肥満対策に思う」『公衆衛生』七五（一）：一一—一三。

左右社編集部 二〇二〇『仕事本　わたしたちの緊急事態日記』左右社。

ジジェク、スラヴォイ 二〇二〇『パンデミック』斎藤幸平監修・解説／中林敦子訳、Pヴァイン。

玉手慎太郎 二〇二〇「感染予防とイベント自粛の倫理学」『現代思想』四八（七）：一〇九—一一六。

バークマン、リサ　F・カワチ、イチロー・グリモール、M・マリア（二〇一七）『社会疫学〈上・下〉』高尾総司・藤原武男・近藤尚己監訳、大修館書店。

バトラー、ジュディス 二〇〇八『自分自身を説明すること』佐藤嘉幸・清水和子訳、月曜社。

――――二〇二〇「世界の表面の人間の痕跡」清水知子訳『現代思想』四八（一〇）：一七二―一七八。
広瀬巌二〇一六『平等主義の哲学』齊藤拓訳、勁草書房。
フーコー、ミシェル二〇〇六「医学の危機あるいは反医学の危機？」小倉孝誠訳『フーコー・コレクション4　権力・監禁』小林康夫・松浦寿輝・石田英敬編、筑摩書房。
プロクター、ロバート・N二〇一五『健康帝国ナチス』宮崎尊訳、草思社。
美馬達哉二〇二〇『感染症社会　アフターコロナの生政治』人文書院。
ミル、ジョン・スチュアート二〇二〇『自由論』関口正司訳、岩波書店。
モンク、ヤシャ二〇一九『自己責任の時代』那須耕介・栗村亜寿香訳、みすず書房。
ヤング、アイリス・マリオン二〇一四『正義への責任』岡野八代・池田直子訳、岩波書店。
Barendregt, Jan J. Bonneux, Luc. van der Maas, Paul J. 1997. The health care costs of smoking. *The New England Journal of Medicine* 337(15): 1052-7.
Brown, Rebecca CH & Savulescu, Julian. 2019. Responsibility in healthcare across time and agents. *Journal of Medical Ethics* 45(10): 636-644.
Callahan, Daniel. 2013. Obesity: chasing an elusive epidemic. *Hastings Center Report* 43(1): 34-40.
Davies, Ben & Savulescu, Julian. 2019. Solidarity and responsibility in health care. *Public Health Ethics* 12(2): 133-144.
Dean, Mitchell. 1997. Sociology after Society. *Sociology after Postmodernism*. SAGE Publications.
Ewald, François. 1991. Insurance and risk. *The Foucault Effect*. The University of Chicago Press.
Feiring, Eli. 2008. Lifestyle, responsibility and justice. *Journal of Medical Ethics* 34(1): 33-36
Gostin, Lawrence O & Gostin, Kieran G. 2009. A broader liberty: J. S. Mill, paternalism and the public's health. *Public Health* 123(3): 214-221.
Holland, Stephen. 2015. *Public Health Ethics*. Polity Press.
Minkler, Meredith. 2000. Personal responsibility for health: Contexts and controversies. *Promoting Healthy Behavior*. Georgetown University Press.

Lupton, Deborah. 2013. *Risk (2nd edition)*. Routledge.

Miller, David. 2001. Distributing responsibilities. *The Journal of Political Philosophy* 9(4): 453-471.

Okita, Taketoshi. Enzo, Aya. Asai, Atsushi. 2016. Reexamination of the concept of 'health promotion' through a critique of the Japanese health promotion policy. *Public Health Ethics* 10(3): 267-275.

Pertersen, Alan & Lupton, Deborah. 2000. *The New Public Health: Health and Self in the Age of Risk*. SAGE Publications.

Ruger, Jennifer P. 2020. Positive public health ethics: Toward flourishing and resilient communities and individuals. *The American Journal of Bioethics* 20(7): 44-54.

Savulescu, Julian. 2018. Golden opportunity, reasonable risk and personal responsibility for health. *Journal of Medical Ethics* 44(1): 59-61.

Turoldo, Fabrizio. 2009. Responsibility as an ethical framework for public health interventions. *American Journal of Public Health* 99(7): 1197-1202

van Ball, Pieter HM. Polder, Johan J. de Wit, G Ardine et al. Lifetime medical costs of obesity: prevention no cure for increasing health expenditure. *PLoS Medicine* 5(2): e29.

Yancy, Clyde W. 2020. Covid-19 and African Americans. *Journal of American Medical Association* 323(19): 1891-1892.

アメリカ合衆国での抗体検査をめぐる期待と懸念

桜木真理子

私たちから世界各国へのメッセージはシンプルです――検査、検査、とにかく検査をすることです。　テドロス・アダノムWHO事務局長（二〇二〇年五月一六日の会見にて）

抗体検査に向けられた期待

新型コロナウイルス感染症の感染者には軽症者や無症状者が多く、無自覚な感染者を通して新型コロナウイルスは人から人へと運ばれ感染を拡大させてきた（cf. Zhan et al. 2020）。私たちは、見えない感染の可能性をたえず意識した生活を送り続けている。私が、あなたが、もしくは身の回りの誰かがキャリアであるかもしれない。新型コロナウイルス感染症の長期化に伴い、手洗いやマスクの着用、社会的距離の確保といった自主的な感染予防策にいくら慣れたとしても、目に見えないウイルスとともに過ごすことへの恐れが完全に払拭されるわけではない。

対処策はある。それは、検査によって感染者やウイルスの居場所を可視化することである。現に、この感染症が流行をはじめたときから現在に至るまで検査の実施はつねに議論の的であり、新型コロナウイルス感染症対策の要であり続けている。

本稿では抗体検査に焦点をあてる。三月にWHOが新型コロナウイルス感染症のパンデミックを宣言した前後、PCR検査からやや遅れて注目されたのが、少量の血液や血清を用いて特定の細菌やウイルスに対する抗体の有無を診断する抗体検査（血清検査）であった。血中でウイルスに対する抗体が作られていれば、その特定のタンパク質に反応して陽性反応が示される。PCR検査が検査時における特定のウイルスの保有状態を判定するのに対し、抗体検査では過去にウイルスに感染していたかどうかを判定する。言い換えれば、PCR検査は人の身体に今もいるウイルスの存在を特定するために、抗体検査はウイルスの痕跡を可視化するために用いられる。

PCR検査と比べ、抗体検査の特徴はその安価さとシンプルさにある。PCR検査ではDNAを増幅させるために専用の機器やバイオセーフティレベルの高い実験室が不可欠である。それに対し抗体検査は、採血針で指から少量の血液（または血清）を採取し、検査キットに垂らすと十数分という短時間で陽性／陰性の結果が表示される。そのため抗体検査には、PCR検査よりも専門的な設備や人員を必要としないという利点がある。[1] たとえばアメリカ大手ヘルスケア企業のアボット社は、一時間で一〇〇〜二〇〇個のペースで抗体検査を分析することが可能だと謳っている。[2] さらに抗体検査はPCR検査よりもサンプル採取時の感染リスクが低い。[3] こうした特徴により、抗体検査は大規模な検査を素早くかつ安価に行うことができる。

そのため、新型コロナウイルス感染症対策において、抗体検査はPCR検査の補助的な役割を担う検査として実施が検討された。当時のPCR検査の能力ではカバーできなかった軽症者や無症状者への検査を、抗体検査であれば可能だと見込まれたためである。そしてその需要に合わせて数々の企業が検査キットの開発に乗り出した。これまでも抗体検査は、水痘、はしかのような感染症に免疫を持っているかを見ることで、感染症の診断やその蔓延状況、ワクチン接種の効果を知る一般的な手法として用いられてきた。私たちにとって身近なインフルエンザの診断も抗体検査技術が使われている。しかし、今回のパンデミックに際して始まった抗体検査の開発競争は、そのほかの検査や治療薬の開発にも言えることではあるが、規模と速度の点で過去に類を見ないものである。

本稿の関心は、この急速な抗体検査の開発・増産とその実施が、科学者や政治家、企業、そして市民の懸念と、どのように絡み合いながら動いてきたのか——松嶋健の言葉を借りれば「多重のつながり」（松嶋 二〇二〇：一一八）——にある。抗体検査によって、自分たちには何が可能になると人々が考えているのか、その考えに基づいてどのような実践がなされているのか、その実践によってどのような問題が生じるのか／生じうるのかを以下で見てゆくことにしたい。

アメリカにおける抗体検査への注目

以下からは、範囲をアメリカ合衆国に絞り、同国で初めて患者が確認された二〇二〇年一月から五月までの期間に抗体検査がどのように展開したかを探る。アメリカ合衆国を対象とするのは、国家主導の疫学調査に限らず、一般向けに抗体検査キットが販売されたことで、検査の流通や利用に多様なアクターが関与したためである。

アメリカで新型コロナウイルスの感染者が初めて確認されたのは一月二一日であった。その後、同国の感染者数は急増し、三月二六日には感染者数が中国とイタリアを超え世界最多となり、さらに四月二八日には累計感染者数が一〇〇万人を超えた。本稿の執筆時点（二〇二〇年九月）でもなおアメリカは世界一の感染者数を更新しており、事態は深刻を極めている。

新型コロナウイルス感染症のアウトブレイクを受け、トランプ大統領は三月一六日に移動の制限を国民に喚起し、その前後に各州ではロックダウンを開始した。いつ終わるとも知れないロックダウンの継続、自治と自由のはざまで国民の不安は高まっていった。厳格な新型コロナウイルス感染症対策は経済に深刻な打撃を与え、営業禁止、移動制限、物流の停滞などの影響により、多くの市民は廃業や解雇の瀬戸際にあった。四月以降、ロックダウンの緩和と経済活動の再開を求めるデモが相次ぐ[4]。

そのような中で、アメリカでは抗体検査に期待が向けられた。それは集団免疫[5]への期待でもあったと言い換えて良いだろう。無症状者を含む実際の新型コロナウイルス感染者数は、PCR検査で確認された数を上回ると推測されていたため、人口の一定数はすでに感染し、免疫を獲得しているのではないかという期待が存在していた。無症状者の多さという新型コロナウイルス感染症の特徴は、見えない感染に対する恐怖をもたらすと同時に、免疫への期待を生み出してもいた。免疫と抗体検査はともに、医学的・政治的・社会的な関心と期待が交差する対象であり、ウイルスから私たちの体を守り、未だ先の見えないパンデミックを収束に導く可能性として受け取られた。

ただし、可能性は不確実性と表裏一体である。医療人類学者のカレン・スー・タウシグらが述べるように、新たな技術は、生命や疾病の未来に寄与する可能性を開拓するものとして科学・医学分野で期待されるが、その可能性は今ここには存在しない不確実な何かである以上、リスクなどのネガティヴな側面とも切り離せない。しかしそれでも、出生前診断やES細胞の利用などのように、私たちはその不確実性も含み込んだうえで何らかの選択や行動を迫られる（Taussig et al. 2013）。では、急速に開発された新型コロナウイルス感染症の抗体検査の場合はどうだろうか？　以下で見てゆくように、抗体検査も可能性と不確実性とともに、ロックダウンの緩和と経済復興を目指す動きの中で、さまざまな文脈に埋め込まれ、価値づけられ、利用されようとしていた。

免疫への期待と生政治的状況の萌芽

抗体検査と政治――「免疫パスポート」論争

抗体検査の実施は政治的な思惑と共にあった。各国でロックダウンが実施された三月末以降、いくつかの国では、抗体検査によって新型コロナウイルスに対する抗体獲得者に対して証明書に相当するものを付与する案が浮上していた。政府は抗体の保持を「安全」の証左と見なし、証明書の発行によって優先的に社会的制約を解き、日常業務への復帰を許そうと計画した。こうした案はドイツやイタリアやチリなどで、[6]ロックダウンからの出口戦略の一環として導入が検討された。アメリカでも、ホワイトハウスの新型コロナウイルス感染症対策班のスポークスマンである国立アレルギー・感染症研究所のファウチ博士が、ほかの国々と同様の証明書の発行を協議中であると四月中旬にメディアに明かした。[7]この証明書は「免疫パスポート（immunity passport）」という通称と共に巷に広まり、国内外で論争を引き起こすこととなった。

免疫パスポートを支持する政治家や専門家は、技術決定論的な立場から、免疫パスポートによる解放は「科学的」基準に則った合理的手段だと肯定的な評価を下した。たとえば健康法学者ゴヴィンド・プルサドと生命倫理学者エゼキエル・エマニュエルは、『JAMA Network』に寄稿した声明において、「免疫ライセンス」（彼らはこのように免疫パスポートを言い換えた）は、介護施設や在宅看護における免疫保持者の優先的雇用や、病院での家族との面会許可などの利点を見込めると述べた。[8]彼らは、抗体検査は高精度でなければならないと言いつつも、「免疫ライセンス」は「人種や宗教などの差別的な要素ではなく、妥当なエビデンスに基づく」平等的措置であり、自動車免許のように「全体的な安全性を向上させること」に寄与すると主張した。

免疫パスポートを俎上に載せていた国々では、感染済みであることが外出の自由や経済活動の再開などの社会的権利を保証する生政治的状況が形作られつつあったといえる[9]。

さまざまな不確実性

だが、この案には倫理的・技術的・医学的側面から多くの穴があった。まず、抗体の有無によって「安全」を規定するとすれば、これまで一度も新型コロナウイルス感染症になっておらず、抗体を獲得していない未感染者は不自由な立場に留め置かれることとなる。そのため、免疫パスポートが新たな社会的不平等を生み出し、人々が意図的な感染を通じて職を得ようとするのではないかといった懸念を左派系メディアが表明した[10][11]。

次に、抗体検査キットの技術的問題が存在していた。抗体検査の結果は、採用する製品の選択や、技術の更新によっても左右される。ＣＤＣ（米国疾病対策予防センター）が五月末に更新した抗体検査のガイドラインでも、抗体検査はコミュニティごとの過去の感染状況の調査やウイルス拡大のモニタリングに有用であり得るとされつつ、現段階での正確性を鑑みれば、重要な政策決定や職場復帰のための使用は推奨されていない[12]。そのため科学者はより精度の高い検査[13]の開発を要求した。

そして最後に、医学的に新型コロナウイルスに対する免疫反応が詳しく解明されていなかったことが根本的な問題として指摘された。抗体検査が焦点化されたこの時点では、ウイルスに対する抗体の保有が新型コロナウイルス感染症への再感染を防ぐ免疫の獲得と同義であるかは不確かであった。軽症者に対する調査を通して、ウイルスに対して患者の体内では典型的な抗ウイルス反応が起こり、ウイルスに対する特異抗体が作られていることは判ってきていたが、他方で、免疫防御に必要な抗体数が作られているのか、免疫反応がどれほどの期間持続するかは現在でも不確かである（Grifoni et al. 2020; Tay et al. 2020）。つまり、抗体の有無を可視化する技術から得られる科学的知見そのものも不安定だったのである。ＷＨＯは四月二四日、「現段階では『免疫パスポート』や『リスクフリー証明書』の正確性を保証するのに十分な抗体介在性免疫の有効性についての証拠はない。（……）このような証明書の使用は、継続的な感染のリスクを高める可能性がある」と、免疫パスポート計画に対して否定的な見解を示した。[14] 米国内の科学者からも、免疫パスポートの実行には慎重であるべきで、現段階では時期尚早であるとの意見が寄せられた。抗体検査の「科学性」は抗体検査推進派による主張とは裏腹に、きわめて多くの曖昧さに包まれていた。

このような不確実性を抱えたままでも抗体検査は実験的に画策されたが、抗体検査を社会再開への手段としたい政府の思惑は、皮肉にもその結果自体によって裏切られる形となった。新型コロナウイルスに対する抗体保有率が当初見積もられていたより低かったからである。アメリカでは三月末からＣＤＣと公衆衛生パートナーが企業から数百万単位の抗体検査キットを購入し、感染者を把握するため対象地域を徐々に拡大しつつ各州でランダムな抗体検査を実施した。[15] この結果では、人口に対する抗体陽性率が最も高かったニューヨーク州都市圏でも六・九パーセントに過ぎなかった。この結果から予測された感染者数は、ＰＣＲ検査で確認された公式の新型コロナウイルス感染症の症例数を上回ってはいたものの、集団免疫には遥かに届かぬ数値であった。[16][17] 人口規模の抗体検査が示した予想外の結果によって集団免疫に対する期待は下火となり、免疫パスポート計画はいつしか表舞台から姿を消した。

したがって結果から見れば、抗体検査は危惧されていたような政治的影響を及ぼすには至らなかった。他方で、アメリカでの抗体検査の結果はウイルスの広がりと免疫の理解、そして今後の抗体検査の実施目的を再考させる契機となった。その後の大規模な抗体検査は、長期的に感染の広がりや免疫の持続性を観察する疫学調査に軸足を移している。

氾濫する抗体検査

上記のような政治的論争の一方で、抗体検査は実際にどのように市場に広がり、そしてどのように使用されたかを本節で見てゆこう。

緊急使用許可（EUA）が巻き起こした抗体検査の飽和

三月一六日、FDA（アメリカ食品医薬品局）は新型コロナウイルス感染症の流行拡大を受け、治療薬や医療機器等の深刻な不足に迅速に対処するための措置として緊急使用許可（Emergency Use Authorization: EUA）の規制を緩和した。EUAとは、緊急時に治療薬や医療機器、診断薬に対して下される認可である。今回、新型コロナウイルス感染症に対応するためEUAが下された対象は医薬品から医療用マスクまで幅広いが、具体例としては新型コロナウイルス感染症の症状に効果があるとされたエボラ熱治療薬のレムデシビルや、米製薬大手ファイザー、米バイオテクノロジー企業モデルナがそれぞれ開発したmRNAワクチンなどが挙げられる。

抗体検査にもEUAが適用され、企業に抗体検査の機能の立証が課されることなく販売が許可された。だが、FDAが規制を緩めると、それぞれの企業が開発した夥しい種類の抗体検査キットが市場に出回り、抗体検査はたちまち飽和状態に陥った。FDAの宣言から一カ月以内にEUAを通過した抗体検査キットは九〇種類にのぼり、五月初めには一二〇種類に達した[18]。各検査キットは、企業や病院などを対象に販売された。中にはFDAの承認済みだと偽った製品も流通した。また、FDAは家庭用の診断キットを承認してはおらず、サンプルの分析は実験室に委託するよう規定していたにもかかわらず、家庭用の検査キットも売られていた[19]。売り出された抗体検査キットの品質は一定ではなく、中には明らかに粗悪なものも含まれていた。抗体検査キットの感度・特異度が低ければ、新型コロナウイルス感染症を引き起こすウイルス（SARS-CoV-2）以外のコロナウイルスの抗体にキットが反応するなど、誤った結果が出る可能性がある。結果的にＦＤＡは、抗体検査キットが乱立し、コントロールがきかない混沌状態への対応に追われ、四月下旬からＥＵＡの規制を強化し、ＥＵＡの申請から一〇日以内に検査の精度検証データを提出するよう企業に求めた[20]。

異なるニーズ

科学や医療の専門家は、個人に対する抗体検査の使用は抗体陽性者に誤った安心感を与え、感染予防の努力を怠らせることにつながると危惧し、診断目的の検査実施に警告を送った。だが市場は欲望に忠実だった。いざ抗体検査キットが入手可能になると、買い手は自身や自社の従業員の「安全」を確かめるため検査を用いた。たとえばシカゴでは、救急隊員が新型コロナウイルス感染症に感染しているかどうかを判定するために抗体検査を受けさせ、アリゾナ州のある法律事務所でも従業員の希望者に抗体検査を行った。米国大手ゴーヘルス・アージェント・ケア（GoHealth Urgent Care）は、職場復帰の可否の判断に抗体検査を導入しようと考える企業に向けて抗体検査を提供した。同社によれば、一般向けの抗体検査提供を公表した数時間後には数百件の予約が入ったという[21]。

抗体検査キットを提供する大手企業は、新型コロナウイルス感染症への免疫を持っているか、他者への感染の心配はないかといった問いへの明言は避け、抗体検査は抗体を持っているということ以外の指針を与えるものではなく、あくまでも抗体の有無を知りたいという個人のニーズに応えるための製品だとしている。それでも抗体検査という科学技術は、人々が自身では確認不可能なウイルスと自身の身体との関係

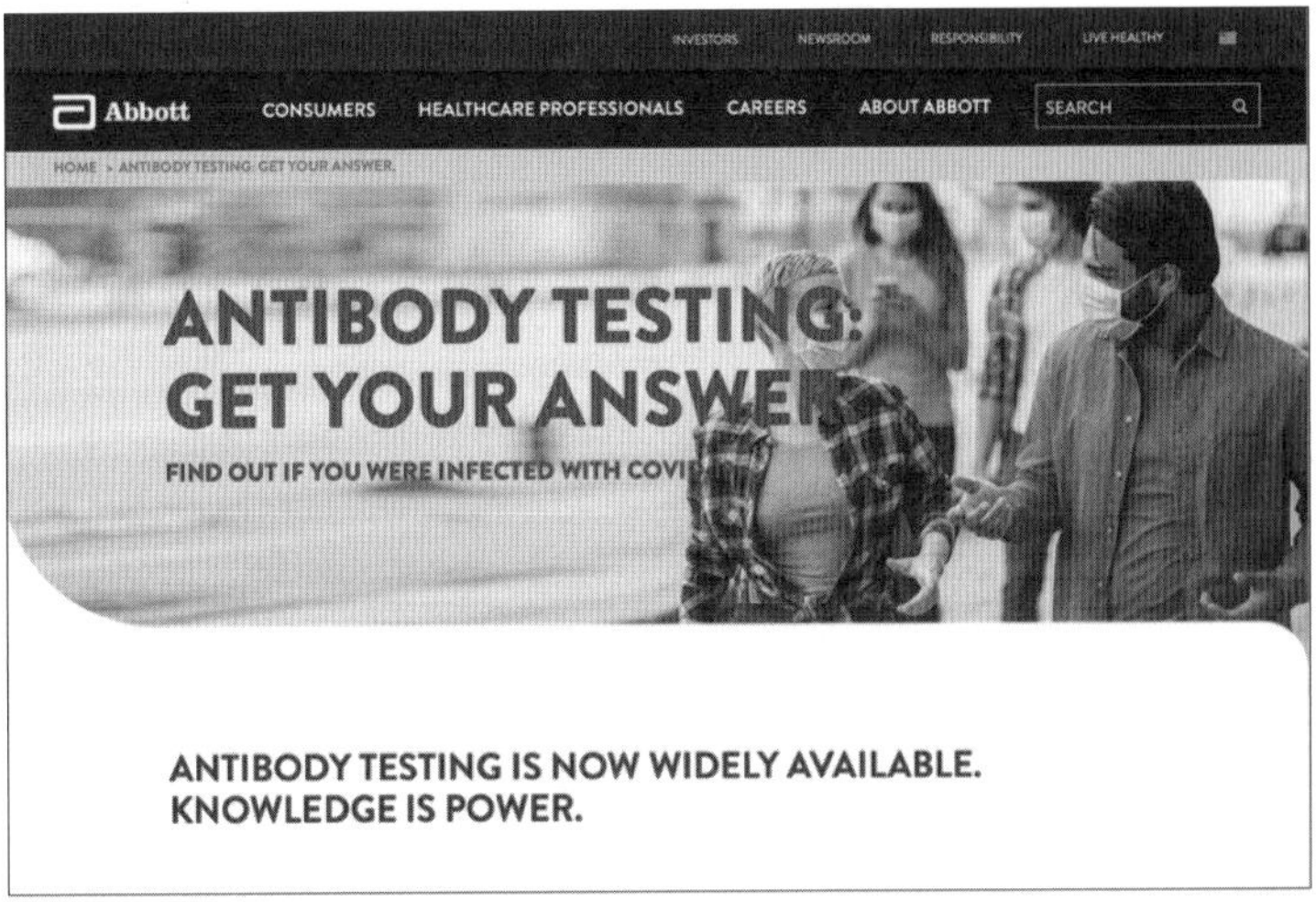

図1：アボット社が提供する抗体検査のウェブページ。「抗体検査で答えを得よう。新型コロナウイルス感染症に感染していたかを調べよう」。

を知ろうとする欲求を喚起する[22]（図1）[23]。免疫の科学的問題やCDCやFDAの注意喚起をよそに、企業や医療従事者向けの抗体検査キットの提供や、クリニックを通じた個人への抗体検査は依然として続けられている。

抗体検査の急激な普及が呼び起こした混乱は、抗体検査に対する異なるニーズの存在を思い起こさせる。抗体検査を誰にどのように行うのか。抗体検査を通して何を知ろうとするのか。目的や対象次第で抗体検査の選択の幅は異なってくる。たとえば、集団免疫率の把握という疫学的な目的下で行われる大規模な抗体検査では、抗体検査の精度は高くあるべきであるし、母数を揃えるために検査キットの標準化が求められる。これに対し、私的用途で抗体検査を使用する一般の人々にとって、抗体検査キットの種類や微妙な精度の差は、感染への懸念、職場復帰が可能かといった切実な問題に比べれば大きな問題ではない。むしろ、すぐに家や近場のクリニックで受診できる抗体検査キットが優先的に選ばれるだろう。抗体検査の種類が増え、抗体検査キットがFD

Aなどの中心的機構の統制から離れて拡散する中で、キットを使う主体や目的は多様化し、疫学的な目的とも、免疫パスポートのような国家権力による管理とも異なる道筋を作っていった。コントロールされた状態で正確に行われるべきだとされる抗体検査と、感染の不安／期待を抱える人々のニーズに応じた検査は異なる次元で動いていたからである。

「議論を呼ぶ事実」としての抗体検査

抗体検査の目的やその実施の仕方は、ほかの技術・知識と同様に、わずか数カ月の間に大きく揺れ動いてきた。それは、新型コロナウイルス感染症の流行が拡大を続ける中で、検査技術の開発、政策議論、免疫学が、不確実性を孕みながら共在していたからである。抗体検査キットの急速かつ大規模な普及は、予想外の多様な意味合いと使用を生み出すこととなった。

科学と社会の関係を考える際のモデルとして、「厳然たる事実（matters of fact）」と「議論を呼ぶ事実（matters of concern）」という二つの概念がある。これは、人類学者のブリュノ・ラトゥールが提起したものだ（ラトゥール 二〇二〇）。「厳然たる事実」とは、科学的事実は社会的事象から独立に存在し、政治は科学者がもたらす科学的事実に基づいて政治を行うという古典的なモデルである。このモデルに基づく伝統的な科学理解では、社会的な要素、たとえば利害関心や政策などとの「結びつきが少なければ少ないほど科学はより優れたものとなる」（ラトゥール 二〇〇七：一二二）と考えられてきた。「厳然たる事実」にとっての科学は、自然の反映としての動かしようのない事実として理解される。これに対して「議論を呼ぶ事実」とは、「事実は確定しておらず、その確定のために行われる科学研究や検証作業が政治的なプロセスとしばしば結びついているような問題を指す」、「厳然たる事実」とは真逆をゆくモデルである（森田二〇一六：七六）。「議論を呼ぶ事実」では、科学と社会は切り離すことはできず、ある政治的問題をめぐって、科学者や政策担当者、地域住民、NGOなどのさまざまな人々が関与し、議論に加わる（森田二〇一六：七三）。ラトゥールの見立てによれば、「厳然たる事実」のリアリティは、多種多様な「議論を呼ぶ事実」から成り立つものである。

そして、フェミニストであり科学技術社会論研究者であるマリア・プイグ＝デ＝ラ＝ベラカーサは、ラトゥールの「議論を呼ぶ事実」に情動的な側面から考察を加えている。彼女は、科学技術の懸念はトラブルや問題、ケアといった情動的なものと関わっていると主張する。私たちが懸念（concern）を抱くのは、自然災害などのコントロールのきかない事象によって何らかの利害を被ることを予感するからであり、誰しもが受け身の立場に置かれるからである（Puig de la Bellacasa 2010; cf. 森田二〇一六）。

本稿で整理したアメリカでの抗体検査の展開に、ラトゥールおよびプイグ＝デ＝ラ＝ベラカーサの議論は深い洞察を与えてくれるだろう。抗体検査が経済や医療や社会生活と結びつく可能性のある事態は、あらゆる人にとって「議論を呼ぶ事実」を形成した。抗体検査をめぐる一連の期待と混乱は、自分や身近な他者が感染していない（いなかった）かという懸念、仕事に戻ることへの懸念、抗体検査の結果によって社会的不利益を被るかもしれないという懸念といった、情動的な問題と結びついている。新型コロナウイルス感染症の免疫に対する科学的真実はいつか明らかになるはずだという素朴な信念は、ラトゥールの言う「厳然たる事実」の捉え方に近い。だが、南カリフォルニア大学医学部のスーザン・バトラー・ウーが、新型コロナウイルス感染症の抗体検査と免疫学の関係を、「私たちは車を運転しながら車を作っているようなものだ」[24]と評したように、それは製作途上の科学である。このような脆弱な足場の上では、科学は抗体検査を司る唯一のアクターたり得ない。むしろさまざまなアクターが持つ懸念の駆け引きの中で、抗体検査の意味や、実施方法が方向付けられると考えるのが適切である。抗体検査の意味付けは一様ではなく、多様なアクターの異なる懸念が絡み合っている。政治家は人口規模の抗体検査によって安全管理と経済の両立を図り、科学者は検査の精緻化を求め、企業はより早くより多くの検査を市場に出回らせ、疫学者は数回にわたる継続的な検査を通して免疫の持続期間を掌握し、市民は安心のために自分や身近な他者の抗体の有無を確認しようとする。

新型コロナウイルス感染症と抗体検査のリアリティは、政治や制度、科学技術、人々の行動、免疫を介した人間とウイルスとの相互作用を通して構築の過程にある。抗体検査はさまざまな利害関係や懸念を伴い、その意味や目的を変容させ、そしておそらくこのパンデミックが終わるときまで動き続けるだろう。だから、この混乱した懸念に満ちた状況を理解するための道は、誰が、あるいは何が正しいかを求めることではなく、ある事柄をめぐって複数の懸念がどのように関係しているのか注意深く観察することであり、私たちの体、技術、ウイルスが絡まる網の目を伝ってゆくことではないだろうか。目に見えないウイルスと共に生きる、心許ない現在と付き合っていくための術として。

【註】

*　本稿は、フェイスブックグループ「COVID-19と文化人類学」主催のウェブ連続セミナーにおける発表を元としている。拙発表に対し、示唆に富むコメントを与えてくださった方々にお礼申し上げたい。なお本研究は、JSPS科研費19J20032の助成を受けている。

（1）　抗体検査には迅速簡易検出法（イムノクロマト法）と酵素免疫測定法（ELISA）の二種類がある。イムノクロマト法は市販の妊娠検査薬のようにその場で結果が判る検査であるため、特別な機器を必要としない。ELISAはラボベースの検査で抗体価の測定が可能である。

（2）　Abbott 2020. Abbott Launches COVID-19 Antibody Test (https://www.abbott.com/corpnewsroom/product-and-innovation/abbott-launches-covid-19-antibody-test.html). 二〇二〇年一二月二八日最終閲覧。

（3）　ただし、簡易的なPCR検査キットの開発も行われている。少なくとも日本国内では、二〇二〇年六月以降から唾液を用いたPCR検査の導入が開始された。唾液を用いた検査は鼻咽頭ぬぐい液を用いたPCR検査と比べ、安全で簡便に実施できる。

（4）　BBC NEWS JAPAN 2020「米各地で「都市封鎖」抗議デモ　死者四万人突破も経済再開求め」（https://www.bbc.com/japanese/52349833 二〇二〇年一二月二八日最終閲覧）。

（5）　集団免疫とは、感染の広がりによって免疫を獲得する人々の割合が増加し、集団内の免疫保有者の割合が感染症の流行を予防するのに十分なレベルに達することを指す（山本二〇一一：一九八—一九九）。

（6）　いち早く免疫パスポートの実現に動いたのがイギリスとドイツであった。ドイツは三月末に政府の公衆衛生機関、ロベルト・コッホ研究所、ドイツ感染症研究センター、シャライト病院のウイルス学研究所、献血サービスによる研究チームを組織し、四月中旬から一〇万人以上のボランティアの血液を用いて免疫を獲得した割合を調査すると発表した（The Guardian 2020. 'Immunity passports' could speed up return to work after Covid-19--German researchers studying how lockdown restrictions could be lifted for some people. https://www.theguardian.com/world/2020/mar/30/immunity-passports-could-speed-up-return-to-work-after-covid-19 二〇二〇年一二月二八日最終閲覧）。四月の時点で免疫パスポートの発行は、少なくともドイツ、イタリア、イギリスで検討されていると報じられていた（Washington Post 2020. Chile's 'immunity passport' will allow recovered coronavirus patients to break free from lockdown, get back to work. https://www.washingtonpost.com/world/the_americas/chile-coronavirus-immunity-passport-antibody-testing-card/2020/04/20/8daef326-826d-11ea-81a3-9690c9881111_story.html 二〇二〇年一二月二八日最終閲覧）。

（7）　HHS 2020. Testimony from Anthony S. Fauci, M.D. on COVID-19: Safely Getting Back to Work and Back to School before Health, Education, Labor and Pensions Committee. HHS.gov （https://www.hhs.gov/about/agencies/asl/testimony/2020-05/covid-19-

safely-getting-back-to-work-and-back-to-school.html). 二〇二〇年一二月二八日最終閲覧。

（8）　Persad, G. and Emanuel, E. J. 2020. The Ethics of COVID-19 Immunity-Based Licenses（"Immunity Passports"）（Viewpoint COVID-19: Beyond Tomorrow）*JAMA*. DOI:10.1001/jama.2020.8102

（9）　他国の例だが、たとえばブラジル国内で人気のビーチリゾートを有する北東部のペルナンブコ州が、新型コロナウイルスの感染を経験した観光客のみに来島を許可すると発表した例は典型的といえるだろう（CNN 2020「コロナ感染者限定、人気観光地のビーチや島を開放　ブラジル」https://www.cnn.co.jp/travel/35158878.html 二〇二〇年一二月二八日最終閲覧）。

（10）　免疫パスポートに対するメディアの批判は無数にあるため、ここでは特定の記事を挙げることはしない。

（11）　歴史学者キャスリン・オリヴァリウスは、黄熱病に対する免疫獲得者が社会的・商業的優位性を得られた一九世紀ニューオーリンズの社会を描いた。疾病に対する免疫の獲得によって期待される優位性は、ときに人を積極的な感染へと向かわせた。免疫パスポートの問題性は、オリヴァリウスが記した過去の歴史が物語っている（Olivarius 2019; 2020）。

（12）　CDC 2020. Interim Guidelines for COVID-19 Antibody Testing (https://www.cdc.gov/coronavirus/2019-ncov/lab/resources/antibody-tests-guidelines.html). 二〇二〇年一二月二八日閲覧；CDC 2020. CDC Activities and Initiatives Supporting the COVID-19 Response and the President's Plan for Opening America Up Again. *CDC* (https://www.cdc.gov/coronavirus/2019-ncov/downloads/php/cdc-activities-initiatives-for-covid-19-response.pdf). 二〇二〇年一二月二八日最終閲覧。

（13）　検査の精度は、特異度と感度という二つの指標から検証される。感度とは疾患有りの検体を陽性と判定する割合であり、特異度とは疾患無しの検体を陰性と判定する割合である。検査の感度が低ければ、偽陰性を出し感染者を見逃す可能性が高まり、特異度が低ければ、偽陽性によって非感染者を誤って感染者と判定する可能性が高まる。したがって、正確な検査の実施のためには、感度・特異度が双方とも高率であらねばならない。

（14）　WHO 2020. "Immunity passports" in the context of COVID-19: Scientific Brief (https://www.who.int/news-room/commentaries/detail/immunity-passports-in-the-context-of-covid-19). 二〇二〇年一二月二八日最終閲覧。

（15）　HHS 2020. Testimony from Anthony S. Fauci, M.D. on COVID-19: Safely Getting Back to Work and Back to School before Health, Education, Labor and Pensions Committee. *HHS.gov* (https://www.hhs.gov/about/agencies/asl/testimony/2020-05/covid-19-

safely-getting-back-to-work-and-back-to-school.html). 二〇二〇年一二月二八日最終閲覧。

(16) Havars, F. P., et al. 2020. Seroprevalence of Antibodies to SARS-CoV-2 in 10 Sites in the United States. *JAMA Internal Medicine* (https://jamanetwork.com/journals/jamainternalmedicine/fullarticle/2768834). 二〇二〇年一二月二八日最終閲覧。

(17) 日本では厚生労働省が二〇二〇年六月一日〜七日にかけ、東京都・大阪府・宮城県において、約八〇〇〇人を対象に抗体検査を実施した。この検査による各自治体の抗体保有率は、東京都〇・一〇パーセント、大阪府〇・一七パーセント、宮城県〇・〇三パーセントと低率であった（厚生労働省 二〇二〇「抗体保有調査概要」https://www.mhlw.go.jp/stf/seisakunitsuite/bunya/0000121431_00132.html 二〇二〇年一二月二八日最終閲覧；厚生労働省 二〇二〇「抗体保有調査結果」https://www.mhlw.go.jp/content/000640287.pdf 二〇二〇年一二月二八日最終閲覧）。

(18) New York Times 2020. Antibody test, seen as key to reopening country, does not yet deliver (https://www.nytimes.com/2020/04/19/us/coronavirus-antibody-tests.html). 二〇二〇年一二月二八日最終閲覧。

(19) NBC NEWS 2020. Coronavirus testing at home: What you need to know (https://www.nbcnews.com/health/health-news/what-you-need-know-about-coronavirus-testing-kits-n1181141). 二〇二〇年一二月二八日最終閲覧。

(20) ＦＤＡはそのほかにも独自に各検査の品質の検証を行う、五月下旬に未承認の検査のリストを公開し注意を促すなどの対応を取った（FDA 2020. Coronavirus (COVID-19) Update: FDA Issues Warning Letters to Companies Inappropriately Marketing Antibody Tests, Potentially Placing Public Health at Risk. https://www.fda.gov/news-events/press-announcements/coronavirus-covid-19-update-fda-issues-warning-letters-companies-inappropriately-marketing-antibody 二〇二〇年一二月二八日最終閲覧）。

(21) Live24x7 News 2020. California is ramping up antibody tests. The technology is promising, but big questions remain (https://live24x7.news/california-is-ramping-up-antibody-tests-the-technology-is-promising-but-big-questions-remain/). 二〇二〇年一二月二八日最終閲覧。

(22) たとえば四月末、米国チェーンのヘルスケア企業City MDの抗体検査を受けたというニューヨーク市在住の女性は、Facebookで次のように投稿した。「［抗体］検査の受診にはいくつもの正当な理由がある。パンデミックのピーク時には鼻腔スワブ検査（筆者注：ＰＣＲ検査）は非常に限られていて、軽い症状しかなかった人たちは（私がそうだったように）

検査を受けられなかった。抗体検査は高い可能性で過去にウイルスを持っていたかどうかを教えてくれる。もし過去に新型コロナウイルス感染症にかかっていたら免疫を持っている可能性がある。だから、感染歴を知ることはストレスを和らげてくれるだろう」(Leshne, L. 2020. "#covidchronicles Waiting to get the COVID antibodies test at @citymd." Facebook. https://www.facebook.com/lisa.leshne/posts/10158792390925606 二〇二〇年一二月二八日最終閲覧)。ここでは、リアルタイムで確認されなかった感染への疑念を抗体検査で晴らし、安心を得たいという動機が受診に結びついていることがわかる。そして、ささやかではあれ免疫への期待もそこには含まれている。

(23) Abott 2020. Antibody Testing: Get Your Answer (https://www.abbott.com/antibody-testing.html#). 二〇二〇年一二月二八日最終閲覧。

(24) New York Times 2020. Antibody tests aren't always reliable or available. But businesses are racing to use them (https://www.latimes.com/business/story/2020-05-05/antibody-test-coronavirus-business-reopening). 二〇二〇年一二月二八日最終閲覧。

【参照文献】

松嶋健 二〇二〇「イタリアにおける医療崩壊と精神保健——コロナ危機が明らかにしたもの」『現代思想』四八(一一):一一七—一三五。

森田敦郎 二〇一六「科学技術と文化生成」内堀基光・山本真鳥編『人類文化の現在——人類学研究』放送大学教育振興会、八〇—九九。

山本太郎 二〇一一『感染症と文明——共生への道』岩波新書。

ラトゥール、ブルーノ 二〇〇七「科学の血液の流れ」『科学論の実在——パンドラの希望』川崎勝・平川秀幸訳、産業図書:一〇一—一四一。

ラトゥール、ブリュノ 二〇二〇「批判はなぜ力を失ったのか——〈厳然たる事実〉から〈議論を呼ぶ事実〉へ」伊藤嘉高訳『エクリヲ』(一二):一九八—二二九。

Grifoni, A. et al 2020. Targets of T cell responses to SARS-CoV-2 coronavirus in humans with COVID-19 disease and unexposed individuals. *Cell* 181: 1489–1501.

Olivarius, K. 2019. Immunity, Capital, and Power in Antebellum New Orleans, *The American Historical Review* 124(2): 425–455 (https://doi.org/10.1093/ahr/rhz176). 二〇二〇年一二月二八日最終閲覧。

———2020. Opinion: The Dangerous History of Immunoprivilege: We’ve seen what happens when people with immunity to a deadly disease are given special treatment. It isn’t pretty. *The New York Times* (https://www.nytimes.com/2020/04/12/opinion/coronavirus-immunity-passports.html). 二〇二〇年一二月二八日最終閲覧。

Puig de la Bellacasa, M. 2010. Matters of care in thechnoscience: Assembling neglected things. *Social Studies of Science* 41(1): 85-106.

Taussig, K., Hoeyer, K., Helmreich, S. 2013. The Anthropology of Potentiality in Biomedicine. *Current Anthropology* 54(S7): S3-S14.

Tay, M.Z., Poh, C.M., Rénia, L. et al. 2020. The trinity of COVID-19: immunity, inflammation and intervention. *Nature Reviews Immunology* 20: 363–374. DOI: https://doi.org/10.1038/s41577-020-0311-8. 二〇二〇年一二月二八日最終閲覧。

感染者数とは何か
——新型コロナウイルス感染症の実行と患者たちの生成

浜田明範

実験室における検査で証明された診断のみが信頼に値するという信念は、この感染症の流行をめぐる論争の重要なポイントだった。　デボラ・ジニス『ジカ熱』(二〇一九)

国際的な専門家は、治療効果が上がらないのは刑務所および民間の結核医療の後退と、根強い「ソヴィエト文化」が原因であるとして、囚人の急増と結核の流行の根底にある社会的・経済的状況には注目していない。ポール・ファーマー『権力の病理』(二〇一二)

私は、これからやるべきことというのは、明らかに二月・三月・四月の緊急事態宣言の前とは違うと思うんです。いくつか理由があって、まずは、我々が、日本のみんなが、多くのことをこの数カ月に学んだということです。

尾身茂(二〇二〇年六月二四日の記者会見にて)

ウイルスの描き方

ブラジル北東部でアウトブレイクを引き起こしたジカ熱の最初の一年(二〇一五〜二〇一六)について

記した書物のなかで、デボラ・ジニスは、PCRと臨床の関係について論じている。ジニスの関心のひとつは、ブラジルで流行していた謎の感染症がジカ熱であることを最初に証明したのは誰なのかにある。PCRを用いてジカウイルスが確かに存在していることを確認した人なのか、それとも、熱帯医学の標準的な教科書である『マンソン熱帯病』と臨床像を突き合わせて、流行しているのはジカ熱以外に考えられないと繰り返し断言していた臨床医なのか。

ジニスは、臨床医のクレベル・ルスが最初の発見者だと考えている。彼のチームが最初にウイルスを科学的に検出できなかったのは、PCRを請け負った科学者がルスの助言に従わずにジカウイルスを検出できるプライマリー試薬を使用しなかったからだ。ここで提示されている検査と臨床の対比はまた、ブラジルの南北問題とも関連している。豊かな南部は科学の中心と考えられており、貧しい北部は科学的にも不毛の地とされていた。PCRを実施するのは南部の科学者であり、患者を診ていたのは北部の臨床医だった。臨床医の助言が科学者に聞き入れられなかったのは偶然ではない（ジニス二〇一九）。

ジニスの描くPCRと臨床の関係は、新型コロナウイルス感染症の流行下の日本におけるPCRと臨床の関係を理解するためのいくつかのヒントを提供してくれる。いずれの場合も、臨床医の要求するPCRが実施されないという事態が起きており、この背景には、PCRの必要性に関する検査機関と臨床医の判断の違いがある。また、臨床医に肩入れするジニスの主張とは異なり、結局のところ、検査によって確認されたことこそが科学的に正当な事実なのだという信念が広範に支持されていることも、共通している。他方で、PCRが何のために実施されているのかについては、異なる部分もある。二〇二〇年の日本では新型コロナウイルス感染症を診断するための日々の検査数に焦点が当たっているのに対し、ジニスはジカウイルスの最初の検出に関心を向けていた。そのため、ジニスはジカ熱の患者の増減についてはほとんど言及していない。このような焦点の違いは、ジカウイルスと新型コロナウイルスのウイルスとしての特徴や描かれ方の違いとも関係している。

当たり前のことではあるが、私たちは、ウイルスを自分の目で見て確認することはできない。それどころか、ウイルスに感染している人が誰なのかを見分けることができない場合も少なくない。にもかかわらず、ウイルスの存在は視覚的なイメージと結びつけられている。

新型コロナウイルス感染症を引き起こすとされる新型コロナウイルスはコロナウイルスの一種であるが、この「コロナ」という名称は、ウイルスの形状が王冠に似ていることから、それを意味するギリシア語（もしくはラテン語）からとられている。同様に、エボラ熱を引き起こすエボラウイルスはフィロウイルスの一種であるが、この「フィロ」という名称もその形状にちなんで、ラテン語の糸を意味する単語からとられている。感染症の流行に際して、電子顕微鏡で確認されたウイルスの形状を目にした人も少なくないだろう。ＮＨＫのウェブサイトでは、ウイルスの形状を模したイラストが新型コロナウイルス感染症のアイコンとして繰り返し使われている。

それに対して、ジニスが採用したのはウイルスそのものではなく、ウイルスに感染した患者たちが苦悩する姿を通して、ウイルスを描くという戦略だった。妊娠中にジカ熱に感染したことにより胎児が小頭症を発症することになった女性の苦悩を、ジニスは文章だけでなく、写真や映像を通しても描き出してきた。ユーチューブで公開されているジニスが撮影した短編映画『ジカ熱』の最後には、九人の女性たちが小頭症の子どもを抱えながら、妊娠中にジカ熱に感染したこと、そして自分が小頭症の子どもの母親であることを証言する印象的な姿が描かれている[1]。

新型コロナウイルス感染症のパンデミックにおいて、私たちは電子顕微鏡が捉えたものともビデオカメラが捉えたものとも異なる、もうひとつのウイルスの姿も繰り返し目にしている。それが、感染者数や死者数の増減によって感染状況を可視化するグラフである。この原稿を執筆している二〇二〇年七月後半にも、日本が過去最大の感染者数を経験していることがグラフを提示しながら連日報道されている。

もちろん、私たちは新型コロナウイルス感染症のパンデミックに際しても、数だけを見ていたわけではない。むしろ、新型コロナウイルス感染症から生還した人や命を落とした人、あるいは感染拡大を防ぐための対策によって大きな影響を受けた人々についての情報の波にさらされている。さらに言えば、感染していることが確認された人の過去の行動を確認し、(濃厚)接触者に検査や自宅待機を要請する接触追跡という防疫措置が採用されているが、そこでは、感染者は何百万人のなかのひとりとしてではなく、特定の時間に特定の場所を動き回る個別性を持った存在として扱われている。

にもかかわらず、新型コロナウイルス感染症の特徴は、もっぱらウイルスの感染者数によって把握されているように思える。このウイルスの描き方の違いは、それを描こうとする人間の側の認識にも負っているだろうが、同時にウイルスが人間の身体にどのような影響を与えるのかという、ウイルスと人間の関係の特徴にも依拠している(浜田 二〇一七)[2]。感染者の身体にそれほど深刻なダメージを与えるわけではないが胎児には大きな影響を及ぼすジカウイルスを描くのにふさわしい方法があり、感染者の致死率や重症化率が際立って高いわけではないものの短期間に多くの人に感染することで医療崩壊を引き起こす新型コロナウイルスを描くのにふさわしい方法がある。描き方が違うのはおかしなことではない。この違いは、単なる描き手の認識の仕方や価値づけの違いというよりは、描き手がウイルスの存在から何を学んだのかの違いとして、つまり、描き手が「物を通して」何を考えたのかの違いとして理解すべきであろう(Henare, Holblaad and Wastel 2007)。

感染者数を経験する

二〇〇〇年代以降の医療人類学では、感染症について検討する際にバイオソーシャルという発想の重要性が強調されてきた。人類学におけるいわゆる「存在論的転回」と歩調をあわせながら、同一の存在に対する認識の多様性だけに注目するのではなく、病原体の存在が人間の振舞いに影響を与え、人間の振舞いが感染症の流行に影響を与えるという、相互影響関係に注目すべきだという発想である。この発想に基づくならば、感染者数の推移として把握されるウイルスの生物学的な特徴にはすでに人間社会の特徴が含みこまれており、また、人間社会には病原体への対応が含みこまれていることになる。生物学的《バイオロジカル》なものと社会的《ソーシャル》なものは入れ子状に、何重にも絡まり合っている[3]。

新型コロナウイルス感染症のパンデミックが改めて明るみに出したのは、感染者数という数字と個々人の経験もまた、相互に依存しあうような関係にあるということである（モル 二〇一六）。指数関数的な感染爆発を引き起こす新型コロナウイルス感染症は、医療体制が対応できる数を超えた重症患者と、適切な医療を受けることができないまま亡くなる感染者を生み出す。まさに数字の推移が感染者の予後や経験に大きな影響を与えており、また、数字の状況から感染症に対するこれまでの備えや対策が十分なものであったかどうかが判定される。

感染者数が個々の感染者の病気の経験に大きな影響を与えるのは、新型コロナウイルス感染症がはじめてのことではない。感染者数の少ない病気の予防法や治療法の開発が後回しにされがちであることは想像に難くない。実際、エボラ熱が最初に確認されたのは一九七六年であるが、長い間、予防法や治療法は開発されてこなかった。二〇一四年に西アフリカでアウトブレイクが起きるまで、全世界で確認されたエボラ熱の感染者数は二四一〇人、死者数は一五九四人であったからだ。感染者の五〇～七〇パーセントが短期間に死亡するエボラ熱は、感染が拡大する前に感染した人間を殺しつくすため、大規模なアウトブレイクを起こしていなかったのである。治療法や予防法の開発には多くの資金と労力が必要になる。どれほど危険な病気であったとしても、累計の患者数が数千人であればコストに見あう利益を得ることはできない。感染者に対しては残酷な計算ではあるが、数字に基づく計算は感染症の危険性と感染することの経験に大きな影響を与えることがよく分かる。

新型コロナウイルス感染症が感染者数の推移として描かれる際に特徴的なのは、それが、まだ感染していない人にとっても、重大な影響を与えうるものとして経験されている点である。[4] もちろん、日本ではインフルエンザの感染者数が定点観測されており、流行の注意報や警報が出されている。これまでも、この注意報や警報に従って、感染を予防するために普段より気をつかうようになるという人もあったかもしれない。新型コロナウイルス感染症の流行は、この感染者数に応じた自省的な配慮を、量的にはより多くの人に対し、質的にはより深刻に要求している。新型コロナウイルス感染症の経験とは、発熱や息苦しさや隔離の経験であるだけでなく、感染者数の増減に気を使いながら自らの振舞いを常に調整することを強いられる経験でもある。この意味で、私たちは皆、すでに新型コロナウイルス感染症の患者なのである。

新型コロナウイルス感染症を実行する

それでは、新型コロナウイルス感染症がもっぱら感染者数によって描かれ、感染者数として経験されているのだとすれば、その感染者数とはいったい何なのであろうか。先に、感染者数とは、個々の感染者の苦悩に焦点を当てるのとは異なるやり方で、ウイルスの存在を描く方法であると述べた。しかし、「描く」という表現は少し誤解を招くかもしれない。あたかも、描かれる対象が描くという行為から離れて確固として存在しており、また、その特徴が描かれる以前からはっきりと分かっているような印象を与えるからだ。しかし、新型コロナウイルス感染症の感染者数の数え方を見れば分かるように、ＰＣＲの主たる目的は感染者数をできるだけ正確に把握するためではなく、患者を治療することや感染拡大を防ぐことの方にある。つまり、私たちが目にする感染者数の推移は、そもそも新型コロナウイルス感染症の流行状況をできるだけ正確に描き出すための行為の結果ではない。特定の誰かの健康をまもるための実践的な介入の副産物である。このような観点から、病気の存在が人間の実践に先立って不動の物として存在するという発想を批判するために、アネマリー・モルは「実行（enactment）」という言葉を導入している（モル 二〇一六）。

紙幅の都合もあるので、少々乱暴に整理することになるが、モルは、病気をアプリオリに存在するものとして捉えるのではなく、人間が他の人間や科学技術と共同で行う実践に伴って生起するものとして捉える。そして、存在を確認したり現象させたりする実践のことを実行と呼ぶ。オランダの大学病院における動脈硬化の研究を通じてモルが明らかにしたのは、特定の病気を実行する複数のやり方が存在するということであり、それぞれのやり方に応じて実行される対象はときに矛盾する（あるやり方で確認された動脈硬化の存在が、他のやり方では確認できないということが起きる）ということである（モル 二〇一六：二五―八七）。

感染者数として現れる新型コロナウイルス感染症を実行する際にも、複数の方法を用いることができ、その結果は相互に矛盾しうる。症状のある場合にＰＣＲを用いて感染が確認された人をひとりひとり数え上げることで見えてくる感染者数と、無作為に抽出された集団に対して抗体検査を実施したうえで感染率から算出される感染者数は大きく異なっている。注意しておきたいのは、これらの二つの検査に基づく感染者数は、必ずしも一方が正しく、他方が間違っているというものではないということである。PCRに基づく感染者数は、検査を受ける人数に依存する。そのため、検査能力が十分でなかったり無症状であるために検査を受けようともしない感染者が多くいたりする場合には、比較的小さな数字として実行されることになる。他方で、感染者は必ずしも長期にわたって抗体を保持するわけではない。そのため、抗体検査から算出される感染者数が絶対的に正しいというわけでもない。むしろ留意すべきなのは、異なるやり方で実行される新型コロナウイルス感染症の感染者数は、その実行のされ方の技術的・実践的な細部に依存しており、つねにそのような細部を含みこんだものであるということである。

何が数値化されているのか

PCRが感染者数として新型コロナウイルス感染症を実行するのだとして、そうして実行された感染者数の推移によって可視化されているのはいったい何なのだろうか。それは、特定の時点の特定の人口中におけるウイルスの量の目安だ、といちおう言うことができる。PCRですべての感染者を検出することができないことは先述の通りであるが、継続的に検査を行っていれば、流行のトレンドを把握することはできる。では、そうして数値化されたウイルス量の目安の変化は、いったい何の結果なのだろうか。端的に言えば、感染者数の多寡や増減は何に由来しているのだろうか。

それは、何らかの形で当該地域の文化と関係しているという議論がある。マスクの着用や手洗い・うがいの習慣、土足で部屋に入るかどうか、身体的な距離の遠近など、行為として表れる文化の差異が指摘されたこともあれば、疱瘡神の存在やアニミズム的な態度が言及されたこともある[5]。このような、特定の感染症の流行の有無をその地域の文化と関連づける議論は、ある時期までの人類学ではよく行われていた[6]。

この立場からすると、感染者数は、当該地域の病原体の数だけでなく、そこで暮らす人びとの文化のこの感染症に対する脆弱性についても、何らかの形で数値化しているということになる。

文化を強調するこのような見方を痛烈に批判してきたのが、ポール・ファーマーである。感染症の流行の背景に「文化」が持ち出されることで、格差や不平等といった政治経済的な構造が覆い隠されるからである。感染症の流行がその地域の文化に由来するのだとすれば、その文化を保持している人々に責任があることになる。他方で、国際的な政治経済的な関係や植民地主義の影響などの中・長期的な歴史的プロセスによって、感染症が拡大する素地や脆弱な医療体制が作りあげられてきているのであれば、そのような状況を放置してきた責任は国際社会や新自由主義的な構造の方に問われることになる（ファーマー 二〇一二）。

二〇二〇年の新型コロナウイルス感染症のパンデミックにおいても、例えばシンガポールの外国人労働者やニューヨーク市の貧しい地区に暮らす人々の感染率が比較的高い水準にあることが報道されている。感染症は誰もが感染しうるものであるが、そのリスクは均等に配分されているのではない。もともと厳しい立場に置かれている人ほど感染しやすい。この見方によるならば、感染者数によって数値化されているのは政治経済的な不平等ということになる。

とはいえ、新型コロナウイルス感染症の流行のすべてを構造の問題に帰することもできない。文化も構造も、隠れた原因を探すための手がかりを提供する発想ではあるが、無批判にすべての原因をそれらに還元するようになれば、逆説的に、多様でありうる原因を覆い隠すことになるからである。この点、イタリアにおける医療崩壊に関する松嶋健の分析は、単純に医療崩壊の原因を新自由主義に還元するのではなく、それがどのような機序で事態の推移を導いたのかを丁寧に跡付けた優れた論稿になっている（松嶋 二〇二〇）。

そう、大事なのは機序である。先述のように、感染者数は技術的・実践的な細部を含みこんで実行される。同様に、技術的・実践的な細部は人間の接触という現象を理解するためにも決定的に重要である。感染者数を文化や政治経済の単純な反映と理解してしまえば、その細部を掬い取れなくなってしまう[7]。結局のところ、感染は感染者との直接的・間接的な接触によって起きるので、感染者数は、誰がどのような状況で誰とどのように接触したのかという具体的な細部の積み重ねによって増減する。そのような接触のあり方は、マスクの着用や座席の配置の変更といった物理的な環境の操作や、人の流れを分散させることで特定の時空間における人口密度を減らすことによってある程度コントロールできる。このような発想を端的にまとめたものが「三密を避ける」というスローガンだったわけだ[8]。

そうであるならば、次のように考えることはできないだろうか。新型コロナウイルス感染症の感染者数の推移は、人口を構成する私たちが特定の環境においてどのように振舞ったのかを表すものでもありうる。そのような振舞いは、ある程度は文化や政治経済によって説明することできるが、それですべてを説明し尽くせるわけではない。ウイルスの特徴の理解に基づく適切な感染対策がはっきりとしていなかったなかでの第一波の流行状況は、文化や政治経済の影響をより強く受けたものでありえた。他方で、これから訪れる第n波の流行状況は、私たちがこれから行っていく感染対策の成果を示すものとなる。

このとき注意すべきなのは、問題になっているのは必ずしも政府や専門家の対策だけではないということである。繰り返すが、結局のところ、感染は感染者との接触によって起きる。政府の対策は、その接触数と一回の接触あたりの感染リスクを減らすことを意図したものだが、実際に接触するのは政府ではなくひとりひとりの人間である。私たちは、テレビやPCの前で感染者数の推移を眺めているだけではない。物理的に一定の空間を占める身体をもって動き回ってもいる。感染者数の増減に直接的に影響を与えるのは、そのような身体を持った存在の動きである。

環境は複数のアクターによって作られ続ける

整理しよう。新型コロナウイルス感染症は、もっぱら感染者数の推移として実行されるが、そこで数値化されているのは、特定の時間に特定の場所を動き回る複数の身体同士の接触の量と質である。感染者数の推移が単純にウイルスの特徴を表すものではないことは、感染者数や死亡者数の国別の推移を眺めれば一目瞭然である。新型コロナウイルス感染症の感染者数は、異なる地域でまったく異なる挙動を見せている。このような形で、環境における身体の接触という観点から感染者数の推移を理解し、今後の対応を検討するためには、かつてから潜在しており、新型コロナウイルス感染症のパンデミックでも顕在化した二つの対立を乗り越える必要がある。その対立とは、医師（専門家）と人々（素人）の対立であり、人間と科学技術の対立である。

ひとつ目の対立から見ていこう。一九七〇年代以降に花開いた医療についての人文・社会系の研究では、医療専門家と人々の関係を支配－自由という軸に沿って検討することが多かった。医療専門家は、もっぱら、国家や資本や植民地主義との共犯関係にあるとして批判されてきたのである（e.g. フリードソン 一九九二；レズリー 一九九〇；Taussig 1980）。新型コロナウイルス感染症のパンデミックに際しては、この対立は、「防疫のために人々の自由を制限しようとする医療専門家」と「新型コロナウイルス感染症が存在しないかのように振舞うために自由を擁護する人々」のあいだの対立として顕在化することになった。しかしながら、モルが的確に指摘しているように、臨床に注目するならば、医師と人々は主導権争いをしたり、異なる認識を戦わせたりする対立的な関係というよりは、困難な状況をどうすればよりマシに過ごすことができるのかを共に模索する協働的な関係にあることが多い（モル 二〇二〇）。このような協働的な関係は、慢性疾患に対応するときにだけでなく、パンデミックに対応する際にも必要とされうる。現実的な問題として、パンデミックの影響下にある私たちのすべてが新型コロナウイルス感染症の存在を無視するということは考えられない。そして、感染がひとりでは生じえないのと同様、自由もひとりでは達成しえない。大人数で集まって大騒ぎする自由は、気の合う仲間の誰かが感染を恐れているだけで謳歌できなくなる。防疫か自由かの見掛け上の二者択一に陥らない必要があることを、改めて指摘しておきたい(9)。

次に二つ目の対立は、人間と科学技術の対立である。新型コロナウイルス感染症の流行に当たっては、接触確認アプリや携帯に内蔵されたGPSの利用など、科学技術が人間の自由を制限するために用いられていることに対する批判も巻き起こっている(10)。自分がいつどこにいたのかが国家によって把握され、場合によっては、それに応じて逮捕されたり強制的に隔離されたりするというのは恐ろしいことである。他方で、科学技術を使って自分の状態をモニターすること自体は珍しいことではなく、例えば糖尿病とともに生きる人々にとっては健康を維持するための必須の作業ともなっている(モル 二〇二〇)。新型コロナウイルス感染症の流行下でも、血中の酸素飽和度を計測できるパルスオキシメーターによる自己モニタリングの適不適が議論されているが、科学技術を用いたセルフケアにはそれだけの魅力があるのだろう。PCRにしてもパルスオキシメーターにしても、そして接触確認アプリにしても、科学技術を非人間的なものとして人間的な振舞いと対立させるのではなく、科学技術と人間が共同でどのような対処可能性を作っていけるのか(あるいは、いくべきではないのか)を検討する余地は十分に残されている。

もちろん、このような主張は、技術決定論や技術至上主義に単純に与することを意味しない。求められているのは、科学技術を具体的な場面でどのように使用し、どのように使用させないのか、ということであり、そのためにどのような解決が技術的・法的にあり得るのか(あり得ないのか)ということである。あるいは、私たちが、新型コロナウイルス感染症の患者として、科学技術やウイルスの存在を巻き込みながらどのように生成していくのかという問題だと言ってもいい。

近年の人類学は、要素を細かく切って分類したうえでそれらの対立関係を見ていくのではなく、要素間の相互依存関係や相互包含関係に注目してきた。あるいは、人間同士の関係に視野を限定するのではなく、物や科学技術や複数種が人間とともに共同で世界を作り上げていくプロセスに注目してきた。ここまで読んでこられた方は、これらの議論が単なる知的遊戯ではないことをご理解いただけたと思う。それは、パンデミックをどのように生きるのかというアクチュアルな問題に対応するための代替的な思考法と実践の指針を提供するものでもあるのだ。(11)

ウイルスは何を生成するのか

二〇〇〇年代以降の医療人類学が盛んに強調してきたのは、病気とともにある人々が身体的な不調や政治経済的な構造に苦悩しながらも、そのような構造を揺るがすような力を発揮してきたということだった(e.g. ビール 二〇一九；西 二〇一七)。そのような力の発露は、行動変容の結果というよりは、バイオソーシャルな生成と呼ぶべきものである。つまり、外的環境から切り離された個体としての私たちがその行動を変容させるというよりは、身体の周囲の人や物の配置を変更することによって、そして病気の存在を含み込むような形で、自らの存在としてのあり方を常に変容させていくようなよりラディカルな形での変化が想定されてきた。(12)

デボラ・ジニスは、ジカ熱の影響を受けた人々が「感染症の流行に巻き込まれたことによって科学者に変身し」たと述べている(ジニス 二〇一九：一五〇)。彼女たちは、科学がウイルスについて明確な理解を提示する以前から、また、ある程度の状況が明らかになった後も、自らの生をより善いものにするために必要な情報を模索し続けていた。また、厚生労働省の旧新型コロナウイルス感染症対策専門家会議の副座長であり、内閣官房の新型コロナウイルス感染症対策分科会の会長である尾身茂は、新型コロナウイルス感染症の脅威にさらされる私たちが何ごとかを学ぶことによって、パンデミックに対して集合的によりよく対応できるようになるという趣旨の発言を繰り返し行ってきている[13]。

しかしながら、二〇二〇年七月末の日本の状況を眺めるならば、新型コロナウイルス感染症の影響を受けている私たちは、どれほど科学者になり、また、どれだけのことを学んできたのかと思案せざるを得ない。私たちは、自らの生きる環境を改変することで日常生活と感染対策を両立させようとする新型コロナウイルス感染症とともに生きる存在に生成しただろうか。それとも、新型コロナウイルス感染症の存在しなかった過去へのノスタルジアに拘泥し感染対策と過去の生活の二者択一に捉われ続けているだろうか。

先に、新型コロナウイルス感染症の経験とは、感染者数の増減に気を使いながら自らの振舞いを常に調整することを強いられる経験であると述べた。しかし、もしかしたら、私たちは、バイオソーシャルな問題を社会的《ソーシャル》なものに縮減することによって、すなわちこの困難をもっぱら人間同士の力関係の問題として理解することによって、病める身体をもった死すべき存在であるという生物学的《バイオロジカル》な拘束からの逃避という幻想を追い続けているのかもしれない。その先にあるのが、改めて近代の強靭さを思い知るという退屈な未来でしかないのだとすれば（ラトゥール 二〇〇八）、これまでとは違う形式をとってはいるけれどもこれまでと同じように不自由な世界で、新たな生成の可能性に身を晒すのも悪いことではないはずだ。ウィズコロナという言葉は、そのような生成を意味するものとして理解されなければならない。

【註】

＊　本稿は、『現代思想』二〇二〇年九月号に掲載された同名の論稿（浜田二〇二〇）を再録したものである。再録にあたり、注や参照文献の表記方法など最低限の修正を行っている。この場を借りて、本稿の再録を認めていただいた青土社の編集者、樫田祐一郎氏に御礼申し上げる。

（1）　この映画の英語のキャプションがついたヴァージョンは下記のページで確認することができる（https://filmfreeway.com/Zika）。

（2）　近年の人類学の動向を踏まえて病原体や科学技術が人間の振舞いを駆動している状況を描いたものとして、浜田（二〇一七）を参照されたい。

（3）　存在論的転回については、春日直樹編（二〇一一）、『現代思想』二〇一六年三月臨時増刊号「総特集＝人類学のゆくえ」、同二〇一七年三月臨時増刊号「総特集＝人類学の時代」、前川啓治他（二〇一八）を参照されたい。バイオソーシャルという発想については、Rabinow（1996）、Farmer（2013）、Ingold（2013）を参照されたい。

（4）　この点、「ウィズコロナ」という表現は示唆的である。もともと「ウィズ〇〇」という表現は、「ＨＩＶ感染症とともに生きる人々（people living with HIV）」や「糖尿病とともにある人々（people with diabetes）」という形で使われてきた。これは、病気とともにある人々を診断名に還元せずに、病気とは異なる側面を持つ生を捉えるための表現である。いま、新型コロナウイルス感染症の感染者だけでなくすべての人の生活に対して「ウィズコロナ」という表現が用いられていることは、感染者だけでなくまだ感染していないが感染する可能性のある人も新型コロナウイルス感染症の影響を受けていることを端的に示している。

（5）　この種の議論は多数行われているので、あえて特定の論者や論考を挙げることはしない。本稿の目的は、特定の説明の型が適切かどうかについて議論することよりも、後述するように、近年の人類学の動向がアクチュアルな問題にどのようにコミットできるのかを示すことにあるからである。

（6）　例えば、サブサハラ・アフリカにおける農耕とマラリアの関係に関する古典的な研究として、マッケロイとタウンゼント（一九九五：九二―九七）がある。

（7）　感染者数の推移に影響を与える細部について学ぶために有用なのは、施設における細やかな感染対策である。詳細に検討されたものとして、坂本史衣（二〇二〇）が、施設の感染対策の重要性を指摘するものとして、マルガリータ・エステベス＝アベのウェブ記事「知られざる日本のコロナ対策「成功」要因――介護施設」Newsweek 日本版ウェブ版（https://www.newsweekjapan.jp/stories/world/2020/07/post-93979_1.php 二〇二〇年七月二八日最終閲覧）がある。

（8）　美馬（二〇二〇）は、感染症の原因に関するコンタギオ説とミアスマ説を対比的に捉えたうえで、ミアスマ説の流れを汲んで「コンスティテューション」を分析することが人文知の役割だと述べている。それに対してここで私が提示しているのは、そのような二項対立を越えて、空間としての環境と行為としての接触を一挙に検討する可能性である。この可能性を追求することは、感染症を社会の領域に還元するのとも医学の領域に還元するのとも異なる。両者の相互関係に注目するバイオソーシャルなアプローチを実践することでもある。

（9）　この点に関しては、拙稿を参照されたい。浜田明範「新型コロナ「感染者を道徳的に責める」ことが、危機を長期化させる理由――必要とされる「ペイシャンティズム」」『現代ビジネス』（https://gendai.ismedia.jp/articles/amp/71660?skin=amp 二〇二〇年七月二九日最終閲覧）。

（10）　このような議論は二〇二〇年三月以降至るところで起きているので、あえて特定の論者や論考を挙げることはしないが、検索すればすぐに見つかるはずである。

（11）　複数種に注目する人類学の立場から新型コロナウイルス感染症について議論したものとして、下記を参照されたい。「ウイルスは人と動物の「あいだ」に生成する――マルチスピーシーズ人類学からの応答」HAGAZINE（https://hagamag.com/series/s0065/7325 二〇二〇年七月二七日最終閲覧）。

（12）　ここでの生成という発想の詳細については、Ingold（2013）、Biehl and Locke（2017）、久保（二〇一九）を参照されたい。

（13）　例えば二〇二〇年六月二四日に日本記者クラブで行われた専門家会議構成員による記者会見では、開始から八五分過ぎに第n波への対策について問われた際にこの種の発言がなされている（https://youtu.be/QS5OkAQ5FK8?t=5310）。

【参照文献】


ビール、ジョアオ二〇一九『ヴィータ――遺棄された者たちの生』桑島薫・水野友美子訳、みすず書房。

ジニス、デボラ二〇一九『ジカ熱――ブラジル北東部の女性と医師の物語』奥田若菜・田口陽子訳、水声社。

ドイアル、レズリー一九九〇『健康と医療の経済学――より健康な社会を目指して』青木郁夫訳、法律文化社。

ファーマー、ポール二〇一二『権力の病理　誰が行使し誰が苦しむのか――医療・人権・貧困』豊田英子訳、みすず書房。

フリードソン、エリオット一九九二『医療と専門家支配』宝月誠・進藤雄三訳、恒星社厚生閣。

浜田明範二〇一七「魔法の弾丸から薬剤の配置へ：グローバルヘルスにおける薬剤とガーナ南部における化学的環境について」『文化人類学』八一（四）：六三二―六五〇。

――二〇二〇「感染者数とは何か――COVID19の実行と患者たちの生成」『現代思想』二〇二〇年九月号：八九―九七。

春日直樹（編）二〇一一『現実批判の人類学――新世代のエスノグラフィへ』世界思想社。

久保明教二〇一九『ブルーノ・ラトゥールの取説――アクターネットワーク論から存在様態探求へ』月曜社。

前川啓治他二〇一八『21世紀の文化人類学』新曜社。

マッケロイ、アン、パトリシア・タウンゼント一九九五『医療人類学――世界の健康問題を解き明かす』丸井英二監訳、杉田聡・近藤正英・春日常訳、大修館書店。

松嶋健二〇二〇「イタリアにおける医療崩壊と精神保健――コロナ危機が明らかにしたもの」『現代思想』二〇二〇年八月号：一一七―一三五。

美馬達哉二〇二〇『感染症社会――アフターコロナの生政治』人文書院。

モル、アネマリー二〇一六『多としての身体――医療実践における存在論』浜田明範・田口陽子訳、水声社。

――二〇二〇『ケアのロジック――選択は患者のためになるか』田口陽子・浜田明範訳、水声社。

西真如二〇一七「公衆衛生の知識と治療のシチズンシップ――HIV流行下のエチオピア社会を生きる」『文化人類学』八一（四）：六五一―六六九。

ラトゥール、ブルーノ二〇〇八『虚構の「近代」――科学人類学は警告する』川村久美子訳、新評論。

坂本史衣二〇二〇「新型コロナウイルス感染症の院内感染対策」『J-IDEO』四（三）：三五〇―三五五。

Biehl, João and Peter Locke. 2017. The Anthropology of Becoming. In João Biehl and Peter Locke (eds.) *Unfinished: The Anthropology of Becoming*. Duke University Press.

Famer, Paul et al. (eds.) 2013. *Reimagining Global Health: An Introductio*n. University of California Press.

Henare, Amiria, Martin Holblaad and Sari Wastel (eds.) 2007. *Thinking Through Things: Theorising Artefacts Ethnographically*. Routledge.

Ingold, Tim. 2013. Prospect. In Tim Ingold and Gisle Palsson (eds.) *Biosocial Becomings: Integrating Social and Biological Anthropology*. Cambridge University Press.

Rabinow, Paul. 1996. *Essays on the Anthropology of Reason*. Princeton University Press.

Taussig, Michael. 1980. Reification and the Consciousness of the Patient. *Social Science of Medicine* 14B: 3-13.

感染拡大と生活の再編

コロナ危機下の生活「再編」をめぐるエスノグラフィ
——移住・自給自足・オフグリッド

北川真紀

はじめに——パンデミック下での「備え」

人類学者フレデリック・ケックは、感染症対策の前哨地に立つ専門家《エキスパート》を対象に、二〇〇七年より鳥インフルエンザに関する調査を行ってきた。金融と交通のネットワークの結び目にあった香港を中心としつつも、世界各地でウイルスの表象がいかに「変換」されるのかを探求するため、メキシコ、日本、カンボジアへも足を伸ばしたケックは、「世界ツアー」の果てに社会秩序の崩壊を防ぐための政治力学を「備え（preparedness）」という観点から分析する（ケック 二〇〇七）。鳥インフルエンザは、人獣共通感染症《ズーノーシス》であり、家畜から人への感染が懸念される。ケックが試みたのは、感染症対策の専門用語である「備え」を、感染した家畜を殺処分するという「防止（prevention）」の思考法でも、人間への感染を「予防（precaution）」するためのバイオセキュリティという思考法でもない、新たな捉え方として提示することであった。それは「あたかも破局が現に現れているかのように振る舞い、その効果を制限しようとする諸実践の総体」（ケック 二〇〇七：四一）として概念化されている。[1] 対策に伴う各国の世界観の差異を認めつつも、構造としての共通点を提示しようとする試みにおいて「備え」が注目されることは、新型コロナウイルス感染症のパンデミックに直面する現在、非常に興味深く捉えられた。

日本で新型コロナウイルス感染症が広がりはじめた二〇二〇年春、まさにローカルなレベルでの「備え」であるかのように見える、二つの潮流が目に留まった。ひとつは、パンデミックを災害として認識し、インフラストラクチャーが遮断された場合に備えるという動きである。たとえば、電気、ガス、水道等のライフライン、物資の流通などが途絶える可能性が予想され、生を維持するために必要な物資を買い溜めるという行為が目立った。三月には、アメリカの「プレッパー」という集団がメディアプラットフォーム「note」で紹介され話題になった。[2] プレッパーとは、アメリカで「世界の終末」「現代社会の崩壊」に備える人々であり、彼らは生き残りのために数年分の食料、水、日用品、武器を所持し、狩猟採集のスキルを会得しているという。プレッパーほど極端ではないにせよ、十分な備蓄をもとにしたライフスタイルへと人々が移行することを予想する声もあった。[3] 二〇二一年、私たちは「備え」のためにこうした「ストック型」を中心とする生活様式に移行しつつあるのだろうか。

もうひとつの潮流は、地方移住である。全国の自治体と連携し、移住などを支援するＮＰＯ法人「ふるさと回帰支援センター」は、六、七月の個別相談件数が前年同期より九〇〇件近く増えたと報告しており、[4] 移住した人々へのインタビュー記事等も公開されている。[5] リモートワーク推進を契機として、密状態を作り出しやすい都市生活に限界を感じた人々の「疎開」も見られた。彼らはコロナ以前から抱いてきた「どこでも仕事ができること」への憧れや、「自然の近くで生活したい」という思いが、パンデミックで加速し現実化したと話す。

感染拡大が災害や疎開を想起させたのは、おもにエネルギーや食糧などの生活必需品が文字通り生命線《ライフライン》として私たちの生を大きく規定しているからであり、都市化はこうした供給・流通網の発展とともに進められてきた。今回のパンデミックにおいてもまっ先にそれらの断絶への懸念が噴出していたと考えられる。[6]分散して住み、食料やエネルギー等、生きていくために最低限必要なものを自分自身で生み出すという暮らし方は、感染拡大当初の不安な時期、少なからず人々の脳裏に浮かんだライフスタイルだった。

新型コロナウイルス感染症をきっかけとして、生活は上述のような可能性に向けて開いていったのだろうか？　本稿では、コロナ危機下の「新しい生活様式」[7]の可能性について、現代日本で自給自足とオフグリッドの生活をおくる人々との連続的なつながりを念頭におきながら考える。本調査は、「備え」の概念を出発点として、二〇二〇年四月から八月にかけて行ったオンラインインタビュー[8]に基づくものであり、生活の営みが「備え」の枠組みに収まらないことを提示することになる。

「備え」から「修繕」・「再編」へ

「オフグリッド」の家庭生活（石川県七尾市・北海道札幌市）

まずは、コロナ以前からの生活再編の物語を取り上げよう。北海道でパーマカルチャーの思想を基軸に生活を営むMは「僕らはもともと不便な暮らしを続けているんで、コロナでもあんまり大変ではなかった」と語る。現在、野菜等の食料品は自給自足でまかない、冷蔵庫は使用せず、仕事に必要な電力は簡易的な太陽光パネルで補って暮らすMは、東日本大震災が発生した二〇一一年まで東京電力に勤めていた。退職後に参加したタイのパーマカルチャースクールでの暮らしに感銘を受け、その後もタイへ通いながら生活を変化させてきた。Mは、プレハブ小屋で自給自足をしながらでも豊かに暮らせることを実感しているが、今の生活で「備えている」という意識は「まったくない」と言う。「それが暮らしなんで。結局ぼくらは、遊びと学びと仕事と暮らしの分離がないようなパーマカルチャーなんで、太陽光も野菜も全部日々の営みなんですよね。備えのためにやっているわけではなくて、そういうものを目指していて」。

調査当初、筆者は、ケックの提起した「備え」の概念をローカルなレベルで考えることを試みた。しかし、エネルギーや食料を自給すべく生活を組み替えてきたオフグリッドの家庭にとって、上述の営みは「備え」になりえない。ローカルな動きを捉えるうえで「備え」の概念が適用できないのはなぜだろうか。

コンポストトイレの販売とユーチューブでのＤＩＹ動画の配信を行うＯは、和歌山県でフルオフグリッドのゲストハウスを経営していたが、二〇二〇年一月に能登半島へと移住した。現在は下水処理、電気、ガス、車、食料……と順に、既存のインフラ網への依存をやめ、家庭内で自給する（太陽光パネルを用いた電力供給など）オフグリッド化を再び進めている[9]。筆者がオフグリッド化を行うモチベーション、原動力はなにかと問うと、Ｏは「なんだろうな……」「難しいですね」としばらく言葉を選んでから、「電力の自給に取り組んだのは東日本大震災がきっかけで」と話し始めた。「一個一個グリッドを断ち切っていって、コロナとか災害とか何が起きてもうちの家族やご近所さんは大丈夫っていうふうにするのが目標ですね」。しかし、目指すのはフルオフグリッドではなく、「ほどほど」であるという。

> 経済的にも運用面でも無理のないシステムからちょっとずつはじめようかなってかんじです。なんかやっぱり、そこは結構ぼくの中で大きな変化で、原発の電気は一ミリも使っちゃだめだって最初は思ってたんですけども、それで無理をしてがんばって、ひーひー言いながら節約しながらオフグリッドするよりも、やっぱり自分らが楽しめる範囲でやったほうがいいなって最近になって気が付いて。

Ｏの生活は、段階を経て、主義主張ではなく、生活における喜びと楽しさを重視することに落ち着いていった。彼は家に手をかけていくにつれ、エネルギーの流れを自分で把握する安心感が出てきたとも言う[10]。

二〇二〇年春、多くの人が半ば強制的に向き合うことになったのは「家庭生活」だった。Oが、フルオフグリッドという「完璧な状態」や理想を諦めたように、家庭生活はある一定の正解に収斂されることなく、自身の身体や自然条件、生活を構成するものによって組み替わり続ける。オフグリッドの生活が、結果的にこれから起こりうる災害の「備え」となることはあるだろう。しかし、生活の内実は、未来に向けて可変的なのであり、家族や地域との関係、自身の体調など全体のバランスをとりながら「やりくり」される。

国家規模の政治の力学は、私たちの生活と切り離されてあるものではないが[11]、そのようなスケールでは、別の力学によって生じるローカルな生活改編の動きを捉えることはできない。ケックがバイオセキュリティを考えるうえで提示した「備え」は、まだ見ぬ新興感染症への備え、そして実験室からのウイルスの流出やバイオテロといったリスクへの備え……というように、再帰的に危機をせき止めようとする。洪水を防ぐためのダムや津波から集落を守るための防波堤のように、つねに過去への反省を内包する「備え」では、固定化に抗う小さな動きを捉えることは不可能である。日常とは、ものや場所、人、動植物等、自分自身が関わるものを組み替えながら持続していくエコロジカルな運動[12]（Vine 2018）である。それゆえ、本稿で対象とする日常生活の考察に必要なのは「備え」ではなく、トラブルや失敗によって傷ついた部分を回復させるための「修繕（repairing）」、そして「修繕」の運動が世界とのかかわり方それ自体を「再編（reassembling）」するという段階的な運動への視座である。

自給自足と家庭生活のエコロジカルな展開（栃木県那須町・鹿児島県南さつま市）

有機農業を通して農村の指導者を育成するための開発教育施設「アジア学院」（栃木県）の職員として

働くYは、身の回りの無駄をできる限りなくし、地域の資源をいかに効率よく活かすかということを考え、生活全体の「循環」を意識していると話す。

自分の生活全体として見ていくんですよね。どういうものが周りにあって、どういう人がいるだろうかと。全体として循環の輪をみることが持続可能性に繋がる。ライフサイクルの中に入るものがどのようにできているのかを考えて、よくないものはあまり入れないようにするとか、生活の中で見直していきます。

施設では、世界各国から集った五〇名ほどが学んでおり、作物の栽培と家畜の飼養を同時に営む複合農業で九〇パーセント以上の食料を自給している。豚舎で育つ豚や、鶏、ヤギなどの餌もローカルリソースで補い、種は自家採種。地域の農家から籾殻をもらい、鶏の飼料はスーパーで廃棄された魚のアラを使用する。残った骨は野菜の液肥[13]にしている。二〇二〇年は五〇団体という過去最大の訪問客を予定していたが、コロナ禍ですべてキャンセルになった。財政的にも厳しい中「究極的に食べ物を作り出しているという安心感はあった」。

アジア学院の取り組みは、多様な環境下で地球上の誰もが食を通して生命をつなぐことを目的としている。[14]そのため、たとえば日本では家畜の餌におからを使用するところを、アフリカ諸国ではトウモロコシに変えるなど、地域の特性に合わせて組み替えることが前提とされる。学院の生徒たちがここで学ぶのは、自然の力を発見し、最大限利用するための実践である。[15]Yの言う「循環の輪」は、有限のエネルギーをいかにやりくりするのかという問題意識に根付いている。

循環の輪を意識して生活全体を「やりくりする」ためには、土地の力を活かした食生産だけではなく、廃棄、排泄、分解といった要素も必要不可欠である。鹿児島でオフグリッドの生活をおくる環境活動家Tは、コンポストを契機とした分解への参与と自然の力の発見について語る。

コンポストで暮らしているから栄養素も勝手に流出しなくて。コンポストトイレで暮らしてるとね、トイレのまわりの地面がめっちゃふかふかになんの。トイレから滲み出るから、栄養素が。で、アリがめっちゃいて、アリを食べる生き物がきて、モグラがきて（……）人間が出す有機物を他の生き物がとれるように循環させてきれいになってから流す、をずっと繰り返して六年半経つと、生態系が豊かになるんだよね。去年は聞かなかった鳥の声がするとか、去年いなかったアカハライモリがいたとか、そういうことが起きていく。で、おれは人間は地球の害悪じゃなくて、自然が元に戻るよりも圧倒的に速いスピードで地球を元に戻していける存在だと思っているので、そうやって自分が介入したことで生き物がかえってきたときは、ああ、地球ってすげーなって思う。(16)

人獣共通感染症の蔓延の一因に動物と人間の接触の機会を増加させる家畜化、また動物の生息域である森林の伐採等があることが指摘されているが、同時に、ヒトマイクロバイオームが示すように、そもそも「人間である」ということは微生物とともにある状態を指している。地質学者のデイビッド・モントゴメリーと生物学者のアン・ビクレーは、自宅の庭の土壌を改良するにあたって、Tと同じく、人間の介入が自然よりも速いスピードで土壌を改善することを歓喜をもって経験した（モントゴメリー&ビクレー 二〇一六）。Tの「人間は地球の害悪じゃなくて」という表現は、人間の優位性を語るものではなく、人間が複数種の連なりの中に在ると感じること、その連なりの範囲内で自らの「力」を認識することではないだろうか。オフグリッドや自給自足のライフスタイルとは、YやTの語りに見られるように、エコロジカルなはたらきの一部として自らを位置づける行為である。

そうした行為は、必ずしもこれまで描写してきたラディカルな家庭生活だけの特徴としてあるのではない。なんとなく早起きになった、太陽光を浴びようとした、そして、家具の配置換えをして、ゴミの分別について調べてみた――。パンデミックを契機として、個人が導かれる〝そうなってしまう〟傾向、多様な試行錯誤のプロセスから「新しい生活様式」は浮かび上がってくる。痛みを伴いつつも危機が日常化していく状況において、私たちはいかに生活に対する感性を変化させ（Vine 2018）、知覚を変容させ（Wallenborn and Wilhite 2014）、そして時間をかけて環境と身体を同時に編み直していく（北川 二〇一八、二〇二一）のだろうか。以下では、コロナ禍で人々の生活にいかなる修繕・再編があったのか、移住をした夫婦の事例から見ていこう。

新型コロナウイルス感染症による生活の変化

移住への導き　鳥・植物・光（東京都・編集者）

「朝早く目覚めるようになってしまって。……鎌倉ってマンションがなくて、高い建物が法令で建てられないですよね。それで明るいんですよ、光が。あとは、庭でいろんなものを育てはじめて、水をやらなければいけないっていう使命感で勝手に目が覚めるようになりました」。都内の会社で編集者として働くI（三二）は、新型コロナウイルス感染症の蔓延をきっかけとして段階的に生活を改変し、八月までに東京近郊（鎌倉市）の畑付きの一軒家に引っ越した。

コロナ以前には移住にまったく興味がなかったというIの生活には、段階的に変化が起きている。まずは二月に在宅勤務になった妻が、一カ月を経て孤独感が高まり「調子が悪くなった」という。話し合いの末、ペットとして文鳥を飼うことにした。

動きとかってないんですよ、家にいて仕事して飯食ってとかだと。だから、鳥はひなから成長するのは一、二カ月かかるんですけど、毎日変わるじゃないですか。あと木もどんどん大きくなる。だからなんか身近なところで動きがあるものを求めていた気がしますね。植物とか生き物とか。

「二年間住んでいてはじめて出た」ベランダでは、野菜（きゅうり、トマト、バジル）を育てた。毎日世話をするようになり、手すりが排気ガスで汚れることを知ったIは、汚れを拭き取りながら、手塩にかけても日照時間が少なくて葉が大きくならないバジルに気がつく。

「太陽当たってないから大きくなってないな」とか、「水あげすぎたから枯れた」とか、結構自分の感覚で調整してたんですよ。で、圧倒的に、なんでマンションで成長しないのかっていうと、もう太陽。太陽が少ない。めっちゃ太陽があたるところに行きたいと思っていました。

文鳥を飼い始めてから鳥について調べるようになったIは、街にどんな鳥がいるのだろうかと気になり、双眼鏡を買って家の周辺や隣県の山に鳥を見に行くようにもなったという。鳥の誘いにのるように、二月から八月までの半年間「本当によく歩いた」結果、奥多摩や鎌倉等「自然が豊かな」地域では聞こえてくる鳥の声に明らかな違いがあることを知った。

（休日に訪れた鎌倉では）飛んでる鳥の種類が違うんですよね。こっち（東京）にいて、鳥を探そうとすると、スズメか、ハト。ハトっていっても野鳩っていう汚いまちのハトですよね。あとカラス。

僕は江東区に住んでたんで、江東区は意外と（鳥が）いて、オナガとか結構いるんですけど、鎌倉いくとふつうにメジロとかいるんです。鳥って綺麗な水のところにしか住まないんですよ、基本的に。都市に適応している鳥は、汚い水でも生きられるんですけど、メジロとかヒヨドリ、ウグイスは……それがまちの中飛んでるんで、やっぱりここは水が綺麗なんだなと。

Iの家庭生活は、そのような鳥や植物の観察を通して再編されていく。[17]「文鳥育てながら鳥とか見ていて、そしたらなんかその……やっぱいいね、こういうの見ると癒されるという話になり、ということは、そもそも都会に住んでて会社も行かないんだから、こんな鳥とか見に来ているようなところに住めばいいんじゃないかという合意が（妻との間で）自然と共有されました」。

イタリアの植物学者ステファノ・マンクーゾは、イタリアでのロックダウンの様子を下記のように表現した。「外を出歩くことができないことで、興味深いことに、わたしたちは植物のように振る舞うことになりました。つまり、（一）自宅という固定された身の回りの環境に意識をより集中し、（二）食糧といった限られた周囲の資源をマネジメントし、（三）動かないなかで相互の通信量を飛躍的に増やしたわけです」（マンクーゾ 二〇二〇：一四六）。Iが自粛期間中に生物を育てながら半径一キロメートル圏内の環境と自らの家庭生活に気づきを得ていく様は、まさにマンクーゾの言うような植物的な生成の仕方を思わせる。これまで（インフラ・交通網に依存することで）身体が会社や遠くの観光地などと点を結ぶようにして存在していたあり方は解体（disassembling）され、立ち現れたのは複数種が住む街の環境だった。[18]

コンポストと生き物のリズム（千葉県・主婦）

郊外で夫とともに暮らす主婦Sも、自宅で過ごす時間が長くなったことで、家庭生活に変化が訪れた。

Sは、結婚式場に併設されているカフェでパートをしていたが、緊急事態宣言を境に店が休業した。再開した後も、パート・アルバイトは二カ月の休業を強いられたため、時間ができた。久しぶりに開いたインスタグラム（instagram）では、もともと暮らし関連の情報への興味から、家事、ミニマリズム、収納、雑貨等のアカウントをフォローしていたが、頻繁に開くようになると、タイムラインに「サスティナブル」「エシカル」という言葉が流れることが気になり始めたという。「なんだろうこれっていう言葉がいっぱい流れてきて。それを調べてたら『ゼロ・ウェイスト・ホーム』[19]に出会って……インスタで実践している人がいっぱいいて、こんなに簡単にできるんやったらやってみようと思って」。『ゼロ・ウェイスト・ホーム』を参考にゴミを減らすため、まずは自分がゴミを捨てる原因を考えたところ、臭気や虫の対策が必要になる生ゴミが主たる要因だったという。生ゴミ対策としてまずはコンポストを始めた。同僚からゴミ収集業者がパンク寸前だと聞いたこともあり[20]、住む町の収集システムも再確認した。そのほか、ゴミを出さないように使い捨てのラップやキッチンペーパーはシリコンラップやさらしで代用した。それにより一週間に一度出していた四〇リットルのゴミは、一カ月に一度の頻度になったという。「ゴミが減ったことと、微生物ってすごいって実感した。ほっておくだけで、勝手に。自然ってすごいなって」。生活を整えることへの興味が環境やグローバルな問題へとつながっていくことは彼女にとって想定外の「実験結果」だったという。「自分がそんなところに興味をもつなんて思ってなくてさ。でも、今はちょっと興味あるかな」。

IとSはどちらも「生きているもの」とのつながりにより家庭生活を修繕・再編させている。通勤や仕事での交流の時間がなくなったとき、Iは自身の生活に動きがなくなったと感じ、対策をとった。鳥に関する知識はほとんどなかったというが、文鳥を世話することを通して、雛が成長に要する時間を感じとるようになっている。加えて、バジルの生育に合わせて太陽光に気を配ることや、鳥の声を聴くために耳をすましながら街を歩くという習慣は、感覚の使い方それ自体を変容させていると言えるだろう。

一方で、Sは郊外のマンションでゴミ収集という身近なインフラへの繋がりを解体することを試みた。彼女は家庭生活を維持しつつも、できる限り「ゴミ」に変わるものをなくすことで「やりくり」しようとする。たとえばコンポストは、そうしたやりくりが微生物――ここでは「自然」と同義に使われている――の力によって進むことを実感させるものである。それは、分量ごとに値段が設定されているゴミ袋や、曜日ごとのゴミの分別の周期から、微生物が分解することのできる生ゴミのサイズと量、そして生ゴミが分解されるまでの時間（熟成に二カ月をかける）へと注意を切り替えていくことでもある。

彼らは、発電のために太陽光や風力、水圧にいつでも気を配っている必要があるオフグリッドや、野菜の成長にとって適切な気温や地中の栄養素に配慮しなければならない自給自足の生活を積極的に選択し、実践しているわけではない。しかしながら、コロナ危機下の生活において「生きているもの」を迎え入れることは、彼らの時間感覚を、生き物のリズムへとチューニングさせる形で再編させてきた。

「多方向的な力の場」としての家庭生活

地方での自給自足、またはインフラ等に依存しない「オフグリッド」という生き方と都市型の生活のグラデーションの中で、コロナ禍に見舞われた日本において再編されていく日常生活の片鱗を描写してきた。筆者が観察できたのはほんのわずかな事例にすぎず、地域ごとの文脈を掘り起こすこともできなかった。しかしながら、自粛を強いられたコロナ危機下の日本では、ある地域ごとのまとまりというよりもむしろ、新型コロナウイルスというひとつの大きな力が乱反射するように、相互に似通ったり矛盾をはらんだりしながら家庭生活の単位で個別の様相を見せていた。箭内匡は『イメージの人類学』の中で、南米マプーチェの村での自身のフィールドワークの経験から、一見矛盾をはらむ人々の言動は「多中心的で多方向的な力の場であり、同じ方向の力が正反対の結果を生むこともあれば、反対方向の力が見かけ上、同一の結果を生むこともある」（箭内二〇一八：七五）と説明する。

インスタグラムをきっかけとしたゴミ処理の生活実践を通して「より大きな環境」に意識を向け始めた主婦（S）は、「大きなもの」を動かそうとして誰かを攻撃するのではなく、身近な生活で何をするかが重要だと話す環境活動家（T）と、逆方向のベクトルに向かいながら、コンポストという同じ実践に取り組む。Mは、メルマガ読者が災害時の備えを求めていることを知り、太陽光発電の勉強会タイトルに「備えて安心」という枕詞をつけたが、自身の生活を「備え」であるとは考えない。夫婦ともに多忙で移住にまったく興味がなかった編集者Iは、鳥の住まい方を真似るように居を移した。彼は仕事の変化に対応することを優先し、実際に自分自身が感染することや、新居が津波のハザードマップにかかることは気に留めなかった。このように、本稿では、さまざまな方向性からの力を受け止める場としての家庭生活を描いてきた。それは時に矛盾をはらみ、また、人間だけにとどまらない場を自覚的に形成して、生を紡いでいる。

災難は感染の有無にかかわらず身にふりかかるものであり、そうしたパンデミックの中を、私たちは日々やりくりしながら過ごしている。密な状況が生じにくいと考えられる地方に住まうことや、インフラ等に不具合がおきた際に問題なく生活が継続できるようにすることは、ローカルなレベルでの備えであると考えられた。しかし、インフォーマントらの経験を「備え」の概念で説明できないのは、家庭生活が単一の目的のために収斂されるものではなく、ありとあらゆる動機付けやもの、人物によって構成されながら成り立っているからだろう。ティム・インゴルドは、生態心理学者ジェームズ・ギブソンの環境観を「備えつけ（furnished）」のものであるとして批判し、「形成－過程の－世界（world-in-formation）」を主張したが（インゴルド二〇一七）、自らの生活に必要なネットワーク、関係性へと新たに接続されていくプロセスは、ある一定の理想状態に落ちつくものではない。本稿で描き出してきたのも、欠陥や断絶、失敗を繕いながら、長いスパンで実行される生活再編における試行錯誤のプロセスだった。

私たちは、まだ誰も経験したことがない固有の生をアレンジして生きていかねばならない。家庭のマネジメントにおいて生成する動植物や微生物も含めた「わたしたち」というくくりの輪は、いつでも組み替わる可能性を内包している。自給自足やオフグリッドがすべての解決策になることはないが、私たちが潜在的に「別様なつながりに開けている」という事実は、無数の生活革命が取るに足らないものとして埋もれることに抵抗するのではないだろうか。

【註】

＊　本稿は、JSPS 科研費 18J22762 の助成を受けた研究成果の一部である。

（1）　マルチサイトな調査を経て、グローバルな表象の「変換」をレヴィ＝ストロースの神話論に沿って考察する手法や、ウイルスという目に見えない対象の出現とともに浮き彫りになる複数種の関係性の描写は、代表作である『流感世界』が出版された二〇一〇年以降の人類学の潮流を予告するようにも読める。

（2）　尾野彌楠「〝世界の終末〟に備える「プレッパー」という人々を知っていますか」(https://note.com/minan_o 二〇二一年一月一〇日最終閲覧)。

（3）　佐々木俊尚「「アフターコロナ」社会はどうなる？ 「ミニマリスト」から「プレッパー」の時代へ」(https://bunshun.jp/articles/-/37175 二〇二一年一月一〇日最終閲覧)。

（4）「地方移住、相談が活況　テレワーク後押し、誘致に熱――受け入れに不安も・新型コロナ」（jiji.com https://www.jiji.com/jc/article?k=2020090200035&g=soc 二〇二一年一月一〇日最終閲覧）。ふるさと回帰支援センターブログ「ふるさとブログ」「コロナ禍以後、移住増か?取材殺到」（https://www.furusatokaiki.net/blog/ コロナ禍以後、移住増か?取材殺到／二〇二一年一月一〇日最終閲覧）。

（5）中川寛子「コロナ移住、結局「首都圏近郊」が人気なワケ」（東洋経済ＯＮＬＩＮＥ https://toyokeizai.net/articles/-/366933 二〇二一年一月一〇日最終閲覧）。

（6）安定的であることによって力を獲得してきたインフラは、東日本大震災や台風、豪雨等の被害に見舞われてきた現代日本において「切断の可能性があるもの」として認識されつつある。

（7）パンデミック下では生活様式の改善が焦点となった。日常におけるふるまいに注目が集まり、五月四日には政府（厚生労働省）より「新しい生活様式」が求められた。想定されているふるまいとしてのマスク着用や、うがい、手洗いなどの習慣は実際に感染の蔓延を抑えてきたと考えられるが、ここでの「生活様式」では文字通り「ライフスタイル」も考慮に入れる。

（8）調査対象者は、都内の編集者、郊外の主婦、地方の自給自足コミュニティ、オフグリッドの家庭など幅広い属性をもつ人々である。

（9）オフグリッドとは、太陽光パネルやディーゼルエンジンなどを利用して電気の生産と消費を行う実践、または電気を動力として行ってきた行為を見直し、別の手段に代替させるような実践のことを差す。オフグリッドはオプションがない状況下での「未電化」をも示す言葉であるが、本稿では何らかの積極的な選択のうえでの「非電化実践」を対象とする。Oの家庭では、台所は薪ボイラーを使用、太陽熱温水器で湯をつくり、畑で野菜を育て、車を植物由来の天ぷら油で走るように改造している。

（10）「やっていくうちに……なんだろう、電気を自分で使う楽しさと安心感っていうのがあって、もちろんトラブルもあるんですけど、原因あってのトラブルなので、自分で全部扱う……全部把握できる楽しさっていうのがありますね」。生活への注力は、彼の制作するユーチューブ動画においてもその傾向が確認できる。動画の内容は、技術や思想を伝えるものに加え、ありのままの生活を撮影するVlog（Video［動画］＋Blog［ブログ］）へヴァリエーションを増やしてきた。

（11）「自粛要請」により店が営業しなくなったりほとんど外出しなくなったりと、政治家の決定は私たちの生活それ自体の枠組みに大きく影響する。

（12）「エコ」の語源は「オイコノミア」であり、オイコノミアとは、古代ギリシャ語で「家政」を意味するオイコスoikosと「マネジメント」や「分配」を意味するネメインnemeinを組み合わせた用語である。「家政のマネジメント」と訳すことができる（Leshem 2016）。

（13）WCAP（Water Soluble Calcium Phosphate）。

（14）アジア学院はキリスト教の教えを基盤とする組織であり、その理念を「ともに生きるために（That We May Live Together）」としている。理念の根本は「フードライフ」という食を中心にすえる考え方によって支えられている。

（15）ここでいう有限のエネルギーのやりくりに関しては、「バイオミミクリー」の提唱者ジャニン・ベニュスによる米国サンシャインファームの取り組みに関する記述も参考になる。サンシャインファームでは、農場のエネルギーをすべて生物と太陽だけで賄っており「生態系の回りに円を描き、すべての投入と産出を合計してから、円内のエネルギー循環を分析」している（ベニュス 二〇〇六：七六）。そこでは除草、柵づくり、ブロイラー飼育などの労力を逐一キロカロリーで計上し、「農場経営が地球の資源を枯渇させないように経費のバランスをとる」（ベニュス 二〇〇六：七六）帳簿づくりが強調される。

（16）ユーチューブ動画EARTHDAY CHANNEL #11「環境活動家テンダーさんのオフグリッドライフ：ダイナミックラボテンダーさん後半」より。

（17）Iは外からの刺激が遮断されたと同時に、自己の内側の深みに触れるような経験があったことを話す。「僕、子供のときはすごい動物とか好きだったんですけど、あまり大人になって全然興味なかったのが、突然興味が湧き始めて、いったいこの現象はなんなんだろうかと。（スマホに保存した写真を見せながら）これ、江東区にいたカワウです。……鳥ってほんとに環境によって違うんだなと。なんでそんなふうな気持ちになったのかわからないですけどね」。

（18）先史学者アンドレ・ルロワ＝グーランは、歩行によって踏破していくことで得られる世界像を「巡回空間」と呼んだ（ルロワ＝グーラン 二〇一二：五〇八）。Iは車を購入することでその空間をさらに拡張したことに触れている。「至近距離でいろいろ行くんだろうなと思って。これまでは電車とか飛行機とかで行きたい場所は遠くにあって、でも自分が住んでいる場所の近くに行くなら車って必要だなって思って」。

（19）　ベア・ジョンソン（二〇一六）『ゼロ・ウェイスト・ホーム——ごみを出さないシンプルな暮らし』服部雄一郎訳、アノニマスタジオ。

（20）　地区では自粛期間中に家の片付けや整理を行う人が増え、粗大ゴミの回収が大幅に増えたという。筆者の住む都内の自治体も粗大ゴミを中心に制限をかけていた。

【参照文献】


ベニュス、ジャニン 二〇〇六（一九九七）『自然と生体に学ぶバイオミミクリー』山本良一監訳、吉野美耶子訳、オーム社。

インゴルド、ティム 二〇一七（二〇〇七）「大地、空、風、そして天候」古川不可知訳『現代思想』四五（四）：一七〇―一九一。

ケック、フレデリック 二〇一七『流感世界——パンデミックは神話か？』小林徹訳、水声社。

北川真紀 二〇一八「「非電化実践」の人類学的考察に向けて——エネルギー、環境、感覚経験」（二〇一七年度東京大学大学院総合文化研究科提出修士論文）。

——— 二〇二一「オン／オフグリッドの家庭生活からエネルギー概念を再考する」『超域文化科学紀要』二五：二〇五―二二五。

ルロワ＝グーラン、アンドレ 二〇一二（一九六四）『身ぶりと言葉』荒木亨訳、筑摩書房。

マンクーゾ、ステファノ 二〇二〇「人間は植物になり、植物はコンピューターになる」『WIRED』（vol. 37）、プレジデント社。

モントゴメリー、デイビッド、アン・ビクレー 二〇一六『土と内臓　微生物がつくる世界』片岡夏実訳、築地書館。

箭内匡 二〇一八『イメージの人類学』せりか書房。

Leshem, Dotan. 2016. Retrospectives What Did the Ancient Greeks Mean by Oikonomia? *Journal of Economic Perspectives* 30(1): 225-231.

Vine, Michael. 2018. Learning to feel at home in the Anthropocene: From state of emergency to everyday experiments in California's historic drought. *American Ethnologist* 45(3): 405-416.

Wallenborn, Gregorie and Harold Wilhite. 2014. Rethinking Enbodied Knowledge and Household Consumption. *Energy Research & Social Science* 1: 56-64.

フィリピン・マニラにおける感染症対策と二つの「ホーム」

石野隆美

はじめに[1]

二〇二〇年一月三〇日に国内初の新型コロナウイルスの感染者が確認され、三月前半から急速な感染者数の増加をみたフィリピンでは、三月一七日以降、「世界で最も長く厳しい[2]」と評されるコミュニティ隔離措置「強化されたコミュニティ隔離（ECQ：Enhanced Community Quarantine）」が開始された。このECQの下では、生活必需品の購入を除く二四時間の外出禁止や公共交通機関の全面停止、警察による検疫強化といった厳格な行動規制が敷かれ、まちの景色は一変した。

だが、徹底した感染症対策にもかかわらず、三月一七日の段階で一八七名だった累計感染者数はその後一週間で五〇〇名を超え、約一カ月後の四月一八日には六〇〇〇名に達するなど増加の一途をたどった。ECQは二度の期間延長を経て五月一五日まで継続されたが、その間の感染者数が一万二〇〇〇名を超えるなど厳しい状況がつづき[3]、次第に強硬的な行動規制への不満や経済活動の再開を求める声が国内で高まりをみせた。対処を迫られた政府は、検討していた三度目のECQ延長を取りやめ、五月一六日以降のコミュニティ隔離措置の段階的な緩和を決定するにいたった[4]。

しかし、その後の新型コロナウイルス感染症の感染封じ込めはマニラ首都圏を中心にきわめて厳しい状況がつづいた。フィリピン保健省（DOH：Department of Health）のデータによれば、フィリピン全体における六月以降の感染者数推移では毎日一〇〇〇人から二〇〇〇人以上増加しつづけ、八月二日には累計感染者数が一〇万人に達した。また八月は一日三〇〇〇人から六〇〇〇人という驚異的な増加数で推移し、二七日には累計感染者数が二〇万人に到達した[5]。

当時のフィリピンが直面した課題は感染者数の急激な増大に留まらなかった。まず浮き彫りとなったのは、国内の医療体制の問題である。マニラ首都圏では三月のECQ開始から一週間で、主要病院であるマカティ・メディカルセンターがフェイスブック上で満床を報告し[6]、次いで四施設が満床と医療従事者不足を理由に新規患者の受け入れ停止を発表している[7]。八月現在においても、DOHが定める医療従事者の定期検疫期間（一四日間）を短縮して医療業務を継続せざるを得ない病院があるなど、医療従事者不足と病院のキャパシティをめぐる問題は色濃く残りつづけている[8]。

また、フィリピン国内の雇用問題も深刻な状況にあった。七月初頭に行われた全国調査では、コミュニティ隔離措置による営業停止や業務縮小の影響を受けて、フィリピン人成人の約四五パーセントが職を失ったという驚くべき結果が報じられている[9]。さらに、人口の一割近くを占めるフィリピン人海外出稼ぎ労働者（OFW：Overseas Filipino Workers）も各国で影響を受け、六月二四日の段階ですでに四〇万人以上が失職したとされる[10]。国内GDPのおよそ一割をOFWからの国際送金に頼っていたフィリピンにとって、諸外国におけるOFWの失職は国内経済の低迷に拍車をかけるかたちとなった。

これらの問題に対処するために、フィリピン政府は次の方針を固めた。まず、目に見える成果があがらずに批判を招いた厳格なコミュニティ隔離措置を緩和し、経済活動の維持と感染者数の抑え込みを両立可能とするような新たな感染症対策の枠組みへとシフトすることである。同時に、海外で苦境に立たされているOFWを一刻も早く帰国させ、彼らの再雇用によって国内の医療体制を補完し、感染症対策の足場を固めることである。

ここで注目しておきたいのは、この二つの方策を実現させるべく政府が掲げた特徴的なレトリックこそが「ステイ・ホーム」であったということである。フィリピンの感染症対策の文脈においてこの「ホーム」をめぐる言説は複数の意味合いを内包しており、それぞれ異なる経験として人々にあらわれていた。そこで本稿では、フィリピン・マニラ首都圏での感染症対策の中で、「ステイ・ホーム」がいかに複数的なかたちで言説化され、人々に経験されていたのかを検討する。まず次節では、感染症対策の介入の対象が「家」という「ホーム」空間へとシフトした機序を整理したうえで、ECQ期間中に筆者が出会ったとある一家の経験を事例に、家族の共同生活の場としての「ホーム」の変質とそれに対する家族の応答を描きだす。つづく三節では、OFWの帰国をめぐって「ステイ・ホーム」が言説化される特徴的なプロセスを記述すると同時に、OFWにとっての帰国／帰宅をめぐる「ホーム」経験がいかなるものであったのかを論じることで、マニラにおける重層的な「ホーム」が人びとに直面させた葛藤や「引き裂かれ」の現実を考察する。

「家」としての「ホーム」と揺らぎ

シフトする感染症対策のフィールド

これまでみてきたように、苦しい状況がつづくフィリピンの新型コロナウイルス感染症対策においては、国内経済の限界を理由に大規模な首都封鎖やコミュニティ隔離措置を疑問視する見方も次第に強まり、経済度外視の感染症対策を講じることが難しい状況が生じていた。当然、コミュニティ隔離措置の抜本的な緩和は感染者数の増加に直結しかねない。ゆえに、感染症対策と経済回復の両立をめぐっては慎重な対応が求められた。

そうした中で、政府はローカルな単位を基準としたよりきめ細やかな感染症対策へとシフトすることにより、感染の封じ込めと経済対策との両立を地域の状況に即したかたちで実現させることを試みた。そこで見いだされたのが、家庭や職場といった小規模コミュニティに焦点化した対策戦略である[11]。

DOHが八月から打ち出したこの戦略においては、各地方自治体・地方行政(LGU:Local Government Units)のリーダーシップと、各家庭内・職場内でのミクロな感染症対策の徹底が鍵として位置づけられている。個々の地域コミュニティの代表者は、地域の人々が自ら適切な予防行動をとることができるよう、資源配分の最適化や感染予防ガイドラインの更新をリードしていくことを求められた。

換言すれば、このシフトは各家庭レベルでの自助的な感染予防措置の強化をねらったものであった。つまり、最もミクロなコミュニティのひとつとしての「家/家庭(home)」が、(その構成員の自発的な取り組みを促すという意味においての)「介入」の対象として位置づけられたのである。たとえばエドゥアルド・アニョ内務自治相は八月一〇日、家の中で家族が互いの距離を適切に保てない場合には、家の中であってもマスクやフェイスシールドを着用するよう呼び掛けている[12]。

もちろん、家庭や家族を軸とした感染症対策は八月になってはじめて生じたものではない。首都圏封鎖が三月一七日に実施されて以降、身体のこまめな消毒や不必要な接触機会の縮減をはじめ、家庭内で諸個人がとるべき感染予防対策は「ステイ・ホーム」の言説に付随して流布されてきた。同時に、家族や親族、知人と同じ家屋で生活する人々もまた、刻一刻と変化する周囲の状況に応じて試行錯誤しながら今日まで生活を継続させてきた。そこで次項では、ロックダウン下における共同生活の場としての家族空間ではいかなる事態が生じていたのか、また家族空間としての「ホーム」が人びとにいかなるものとして経験されなおしていたのかを事例から描きだしてみたい。

母が咳をした——変質する「ホーム」

ドウグラス（仮名、三〇代男性）はマニラ首都圏ヒル・プヤット駅にほど近い高層コンドミニアムで母ルーシィ（仮名、五〇代女性）とともに暮らしている。ドウグラスは同コンドミニアム[13]にさらに二つの部屋（ともに「スタジオ」と呼ばれるワンルーム、約二四平米）を保有しており、Airbnbを用いてそれらを観光客やビジネス客に貸し出し、収入を得ている。また、短期雇用として近郊のモールの店員の仕事も不定期に行っている。母ルーシィの具体的な職業は聞くことができなかったが、短期契約で雇用されている。ルーシィには、身体が弱く体調を崩しがちであり、仕事がうまくいかなかった過去もあるという。ドウグラスはそんな母の生活のサポートを考えて、数年前から母と生活することを選んだ。現在二人は二つのベッドルームがある約四三平米の部屋で暮らしている。

筆者は、二〇二〇年一月から四月の帰国にいたるまで、ドウグラスから部屋を借りていた。基本的なやり取りや情報交換はフェイスブックのチャットを用いたが、二週間に一度、シーツと枕カバーの替えを二セットずつ部屋に持ってきてくれ、その際に毎回数十分ほど世間話や筆者の調査中の疑問について会話をする仲だった。

だが、三月半ばからのロックダウン期間中にルーシィが突如体調を崩し、彼女の新型コロナウイルス感染症への感染が疑われたことをきっかけに、ドウグラスの生活に変化が生じることとなった。

【事例1　母の体調悪化】（二〇二〇年三月二四日のフィールドノートから再構成）

ロックダウン開始から数日が経った三月二〇日、ルーシィはスーパーマーケットに入店するための待ち時間で具合を悪くし、結局買い物をできずに帰宅した。当時スーパーでは入場制限が行われていたため、人々は長い時には二時間近く、暑さと強い日差しの中マスクを着用して列に並ぶ必要があった。ルーシィが並んだ店では、日陰で待つことができるのは入店間近の一〇数名に限られていた。

帰宅後すぐにルーシィはドウグラスに不調を訴え、自身のベッドルームに籠った。ドウグラスによれば、その時母は頭痛と倦怠感、右ひざの痛みを訴え、またのどにも痛みがある気がする、と訴えたという。

翌二一日には症状が軽くなったが、しかし二二日の晩から再び苦しさを増した。これをうけてドウグラスは母に病院に行くことを提案したが、母は首を縦に振らなかった。治療にかかる費用への心配があったためである。(14) 次いでルーシィが懸念したのは、病院にいっても適切な処置を受けることができない可能性であった。「感染したかどうかを確かめるために病院に行って、その結果、本当に感染してしまったら意味がない。ただ並ぶことしかできない」とドウグラスは後に語った。

三月末の段階でマニラ首都圏の主要病院の多くがすでに満床を報告し、新規の感染者受け入れを制限していたことは先述のとおりである。さらに、三月二三日からはコンドミニアムが位置するバランガイ（*baranggay*：「町」または地区を示す最小の地方自治単位）のルールとして、外出時の「外出パス（quarantine pass）」提示と常時携帯が義務化されたこともルーシィの判断に関係しているだろう。コンドミニアムからの外出の際には逐一警備員にパスと身分証明書を提示し外出の理由を話さねばならず、また一度に外出できるのは各世帯一名のみと定められていた。勤務している警備員によっては、一日に二回外出しようとすると細かく目的をたずねられたり、回数を控えろと言われたりすることもあった。
コンドミニアムの中での隣人関係の問題もある。エレベーターや廊下をはじめ多くの共有スペースがあるコンドミニアムではなおさら、居住者に感染者や感染の疑いがある者がいるという事実が広まれば、混乱や住民間の疑心暗鬼、ひいては感染者への非難が生まれかねない[15]。ドウグラスもまた、そうしたパニックを避けるために周囲への相談をしなかったと話す。ドウグラスは独力で母のケアを担うほかなかった。

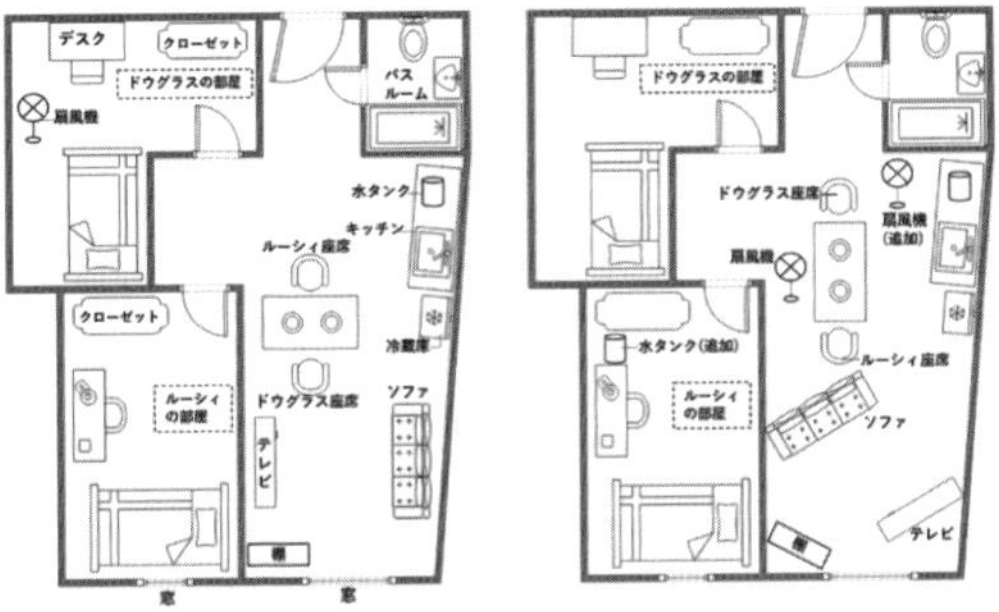

図1：ドウグラス一家の間取り図（左：変更前，右：変更後）。ドウグラスからの聞き取りをもとに筆者作成[16]。

【事例2　家具の配置変更】（二〇二〇年三月二四日、二八日のフィールドノートから再構成）

ルーシィが三月二〇日に寝込んで以降、ドウグラスがはじめて筆者の部屋を訪れたのは二四日であった。「マスクを多く持っていないか」と私にたずねた後、二三日の夜から二四日の朝にかけて母が咳をしていたと話した。ドウグラスは、その咳をきっかけに母の新型コロナウイルスへの感染を強く疑い、なんらかの対策の必要性を感じたという。彼はこう述べる。「咳が聞こえた瞬間に、緊張した」。

ドウグラスはそれ以降、それぞれのベッドルームを除いた部屋の家具の配置を変更した（**図1**を参照）。まず取り組んだのが、部屋の入口からみて正面にある窓に向け、部屋の中央に二台の大型扇風機を設置したことだ。一台は以前まで彼のベッドルームで使われていたものであり、もう一台は筆者の借りていた部屋にあったものだ。ドウグラスは、それらの扇風機を半分ほど開けた窓に向けてほぼ常時運転させ、部屋の空気がつねに窓へ、すなわち外へと流れるようにしたと述べる。

また、入り口玄関と窓に対して並行に置かれていた約三人掛けのソファを、窓に向けてより垂直になるよう移動した。ソファに座ると、扇風機の風が背後から、正面の窓に向かって流れる位置である。ほかにも、これまで一つだけ部屋に設置し共用していた飲料用の水タンクを二つに増やしたり、食卓でそれぞれが座る位置を入れ替えたりした。(17) 後日筆者は一連の行動を聞いて、なぜ風に乗ってウイルスが移動するかもしれない経路にソファを置いたのか質問した。「背中を向けるから大丈夫。風がないよりはずっと快適なはずだ」というのがドウグラスの回答であった。そのほかにも、可能な限りリビングの隅々まで空気が動くよう、扇風機の位置や家具の位置調整を繰り返したという。

ドウグラスはおそらく、こうして筆者に言語化した以上に微細なレベルで自らの日常生活を捉えなおしたことだろう。母の体調が回復してから、ドウグラスは振り返って筆者に次のような感想を述べている。

(状況が)こうなってから、何が自分の物で、何が母の物なのかを考えた。母の物を触ったりするのは注意が必要。そして、どっちの物かわからない物ばっかりで困った。ルームシェアをしているみたいな気分だった。
(二〇二〇年三月二九日、筆者の部屋で聞き取り)

部屋や道具を「家族とシェアしている」というドウグラスの発言は、家族の空間においてこれまで所与とされてきた彼の人間関係やモノと人の配置、モノどうしの配置が、母の感染疑惑を契機に突如揺さぶりをかけられ、再解釈の場に置かれたことを示している。ドウグラスは、部屋の空気の動きを意識し家具の配置を変更することで、自らを少しでも安全な状況に置こうとした。だがそうしてひとまずの再‐安定化を果たした「ホーム」は、いつかまた母が咳をした瞬間に再度の修正を迫られてしまうような、緊張感ある連続性の中につねに置かれているのである。ドウグラスにとり、感染が疑われる母とともにある「ホーム」は、そこからの逃避も安住も許されないような「引き裂かれた」時空間として、以前とは別様に経験されていたといえるだろう。

OFWが経験した「ホーム」の重層性

本節では、ここまでみてきた家庭空間における「ホーム」の揺らぎと引き裂かれが、海外からの帰国を余儀なくされたOFWにも異なるかたちで経験されていたことを議論する。OFWにとっての「ステイ・ホーム」の言説は、「母国」と「家」という二つのかたちであらわれており、それぞれの文脈において彼らに葛藤をもたらしている。この点について論じていくために、まずはOFWの帰国をめぐる政府の対応と、そこで観察される「ステイ・ホーム」の特徴的なレトリックについて整理しておきたい。

ナショナルに輪郭づけられた「ホーム」

本稿冒頭に示したように、増加が止まない感染者数に並んで、フィリピンでは疲弊する国内医療体制の整備が喫緊の課題となっていた。そこで政府は、海外で職を失い帰国を余儀なくされたOFWの受け入れを加速させ、医療知識のあるOFWを国内で再雇用させることで対応しようと試みた。その取り組みは早期から着手され、政府は五月以降で一七万人以上のOFWをフィリピンに帰国させている[18]。同時に、政府は四月から、専門的な医療知識を有するOFWを国内に留め置くべく、彼らの海外再出国を禁止する法的措置を発令した。しかし、フィリピン海外雇用庁（POEA：Philippines Overseas Employment Administration）によるこの決定はフィリピン看護協会からの大きな批判を招き、発令後まもなくして省庁間タスクフォースにより、「三月八日時点ですでに雇用契約を結んでおり、かつ正規雇用証明書を有している者」に限って出国可能とする条件緩和がなされた。だが依然として出国条件を満たす者はごく一部に限られており、看護師や医療従事者からの批判がつづいている[19]。

しかしながら、こうしてOFWの国外流出を半ば強硬的に防いだものの、彼らの国内再雇用はスムーズには進まなかった。たとえば、八月に政府がOFWに向けて呼びかけた国内医療業務への雇用募集には、定員の一〇〇〇名に対してわずか二五名の有志しか集まらなかった。出国禁止措置に対するOFWの不満に加え、海外で働いた場合の給与と比較して国内の賃金水準が大きく下回っていることへの不満が数字にあらわれているといえるだろう[20]。

またこの事態には、フィリピンが新型コロナウイルス感染症のパンデミック以前から国内の医療従事者不足にあえいできたという背景が関係している。フィリピンはかねてより看護師や医療従事者の主要輸出国であったが、裏を返せばそれは、より良い環境と機会が得られる海外諸国へと、国内の人材が流出しつづけてきたことを意味する。新型コロナウイルス感染症のパンデミック下で生じている医療施設の閉鎖や圧迫、労働力不足は、かつてからつづいてきた医療体制の構造的問題が顕在化したものなのである。

こうした苦境にあって政府に残されていた手段は、ナショナリズムのレトリックを用いて人々の愛国心に道徳的に訴えかけることであった。医療従事者に対する「国を守る英雄」「国と国民に奉仕する義務をもった人々」といった表象や、OFWの国外流出が国内医療従事者の士気を削ぐ危険性に関する言説がさかんに政府から発せられている[21]。

この文脈において、留まりつづけるべき「母国」としての「ホーム」が言説化されることになる。その最も興味深い例として、二〇二〇年八月二六日、フィリピン大統領府報道官ハリー・ロケがCNNに語った発言を取りあげたい。彼は、フィリピン人医療従事者の海外就労禁止には二つの理由があると述べる。一点目は、OFWが渡航先で感染し危機に陥るリスクから彼らを守るためだという。そして二点目にロケが挙げたのが、「愛はまずホームから（charity begins at home）」という説明であった[22]。

この諺は、「愛はまず家庭から」と訳されることが一般的である。「誰かを助ける余裕があるならば、他者ではなく身内の者へ手を差し伸べよ（なぜならあなたを生み育ててきたのはあなたの近しい人々なのだから）」といった意味合いをもち、しばしば寄付や慈善活動、あるいは政府の対外政策を批判する際の根拠として用いられるものだ。

ロケが「母国」ないし「愛国」のニュアンスをここでの「ホーム」にあてていることは明らかである。また直後にこのように発言している。「私たちは彼ら（医療従事者）の助けを必要としている。このフィリピンに残って働くことが彼らの目に魅力的に映るように、私たちはこれまで努めてきたのだ」。だが先述した国内雇用募集の結果を思い返せば、OFWとの互酬関係を道徳的に主張すればするほど、彼らが置かれている現状とのギャップが色濃く映し出されてくる。

もちろん、出国を望むOFWとそれを防ぎたい政府という単純な二項対立として整理できるほど、事態は単純ではない。そもそも、OFWのすべてが海外就労に希望を見出しているわけではない。先述のとおり、六月の時点で約四〇万人の海外在住OFWが失職した事実を鑑みるならば、出国先にもどっても以前の仕事に復帰できる確証はない。それどころか、感染症の流行とその対策の状況によっては、適切な社会保障を享受することができるか否かも確たるところではない可能性がある。一例として、人類学者マリアキアラ・フィカレッリの報告をみるならば、国内の家庭内介護労働者の多くをOFWが占めるイタリアでは、ロックダウン中の失業者に対する政府失業手当の支給対象からOFWが除外され、彼らは「忘れ去られていた」という現状もある[23]。

このように、ＯＦＷが置かれている状況はきわめて複雑である。国内では、厳しい雇用条件の下、増加の一途をたどる感染者と立ち行かない医療体制に「英雄」のごとく対処することを求められる。しかし海外のより良い環境を求めることは法的に規制され、また渡航先で待ち受ける未来には不確実性がつねにつきまとっている。このように、距離をとることも近づくことも難しいという意味で、彼らはナショナルに輪郭づけられた「ホーム」において引き裂かれに直面している。

「ホーム」への帰宅をめぐるＯＦＷの葛藤

他方で、帰国を余儀なくされたＯＦＷは、「家」としての「ホーム」への帰宅をいかなる経験として捉えていたのだろうか。むろん、ＯＦＷと一言で表現しても彼らの渡航先や渡航年数、職種は多岐にわたり、彼らが置かれていた社会経済的な状況もまた個別具体的なものとして多様に存在する[24]。そうした奥行きを十分に念頭に置きつつ、ここでは個人ブログやインタビュー記事に記されているＯＦＷの帰宅経験をいくつか取りあげながら、「ホーム」への帰国／帰宅をめぐる複雑なＯＦＷの状況について記述してみたい。

上述のように多様な状況が想定されるものの、海外での失職や帰国によるＯＦＷからの送金停止の影響は、フィリピンの国家経済はもとより、送金に依拠してフィリピンで生活をつづけてきたＯＦＷの家族にとっても重大なものであった。ＯＦＷが海外で得る収入はフィリピン国内の賃金水準と比較して高額である場合が多く、彼らの送金はフィリピン在住家族の生活や社会階層に大きな変化をもたらすほどの影響力を有してきた（長坂 二〇一三）。それゆえ、海外での失職は多くの場合、ＯＦＷ本人の生活のみならず、フィリピンに残された家族にとっても重くのしかかっていると考えられる。

そして送金が途絶えることによる家族の生活への影響は、おそらくＯＦＷ本人が最も理解し懸念しているところであろう。たとえばＵＡＥで一三年以上仕事を続けていたキャサリーは、出稼ぎによって得られたはずの資金を期待していた家族の落胆について、自身のブログ「PinoyExpat」で想像している[25]。また、貯金や保険の備えが無いままに帰宅することを母国の家族に責められるかもしれない恐怖についてもブログでは語られている。ＯＦＷにとって海外での失職は、自身の安全と同じかそれ以上に、母国で待つ家族の経済状況を憂慮しなければならない事態を生んだといえる。

反対に、フィリピンへの帰国と帰宅がＯＦＷとその家族にとって希望となったり、両者の「絆」を深めたりするケースの報告もある[26]。だが、海外からの送金に多くを依拠していた家族の場合は事態もより複雑であろう。言い換えれば、セーフティネットとしての家族関係の強度はＯＦＷやフィリピン在住の家族が置かれていた社会経済的状況に左右されうるものであり、ＯＦＷ間のさまざまな格差の問題がここに見いだされうるであろうことは述べておく必要がある。他方で、フィリピンでコミュニティ隔離措置が開始された三月以降、女性と子供を対象とした家庭内暴力被害が相次ぎ、六月までですでに四二〇〇件を超えているとの報告もある[27]。ＯＦＷの帰国と家庭内暴力との相関関係はむろん定かではないが、少なくとも、これが国内での雇用問題や外出禁止のストレスといった多くの要因が複雑に絡み合う中で生じた課題であることは疑いえず、ここに国際送金の停止による影響が含まれていないとは言い切れない。

さらに、帰国するＯＦＷの懸念は経済的な問題に留まらない。彼らにとって帰国／帰宅は自身と家族を感染のリスクにさらしてしまう危険がある行為としても存在する。たとえばドバイからの帰国／帰宅の実体験をブログに紹介しているデシーは[28]、実家に帰った後も「敵は目に見えないからとくに注意すべき」と自身と家族の感染のリスクを考慮し、自ら一四日間の「自己隔離（self-isolation）」を実施したと話す。また彼女によれば、家族の感染を防ぐために一四日間自費でホテルに滞在することを選ぶＯＦＷもいたという。

加えて、帰国したOFWとその家族に対する差別と偏見の問題もまたOFWには可視化されていた。たとえばクルーズ船で働きつづけてきた船員のOFWの例では、以前は帰宅のたびに家族や友人らがプレゼントを用意してくれるなどあたたかく迎えられていたが、今日の状況では帰国船員が危険な病原菌を持っているかもしれない「部外者（outsider）」として家族や近隣コミュニティから疑いの目を投じられると語る者もいる[29]。

先述したキャサリーのように、海外で長い期間生活をしていたOFWにとってはフィリピンでの生活環境や家族との共同生活にいかに適応するかという問題もある。キャサリーの場合は、フィリピンのWi-Fi通信環境や交通・行政インフラの不備への適応に苦労した経験がブログの別の記事でつづられており、帰宅してまず実家のWi-Fiルーターをより高性能なものに取り換える作業をはじめたことが語られている[30]。程度の差はあれ、これまで家族と離れて生活していたOFWにとって、異なる生活環境への適応は苦労をはらむものであったことが推察される。当然、これはOFWの帰宅を受け入れた家族側にとっても同様であろう。

ここまで示してきたのは、OFWみなが「家」としての「ホーム」への帰宅や家族との再会に希望を見いだしていたわけではないということである。むしろ、OFWとしての自負や送金を求める家族の期待を失う恐怖に向き合いながら帰国せざるを得ないケースが存在していた。OFWとその家族にとって、両者の再会の場としての「家」すなわち「ホーム」はつねに関係性が変質するリスクとともにある空間であったというべきである。またそもそもOFWがナショナルな「ホーム」に法的／道徳的に留め置かれ葛藤していた点を思い返すならば、OFWは「家」と「母国」それぞれの「ホーム」をともに引き受けざるを得ない状況に、いわば二重の引き裂かれに直面しているといえるだろう。

「ホーム」とはいかなる事態なのか――不断の再解釈と実践の可能性に向けて

フィリピンからの国際移動を事例に、ＯＦＷや国際結婚移住者が経験する「ホーム」の複数性やダイナミズムを論じた先行研究には一定の蓄積がある。とくに一九七〇年代以降のＯＦＷのトランスナショナルな移動を対象化してきた人類学的研究においては、「ホーム」が国境を越えた移動と人間関係の構築の過程で多様に創出されたり変容したりすることがさかんに指摘されてきた(e.g. 関二〇一七；永田二〇一二)。また、人類学者ニコル・コンスタブルは、香港で家事労働を担うフィリピン人女性を事例に、彼女らがトランスナショナルな「ホーム」――母国の自宅という「ホーム」と、家事労働を行う職場かつ生活の場としても存在する国外の「ホーム」との――双方を経験する中で、次第に自らにとっての「ホーム」が不在化してしまうケースについて議論している（Constable 1999）。

しかし、新型コロナウイルス感染症の影響により生じた今日のＯＦＷの帰国移動は、これまでフィリピン人出稼ぎ労働者や結婚移住者たちが向き合ってきた「ホーム」をめぐる経験とは異なる様相を呈している。ここまでみてきたように、ＯＦＷへの法令に基づく強制的な出国禁止措置と国内での道徳的・英雄的なふるまいの希求は、「母国＝ホーム」とそこからの再出国をめぐるアンビバレントな葛藤を彼らに引き受けさせている。同時に、彼らは「家＝ホーム」への帰宅にあたっても経済的な課題や感染リスク、異なる生活環境への適応といった多くの問題に直面しており、ＯＦＷは「ホーム」をめぐる重層的な引き裂かれの渦中に留め置かれている。

だが、事例で取りあげたドウグラスによる家庭内での微細な試行錯誤の実践や、先述したＵＡＥからの帰国ＯＦＷキャサリーによる実家の Wi-Fi の交換の例をここで想起したい。母が病に伏したドウグラスの数日間は、これまであった「ホーム」が突如として問い直される経験の連続であったと言い換えられる。「家／家族」としての「ホーム」は、日々の生活の場と重なるがゆえに逃避が困難なものである。しかし／それゆえにドウグラスは——筆者の部屋に逃避することはあったとしても——家族内感染の疑惑に対して自らの生活空間を微細に調整することで対処を試みていたということができる。[31]

ドウグラスの実践をみるならば、「ホーム」とは、そのような不断の実践によってかろうじて構成され維持されるような存在として浮かびあがってくる。この視点転換によって開かれるのは、帰国／帰宅し新たな環境に身を置かざるを得ない状況に置かれたＯＦＷの人びとが、その「ホーム」を他者や周囲の環境との交渉実践の中で再構築していく可能性を見いだす視座であるとはいえないだろうか。二つの「ホーム」をめぐる人びとの葛藤は感染症の世界的な状況に応じて（同時に身近な家族や近隣コミュニティの感染状況に応じて）つねに更新されうる可能性があるが、他方でそれは、その都度人びとが新たに環境と自らの位置を問い直す契機としても開かれているだろう。

【註】

＊　本稿の執筆と現地調査に際しては、日本文化人類学会植松東アジア研究基金二〇一九年度研究推進事業による研究助成を受けた。ここに謝して記したい。

（1）　本稿では二〇二〇年八月三一日までのフィリピン・マニラ首都圏の状況をあつかう。

（2）　『テレグラフ（*Telegraph*）』の記事を参照（Inside the World's Longest and Strictest Coronavirus Lockdown in the Philippines.

July 11, 2020. https://www.telegraph.co.uk/global-health/science-and-disease/inside-worlds-longest-strictest-coronavirus-lockdown-philippines/ 二〇二〇年九月二五日最終閲覧）。

（3） フィリピン保健省による発表（https://ncovtracker.doh.gov.ph/ 二〇二〇年九月二八日最終閲覧）。

（4） マニラ首都圏におけるコミュニティ隔離措置は、五月一六日から三一日の期間「修正された強化されたコミュニティ隔離（MECQ：Modified Enhanced Community Quarantine）」へ、また六月一日から八月三日までは「一般的なコミュニティ隔離（General Community Quarantine）」へと緩和された。その後八月四日から一八日にかけての二週間は国内医療団体の要請を受けて再びＭＥＣＱに規制されたが、八月一九日以降はＧＣＱに戻り、以降も継続している。これらの隔離措置の詳細についてはジェトロ・マニラ事務所による整理などを参照してほしい（日本貿易振興機構（JETRO）マニラ事務所 二〇二〇「フィリピンにおけるコミュニティ隔離措置の最新状況」https://www.jetro.go.jp/newsletter/orf/2020/news/ph0901 二〇二〇年九月二八日最終閲覧）。

（5） フィリピン保健省による発表（https://ncovtracker.doh.gov.ph/ 二〇二〇年九月二八日最終閲覧）。

（6） 二〇二〇年三月二四日一八時二六分の投稿（https://www.facebook.com/IamMakatiMed/ 二〇二〇年九月二八日最終閲覧）。

（7） 『まにら新聞』の記事を参照（「首都圏で新型コロナウイルス感染者の入院を受け入れなくなった病院が相次ぐ」二〇二〇年三月二七日ウェブ版。http://www.manila-shimbun.com/category/society/news250458.html 二〇二〇年九月二八日最終閲覧）。

（8） *Manila Times* の記事を参照（Covid Wards Understaffed. July 20, 2020. https://www.manilatimes.net/2020/07/20/news/headlines/covid-wards-understaffed/743574/ 二〇二〇年九月二八日最終閲覧）。

（9） *ABS-CBN News* の記事を参照（Adult Joblessness Hits Record 45.5 Percent, 27.3 Million Unemployed. August 16, 2020. https://news.abs-cbn.com/business/08/16/20/sws-adult-joblessness-hits-record-455-percent-273-million-unemployed 二〇二〇年九月二八日最終閲覧）。

（10） フィリピン労働雇用庁（DOLE：Department of Labor and Employment）長官の発言を取りあげた *ABS-CBN News* の記事を参照（DOLE Expects 30-40 Pct Cut in Remittances After COVID-19 Displaces 400,000 OFWs. June 24, 2020. https://news.abs-cbn.com/business/06/24/20/dole-expects-30-40-pct-cut-in-remittances-after-covid-19-displaces-400000-ofws 二〇二〇年九月二八日最終閲覧)。

(11) DOHによる二〇二〇年八月三日のプレスリリースを参照(https://www.doh.gov.ph/press-release/DOH-NATIONAL-GOVERNMENT-FOCUS-PANDEMIC-RESPONSE-ON-COMMUNITIES-IMPLORE-PUBLIC-COOPERATION. 二〇二〇年九月二五日最終閲覧)。

(12) 『まにら新聞』の記事を参照(「もはや打つ手なしで比政府の対応迷走気味」二〇二〇年八月一二日ウェブ版。http://www.manila-shimbun.com/category/society/news252908.html 二〇二〇年九月二五日最終閲覧)。

(13) カーシェアリングやシェアハウスをはじめ、企業や個人が保有する住宅や自動車、サービスの交換と共有を特徴として成り立つ経済の仕組みは「シェアリングエコノミー」(Botsman & Rogers 2010)と呼ばれる。なかでも情報通信技術の発展に伴い、個人間・消費者間(Peer to Peer)でのモノの交換と共有を可能とするデジタルプラットフォームが二〇〇〇年代以降世界的に展開をみせている。二〇〇八年に創業されたAirbnbは、宿泊需要を持つ個人と空き部屋等の宿泊場所を提供する個人とを媒介するプラットフォームであり、利用者は賃貸借の契約なく住居や部屋の貸し借りをすることができる。

(14) 『まにら新聞』によれば、四月初頭には、新型コロナウイルス感染症の治療で一週間入院した男性に一四四万ペソ(およそ三〇〇万円)の治療費請求がなされたという(「死よりも恐ろしい治療費 防疫措置への高い支持率の背景」二〇二〇年六月一五日ウェブ版。http://www.manila-shimbun.com/category/society/news251907.html 二〇二〇年九月二八日最終閲覧)。

(15) 日下渉は、人々が厳格なロックダウンに比較的従順である背景のひとつには住民間の相互監視の高まりが関係していると述べる。ルールを守らない住民に対する嫌悪感情に起因して、隣人の素行を地方政府や警察に密告し、処罰を求める動きが広まりつつあるという(日下渉 二〇二〇「ドゥテルテ政権の新型コロナウイルス対策――なぜフィリピン人が厳格な「封鎖」に協力するのか」https://synodos.jp/international/23408 二〇二〇年九月二八日最終閲覧)。

(16) 筆者はドウグラス一家の部屋を訪れる機会は得られていないため、この図は彼からの聞き取りをもとに筆者が図示し、それを彼に修正してもらうことで作成した。

（17）　しかし母の判断により、母は食事を自身の部屋で食べることにしたという。
（18）　フィリピン労働雇用省による二〇二〇年八月一六日のプレスリリースを参照（Department of Labor and Employment (DOLE) Philippines. 2020. OFW Returnees Top 170k; More to Benefit from AKAP. https://www.dole.gov.ph/news/ofw-returnees-top-170k-more-to-benefit-from-akap/ 二〇二〇年九月二八日最終閲覧）。
（19）　『フィリピンスター（*Philippine Star*）』の記事を参照（Medical Professionals Allowed Go Abroad. August 21, 2020. https://www.philstar.com/headlines/2020/08/21/2036798/medical-professionals-allowed-go-abroad 二〇二〇年九月二八日最終閲覧）。
（20）　『フィリピンスター（*Philippine Star*）』の記事を参照（Only 25 Nurses Applied for DOH Emergency Hiring Program. August 22, 2020. https://www.philstar.com/headlines/2020/08/21/2036798/medical-professionals-allowed-go-abroad 二〇二〇年九月二八日最終閲覧）。
（21）　*ABS-CBN News* の記事を参照（Philippines Might Lift Overseas Deployment Ban on Health Workers After Virus Pandemic. August 18, 2020. https://news.abs-cbn.com/news/08/18/20/philippines-might-lift-overseas-deployment-ban-on-health-workers-after-virus-pandemic 二〇二〇年九月二八日最終閲覧）。
（22）　Office of the Presidential Spokesperson (Republic of the Philippines) ウェブサイト掲載のインタビューから引用（Interview with Presidential Spokesperson Harry Roque by Pinky Webb. August 26, 2020. https://pcoo.gov.ph/OPS-content/interview-with-presidential-spokesperson-harry-roque-by-pinky-webb-cnn-philippines-the-source-7/ 二〇二〇年九月二八日最終閲覧）。
（23）　Ficarelli, M. 2020. Caring for Italy: The Solidarity of Filipino Women Workers. *Society for Cultural Anthropology*.（May 18, 2020. https://culanth.org/fieldsights/caring-for-italy-the-solidarity-of-filipino-women-workers）。
（24）　紙幅の都合上詳しく述べられないが、一九七〇年代以降のフィリピン人海外出稼ぎ労働者の移動とその多様化については多くの研究蓄積がある（永田 二〇一一；cf. Guevarra 2010）。
（25）　「Pandemic COVID-19 Gives Fear to Many OFW」と題された投稿。二〇二〇年四月六日に投稿され、五月一六日に加筆されている（https://pinayexpat.com/pandemic-covid-19-gives-fear-to-many-ofw/ 二〇二〇年一一月六日最終閲覧）。
（26）　『フィリピンスター（*Philippine Star*）』の記事を参照（Repatriated OFWs Resist Pandemics Stresses Through Family Bonds. July18, 2020. https://www.philstar.com/other-sections/news-feature/2020/07/18/2028919/repatriated-ofws-resist-pandemics-

stresses-through-family-bonds 二〇二〇年一一月七日最終閲覧)。

(27) 『フィリピンスター(*Philippine Star*)』の記事を参照(Over 4,200 Cases of Violence Vs Women, Children Reported During COVID-19 Lockdown. June 16, 2020. https://www.philstar.com/headlines/2020/06/16/2021272/over-4200-cases-violence-vs-women-children-reported-during-covid-19-lockdown 二〇二〇年一一月八日最終閲覧)。

(28) ドバイ在住のOFWによって書かれた記事やブログを公開しているサイト「DUBAIODW.COM」に投稿されたデシーの紹介記事を参照(VIDEO: Filipina Vlogger in Dubai Shares Her Experience Going Home to Philippines Via Clark Airport. 公開日不詳。https://dubaiofw.com/filipina-vlogger-experience-going-to-philippines-via-clark-airport/ 二〇二〇年一一月七日最終閲覧)。

(29) https://th.boell.org/en/2020/06/26/filipino-seafarers-find-their-future-and-lives-adrift 二〇二〇年一一月六日最終閲覧。

(30) 「Time Flies so fast, I'm already one month in the Philippines」と題された投稿。八月二二日に投稿され、一〇月一三日に加筆されている(https://pinayexpat.com/ofw-life-in-the-philippines-time-flies-so-fast-it-is-already-one-month/ 二〇二〇年一一月六日最終閲覧)。

(31) ドウグラスの母ルーシィが、国内の医療体制への不安を理由に病院に行くことを拒んだことを思い出すならば、OFWの帰国と医療分野への再雇用をめぐって言説化されたナショナルな「ホーム」の言説はルーシィにとっても別の形で可視化されていたことが浮かび上がってくる。

【参照文献】

白石奈津子 二〇一八『出稼ぎ国家フィリピンと残された家族――不在がもたらす民族の共在』風響社。
関恒樹 二〇一七『「社会的なるもの」の人類学――フィリピンのグローバル化と開発にみるつながりの諸相』明石書店。
長坂格 二〇一三「フィリピンにおける海外移住の拡大と地方的世界の変容――イロコス地方の農村調査から」藤井勝・高井康弘・小林和美編『東アジア「地方的世界」の社会学』晃洋書房、三四八―三六八。
永田貴聖 二〇一一『トランスナショナル・フィリピン人の民族誌』ナカニシヤ出版。
細田尚美 二〇一九『幸運を探すフィリピンの移民たち――冒険・犠牲・祝福の民族誌』明石書店。

Botsman, R. & R. Rogers. 2010. *What's Mine Is Yours: The Rise of Collaborative Consumption*. HarperCollins.
Constable, N. 1999. At Home But Not at Home: Filipina Narratives of Ambivalent Returns. *Cultural Anthropology* 14(2): 203-228.
Guevarra, A. R. 2010. *Marketing Dreams, Manufacturing Heroes: The Transnational Labor Brokering of Filipino Workers*. Rutgers University Press.

バングラデシュにおける新型コロナウイルス流行と低所得者層の生活変容

――現地NGO・当事者との関わりから

田中志歩

はじめに

二〇一九年一二月に中国の湖北省武漢市で報告された新型コロナウイルス感染症は瞬く間に世界中に拡大し、今なお直接的／間接的な影響を世界中の人々に与え、我々の生活変容を余儀なくしている。しかしながら、内藤（二〇二〇）が示すように、感染症のリスクは、世界全体を均等に覆いつくしているわけではなく、疾病対策やインフラの整備状態、経済状態、社会組織、文化的価値観等のさまざまな影響で規定されることを理解しなければならない。このような見解は国際機関からも示されている。例えば、世界食糧計画（WFP）は、新型コロナウイルス流行の経済的影響の結果として、二〇二〇年末までに、低中所得国で最大二億六五〇〇万人が深刻な食糧不安に直面することになり、これらの数字は二〇一九年の数字と比較して約二倍であると予測している。また、国連児童基金（UNICEF）とセーブ・ザ・チルドレンは、二〇二〇年末までに貧困下の子どもが一五パーセント増加し、最大八六〇〇万人の子どもが新たに貧困に追い込まれる恐れがあると分析している。

本研究の対象国であるバングラデシュにおいても、新型コロナウイルスの影響は甚大である。二〇二〇年一〇月二日時点での感染者数は世界一五位で、感染者総数三六万六三八三人、回復者数二七万八六二七人、死者数五三〇五人、一日当たりの感染者数一三九六人である。感染者拡大のみならず、経済的損失や貧困層の増加といった間接的な被害を多大に受けることが容易に想像できる。さらに、前述した国家間の差異に加えて、バングラデシュ国内においても差異が生じており、後述するように低所得者層へ与えた影響は甚大である。

本稿では、私が同国滞在中に体験することになったロックダウンから緩和後までの状態[1]やその推移を検討する。オートエスノグラフィックな記述に加え、バングラデシュのコロナ禍において特に影響のあった都市低所得者層の生活変容を、当事者と、彼らを流行初期より支援している現地NGO[2]代表らと、NGO経営者として当事者と関わってきた筆者との四月から九月末までの関わり合いから検討していきたい。

私は、バングラデシュに二〇一二年から訪問している。チッタゴン丘陵地帯の先住/少数民族の人々が運営するNGOで二〇一四年度に日本語教師として一年間仕事をし、同時に自分自身でNGOアステ(aste)を運営している。その後二〇一七年からは修士論文のための現地調査を実施し、調査研究やそれ以外でも長くこの国と関わりを持っている。また二〇一九年からは、博士論文執筆のため長期滞在している。分析データとしては、主にフィールドノーツとインタビューデータを使用する。

バングラデシュにおける新型コロナウイルス流行

流行拡大の経過

まず、バングラデシュにおいて新型コロナウイルス流行が拡大した経過について簡単に述べる。二〇二〇年三月八日に、イタリアからの帰国者を含む三人が国内で初めての感染者として確認されて以来、立て続けに政府による感染拡大防止措置が発表され、国内の情勢が目まぐるしく変化していった。三月一六日より国籍を問わず入国ビザの発給が停止され、国家間の移動制限が始まった。さらに、一八日からすべての教育機関の封鎖[3]が発表されるとともに、国際便の発着停止[4]、国内のすべての公共交通の停止[5]、政府機関の閉鎖、すべての商業活動の停止、食糧品を扱うスーパーマーケット、青果市場、薬局、病院以外（飲食店、宗教施設、観光地等）の閉鎖が決定した。また夜間外出禁止令（一八時以降の外出の禁止）が発表されるとともに、三月二五日から三月三一日までの七日間と設定されたロックダウンがバングラデシュ全土で始まった[6]。

ロックダウン開始直後、新聞、テレビ、ラジオをはじめとする各種メディアは、普段は人や車であふれるダッカが静まり返っている様子を報じたほか、バングラデシュ人ユーチューバーらが新型コロナウイルス対策を自作の曲で呼びかけた[7]。この頃の首都ダッカの様子はというと、街中には緊張感が張り詰めており、私の暮らすダッカのアパートの前にある小さなスラムの住人、門番、市場の商人、リクシャ（三輪自転車、日本でいう人力車に自転車がついたもの）引きといった低所得層の人々に至るまで、一枚約一五～五〇タカ（約二〇～六五円）するマスクの着用や、二〇〇ミリリットルで約一五〇タカ（約一七〇円）する消毒ジェルの使用を心掛けていたし、普段は路上でたむろしている人々の姿もみられなくなった。時々買い出しのために外出すると、門番や近所の低所得者層の人々から、マスクや消毒ジェルを分けてほしいと頼まれ、私の手持ちを少しずつ分けたりもした。低所得者層の人々に関しては、布マスクだけでなく、不織布の使い捨てマスクであっても何度も同じものを使用している様子が見受けられた。

緊迫した状況に変化が見られるようになってきたのは、四月も後半に入る頃であった。一週間で終了するはずだったロックダウンは、繰り返し延長が発表され、日雇い業や露店などの小さな商店を営む人々、ロックダウンと共に閉鎖され賃金の未払いが生じた縫製工場の工員といった多くの低所得者層の人々は収入が断たれた。先の見えない状況の中で、人々は不安や不満を抱えるようになった。

このような中で、政府もこれ以上強固なロックダウンを続行することは困難であると判断し、五月上旬からの縫製工場の条件付きの再開、ラマダン(8)(断食月)中の礼拝を求める声に応じて五月六日以降のモスクの条件付きの再開(9)、ラマダンに続くイード・アル＝フィトル(休暇)(10)前に服やカバン、靴などを買う慣習からのショッピングモール再開を希望する声に応じて五月一〇日以降のショッピングモール再開等が決まっていった。この間も、決して感染者数が減少していたわけではなく、一日当たりの感染者数は右肩上がりの状況であったが(11)、人々は新型コロナウイルスへの感染よりも、生活が圧迫されることにより強い危機感を抱いていた。

五月三〇日にはロックダウンが解除され、その後、八月三一日までは市民の行動を制限する措置もあったのだが、これらは名ばかりで実態はほとんどなく、住民らにとっても行動制限措置が取られているのかどうかさえ分からない日々が続いていた。

低所得者層への影響

次に、バングラデシュの低所得者層に新型コロナウイルス流行が与えた影響について概観する。バングラデシュ統計局(Bangladesh Bureau of Statistics: 以下 BBS)によると、同国の貧困層は二〇一九年の時点で三二〇〇万人、そのうちの一七五〇万人が極貧層である。[12] また同じ年の国内貧困率は二〇パーセント、極貧率は一〇・五パーセントとなっている。一般経済計画委員会（General Economics Division Bangladesh Planning Commission: 以下GED）が流行初期に報告したところによれば、全ての産業で非正規部門の労働者が大量に失職したため、四〇〇〇～四二〇〇万人が貧困ラインを踏み越える可能性があるとされた。

さらに、サジダ基金（SAJIDA Foundation）の調査によれば、ダッカとチッタゴンの都市貧困層の八八パーセントが、新型コロナウイルスの影響で無収入に陥った。[13] 縫製業が盛んなバングラデシュにおいては、工場閉鎖による打撃が大きく、「コロナで死ぬか、飢えで死ぬか」の状況に立たされた低賃金労働者が工場に集まり、未払い分の賃金の支払いや工場再開を求めてデモを起こすようになった。ロックダウン開始後も（こっそりと）稼働していた工場もあるが、近隣住民からの批判の声や県知事等からの禁止の命令を受けて、一時は大多数の工場が停止した。このような状況に鑑みて、四月二四日、バングラデシュ縫製品製造業・輸出業協会（the Bangladesh Garment Manufacturers and Exporters Association: BGMEA）は「経済活動継続のためには縫製工場の再稼働が必要である」との意見表明を行った。そのことによって、工場が再開するといううわさが広がり、ロックダウン開始以前に地方へ戻っていた労働者らが、ダッカやチッタゴンに殺到した。なかには、徒歩で帰ってきた人も見られた。政府もこれ以上、縫製工場を停止しつづけることは困難だと考え、条件付きでの再開を認めるようになった。ＢＧＭＥＡは、四月二二日に縫製工場再開のためのガイドラインを公表し、再開にあたっての注意点を工場主に提示した。四月末から五月上旬にかけて工場が次々に再稼働する運びとなった。

また、低所得者層の人々を支援するＮＧＯ等の活動は、ロックダウン直後より迅速にスタートしていた。著名なＮＧＯであるバングラデシュ農村向上委員会（Bangladesh Rural Advancement Committee: BRAC）は、バングラデシュ全土のスラムマップを作成し、国内のＮＧＯによる支援活動で活用できるように、世帯数はもちろんのこと支援の実施状況等がリアルタイムで反映されるサイトを一般公開した。また、多くの学生団体も活動し、例えばダッカ大学の学生たちによって構成される団体は、貧困世帯への食料配布や消毒液の作成配布を行っていた。二〇二〇年七月に開催された「バングラデシュのＮＧＯによる新型コロナウイルス感染症への対応（NGO's in COVID-19 Response in Bangladesh）」会議においては、バングラデシュ国内のＮＧＯが新型コロナウイルス関係で一五・六億タカを費やし、食糧支援・衛生用品支援に使用されたことが報告された。このうちの一割の資金はバングラデシュ国内からの寄付金であり、政府だけでなくＮＧＯや市民が一体となって、より困難な状況にある人々への支援がなされていたことが分かる。

新型コロナウイルス流行の影響を受けた女性たち

タランゴ（TARANGO）は、バングラデシュの首都ダッカで女性支援を実施しているローカルＮＧＯである。タランゴでは、主に、困難な状況にある女性とその子どもに対する一時避難シェルターでの保護、彼女らへの就職支援に加え、工房でのフェアトレード商品の作成販売等が実施されている。避難シェルターには、常時二〇名前後の女性とその子どもが暮らしており、半年～一年間就職支援を受けたり、カウンセリングを受けたりしながら過ごすことができる。筆者は四月よりタランゴと共同で、ロックダウンの影響で困難な状況に陥った女性の緊急支援を実施してきた。以下では、タランゴのスタッフ、被支援者である低所得者層の女性三名（すべてイスラム教徒）を対象とし、二〇二〇年四月～九月の半年間に聞き取った内容を記述する。**表1**に彼女らの年齢など基本的な情報を示した。

女性たちの生活の変容

三名の女性の生活の変容に共通しているのは、新型コロナウイルス流行のため、夫や自分自身が職場から解雇されたり、仕事が減少したために、金銭的な不安を抱えた生活を送ることになっている点である。さらには、夫が他の女性と結婚したり、音信不通状態になってしまうなど、経済的だけでなく精神的な負担を突然、背負うことになった。女性は三名とも両親が不在であり、身寄りもないことも重なり、これまでの生活が一変して、一時避難シェルターでの暮らしを余儀なくされている。ここで、三名それぞれがNGOに相談するに至った経緯をその語りとともに見ていきたい。

ロックダウンによって仕事を夫婦で失いました。仕事を失った次の日に、夫が「実家に帰る」と言ったので、てっきり家族全員で帰るのだと思いました。ところが夫は、実家の両親に自分自身が結婚していることを伝えていないとのことでした。私はびっくりしたのですが、その時はまだ、子どもと私も連れて行ってくれるものと思っていたので、荷物を用意しようとすると、夫が「俺が一人で帰って、あとからみんなが来れるかどうか、両親に聞いてみる」と言ったので、大げんかになりました。私は絶対に一緒に行くと言い張り、夫はしぶしぶ私たちも実家へと連れて行きました。夫の実家に行って義父母が孫の顔を見れば気持ちは変わると思っていたのです。ところが夫の予想通り、義理の両親は私のことを嫁とは認めないと言いました。何度も話し合いをしたし、村長や他の親戚等も話し合いに入ってくれたのだけど、「身寄りがない女性との結婚は認めない。同じ地域の出身の女性とでないと結婚させられない」とのことでした。夫は仕事を失った状態なこともあり、家族の縁を両親とは切る事ができないといいい、それ以上は話し合いも持たれず一方的に関係を解消されました。自分自身

対象者	年齢	両親の有無	夫との関係	ロックダウン以前の仕事	子ども
A	24	両親不在： 養護施設で15歳まで育つ	事実婚→離婚	縫製工場勤務	男児1人 女児1人
B	25	両親不在： 養護施設で15歳まで育つ	事実婚→離婚	縫製工場勤務	男児2人 女児1人
C	18	両親不在： 親戚の家で育つ	事実婚→離婚	主婦	男児1人

表1：調査対象者の詳細。

も仕事がなくなり、しばらくは会社の寮に暮らしていましたが、会社に寮から出て行けと言われて困っていたところ、同僚からタランゴのことを聞いて相談に来ました。（Aさん）

四月になって、夫が「一度実家に戻って様子を見てくる」と言い残し、突然家から出て行きました。私自身もコロナの影響で工場が閉鎖されて、給料が支払われず食べていくことができなくなってしまい困っていました。二週間ほどして、夫が家に帰ってきたのでこれからのことを相談しようとしたら、「他の人と結婚するから離婚だ。お前は出て行け」と言われてしまいました。夫に逆らうことができなかったので、子どもを連れて家を出ましたが、私には実家がないので大変困ってしまいました。夫の親戚に言えば夫に告げ口されるのではないかと思い、一週間程路上で生活を送りました。でも、路上での生活は大変で、このままでは生活ができないと思い、夫に離婚を思いとどまるよう頼みに行きました。しかし、夫の考えは変わらず、さらには娘を売ると言いだしたので再び路上生活を送りました。子どもだけでも安全な場所に置かなければと思い、夫の親戚の中で仲の良かった家族に事情を話して今も預かってもらっています。会社の知り合いが私の今の状況を知って、NGO（タランゴとは異なる）を紹介され、そのNGOがここを紹介してくれました。今後どうしたらいいのか分かりま

せん。（Bさん）

工場で勤務していた夫と一緒に暮らしていました。ロックダウンの影響で工場が閉鎖されてしまい、夫は「待っていて」と言って実家に帰っていきました。その時私は妊娠していたので、私が移動するのが大変だから夫は一人で行くんだと思っていました。でも、夫が一向に帰ってこず、待っているうちに子どもが生まれました。私と夫は駆け落ちで結婚したので、親戚を頼ることができず、出産の時は近隣の人々に助けられました。幸いなことに、近所の人たちはとっても優しかったのですが、夫に渡していたお金がどんどん無くなって、暮らしていくことができなくなり困ってしまいました。親戚に連絡しても帰ってくるなと言われ、行く先がなくて困っているところ、このNGOを教えてもらいました。今は、安心して暮らすことができていますが、今後の事を考えるとまだまだ心配です。子どもは○歳だし、初めての子育てだし、頼る人はおらずどうしたらいいのか分かりません。またいいご近所さんに恵まれるといいのですが……。（Cさん）

夫が一方的に妻を捨てて他の女性と結婚することは、バングラデシュのベンガル農村では必ずしも珍しいことではなく、その夫に対して法的な制裁を求めることも現実には難しい。地元に帰る選択をする既婚男性の中には、地元で条件がよいとされる女性、例えば土地を持っていたり、持参金（ダウリー）を多く取ることのできる女性と結婚することを両親や親戚から勧められて、それに従う者もいる。とりわけロックダウン下では、都心部に暮らす多くの低所得者層が職を失い、物価の高いダッカでの生活が困難な状況に陥ったことで、それまで一緒に暮らしていた妻や子どもを夫が置き去りにしてしまうケースが多発していることが、支援活動の中で明らかになった。

精神的な拠り所の喪失

タランゴの代表者は、「新型コロナウイルス流行以前は一カ月に一～二人が相談に来ていたけれど、ロックダウンになってからは、相談件数が増えていった。女性たちに理由を聞くと、男性が急にいなくなっているケースが多い。両親が健在であるか、親戚を頼れる場合は、男性側へ意見することが可能なのだけど」と述べている。男性の責任が問われにくい要因のひとつに、バングラデシュには統一された家族法が存在せず、原則として各当事者が所属する宗教等のコミュニティの法が適用されていることが挙げられる（イスラーム 二〇〇七）。大多数の国民はムスリム（スンナ派ハナフィー学派）であるため、イスラム法に基づく慣習法が適用されている。

さらに三人の女性らは、いずれもインタビュー時に子どもがいるか、妊娠していたが、彼女らの話から一般的な結婚のプロセスを知らず、正式な過程を踏んでいないことが分かった。例えばAさんは、「結婚する前もした後にも義理の両親に会ったことがなかったのだが、自分の両親はもともといないので、相手の両親とも会わなくても大丈夫だと思っていた。夫が帰ってこなくなって、共通の知り合いを頼って実家を訪ねて行った時に初めて会った義理の両親は、自分のことを夫の妻であると認めてくれなかった。大変驚いたけど、自分は夫と結婚したことを証明できるものが何もなかった。結婚ではなく家族ごっこをしていたんだなと感じた」と述べている。また、このような事態が起きるまで、通常の結婚の過程を踏んでいないことに対して疑問に思うことはなかったのかと問いかけると、「これまで、夫は自分の人生や生活を良いものにしてくれる存在であり、疑う気持ちは全くなかった。児童養護施設を出てからは、頼る人もおらず寂しく、心細かった。そんな時に夫と出会って結婚して、子どもができて、自分にも家族ができてうれしかった。自分がずっと欲しかったものをくれた相手を疑う気持ちなんて一切なかったのよ」と回答した。

このような女性の相談状況から、低所得者層で身寄りのない女性らは、自らの身を守るための手段を持っておらず、平常時においても脆弱な立場にある場合が多いが、今回のようなパンデミックによる緊急事態において最も困難な状況に直面してしまう可能性が高くなることが分かった。

考察

ロックダウンの影響によって、食糧難や、収入が断たれるといった問題が発生することは容易に想像できる。本研究における調査対象者も、同様の問題を抱えていた。加えて、低所得者層の中でもとりわけ脆弱な存在である身寄りのない女性たちがさらに厳しい状況に立たされ、生活が一変していることが分かった。

五月三〇日にロックダウンが終了し、その後、ダッカをはじめとするバングラデシュ国内では、新型コロナウイルス流行以前の街の様子が戻ってきている。マスクも多くの場合は、感染防止というよりも、コンプライアンスのためにつけるものへと移行してきている。経済的な問題だけでなく、ロックダウンを要因としてバングラデシュの人々の生活が変容している様子を、今後の調査や研究の中でも観察していきたい。

【註】

（1）　筆者は、博士論文のための調査に二〇一九年度より断続的にバングラデシュを訪れていた。二〇二〇年三月末に一度帰国し、初夏の再訪に備え資料の整理や文献調査を日本で行おうと考えていた。しかし、一時帰国予定であった三月末にはすべての国際線の乗り入れが禁止され、全国でロックダウンが始まり、帰国困難となったことから現地に残る判断をした。

（2）　ここで用いる「現地NGO」とは、バングラデシュ人が代表で、バングラデシュ国内で活動しているNGOを指すこととする。

（3）　二〇二〇年一〇月四日時点において初等教育省による健康ガイドラインに従った施策を盛り込んだ学校再開計画が最終決定されているものの、教育機関は閉鎖されたままであり、再開の見通しは立っていない状況である。

（4）　例外的に在バングラデシュ中国人が中国へ、在中国バングラデシュ人がバングラデシュへ帰国するための便のみが運航されていた。また、国際空港が実質的に突然閉鎖することになり帰国困難者が続出したため、各国のチャーター機が運航されるようになった。補足すると、ダッカ発東京着のチャーター機は、四月二日、四月三〇日の二度用意された。

（5）　ウーバー等の配車サービスも閉鎖されていた。ただし、バイクや車、自転車、自家用車といった個人所有の車両による走行は認められていた。リクシャに関しては、軍や警察、市内警備員が黙認しているケースもあり、地域によっては走行していた。しかし、これらも決まった規則はなく、状況に応じて取り締まられている場面も時々見受けられた。

（6）　その後六度に渡る延長がなされ、最終的に本文中にあるように五月三〇日までの合計七三日間のロックダウンとなった。

（7）　手洗い、うがい、ステイ・ホームを呼びかけるものから、新型コロナウイルスの感染経路を伝えるものまで豊富な内容の歌がアップロードされていた。

（8）　二〇二〇年のバングラデシュにおけるラマダンは、四月二四日〜五月二四日の一カ月間であった。

（9）　モスクへ入ることのできる人数の制限、入り口での消毒の徹底、イフタル（断食明けの食事）を複数人で開催することの禁止等の条件がつけられた。

（10）　イード・アル＝フィトルはイスラム教の祝日で、ラマダンの終了を祝う大祭である。単にイードと表記されることもある。イードはアラビア語で祝宴を意味し、フィトルは断食の終わりを意味する。

（11）　五月中の新型コロナウイルス感染者数は、五月一日に一日当たりの感染者数五七一人、総感染者数八二三一人であったのが、五月三一日には一日当たりの感染者数八二三八人、総感染者数四万七一五三人とその急激な増加が分かる。

（12）　バングラデシュの貧困は、基本的なニーズを満たす能力に応じて測定される。毎日二一二二キロカロリーを摂取できない場合は貧困層、毎日一八〇五キロカロリーを得る収入がない場合は極貧層と見なされる。GEDによると、四人家族の月収が六四〇〇タカ（八四五七円）の場合、家族は一日二一二二キロカロリー摂取でき、五二〇〇タカ（六八七一円）の場合、一八〇五キロカロリー摂取できるとされる。

（13）　Dhaka Tribune (https://www.dhakatribune.com/health/coronavirus/2020/05/19/survey-88-of-extreme-urban-poor-in-dhaka-chittagong-now-without-income-amid-covid-19). 二〇二〇年一〇月三〇日最終閲覧。

【参照文献】

イスラーム、アーミール＝ウル　二〇〇七「バングラデシュ家族法（一）」（伊藤和子訳、小川富之監修）『戸籍時報』六二一：四三―五〇。

内藤直樹　二〇二〇「「グローバル・クライシス時代のフィールドワークにおけるリスクマネジメント：海外フィールドワークからの撤退マニュアル（特集　フィールドの安全対策を考える）」『月間地理』六五（九）：二一八。

こんなことはいくらでもあったし、これからもある
――ナイジェリアの都市で暮らす人びととパンデミック

緒方しらべ

「このメールを打っている今も腹が減ってるんだ、信じられないだろ？」

友人たちから緊迫したメッセージが届くようになったのは、ナイジェリア連邦共和国（以下、ナイジェリア）でロックダウンが始まってから三週間経った四月下旬だった。年に一回ほどの送金に頼る人も、普段はけっして送金に頼ろうとしない人も、口々に「そっちも大変だろうけどなんとか助けてくれないか」と日本にいる筆者に連絡してきた。国内で助け合ったり、助けたくても助けられなかったり、助けてもらいたくても助けてもらえなかったりといった状況も知らせてくれた。筆者がこれまで一七年間ナイジェリアの友人たちと交流してきた中で、二〇二〇年の四月から六月ほど彼らが腹を空かせていた時期はなかった。この危機をどうやって乗り切ってきたのか。彼らの危機とは何であるのか。本稿は、筆者が日本においてオンラインで行った調査に基づき、ナイジェリアの都市で暮らす人びとが新型コロナウイルス感染症の存在を知り、パンデミックの影響を受けながら過ごしたおよそ七カ月間の一端を描いていく。

ナイジェリアで新型コロナウイルス感染症（以下、コロナ）の感染者が初めて確認されたのは、二〇二〇年二月二七日のことだった。ミラノからラゴスに戻った在ナイジェリアのイタリア人男性に陽性反応が出たというニュースは、新聞、テレビニュース、ラジオやSNSを通じて翌二八日に国内じゅうを駆け巡った。もちろん、たとえば筆者とのやりとりの中でナイジェリアに住む友人が初めてコロナに言及したのが二〇二〇年一月一六日だったように、二月二八日以前も、海外の注視すべき感染症としてコロナの報道はされていた。とはいえ、三月半ばまでは皆それほど心配している様子はなかった。しかし、三月下旬になると各地で感染者が確認されるようになり、感染の拡大と経済の悪化を深刻に受け止める声がメールやチャットを通じて筆者にも届き始めた。筆者が口座をもつナイジェリアの銀行からコロナ禍における営業案内のメールが最初に届いたのも、三月下旬であった(1)。連邦政府は三月末から国内全域で二週間のロックダウンを実施し、人口の多い三つの州ではさらに二週間延長した。このあいだ、世界中の多くの国々でそうであったように、医療従事者をはじめとするエッセンシャルワーカーに該当する人たち以外は、在宅勤務や営業の一時中断を余儀なくされた。ロックダウンは五月四日より全国的に徐々に緩和され、営業を再開する会社や店舗もあったが、小学校から大学まで学校は休校のままとなり、州をまたぐ移動は六月末ごろまで制限された。公共の場でのマスクの着用の義務化はもちろん、二〇時から六時までは国内全土で外出禁止令が出され、食料品や日用品を取り扱う市場は各州や地域によって決められた曜日に（週二、三日間）しか開かなかった。さらに、こうした規制は連邦政府によって、あるいは各州政府によってたびたび延長されていた。

四月のロックダウン期間中は一日の新たな感染者数はおおよそ一〇〇人に満たなかったが、五月から七月にかけては八〇〇人近くまで上昇した。その後じょじょに減少し、八月末から九月末にかけては三〇〇人に満たない状況が続いている(2)。本稿執筆時の二〇二〇年九月末時点の感染者数の合計は、人口約二億人(3)

料金受取人払郵便

網島郵便局
承　認
2035

差出有効期間
2022年12月
31日まで
（切手不要）

郵便はがき

223-8790

神奈川県横浜市港北区新吉田東
1-77-17

水声社　行

御氏名（ふりがな）	性別 男・女	年齢 才
御住所（郵便番号）		
御職業	御専攻	
御購読の新聞・雑誌等		
御買上書店名	書店	県 市 区　町

読　者　カ　ー　ド

お求めの本のタイトル

お求めの動機

1. 新聞・雑誌等の広告をみて（掲載紙誌名　　　　　　　　　　　　）
2. 書評を読んで（掲載紙誌名　　　　　　　　　　　　）
3. 書店で実物をみて
4. 人にすすめられて
5. ダイレクトメールを読んで
6. その他（　　　　　　　　　　　　）

本書についてのご感想（内容、造本等）、編集部へのご意見、ご希望等

注文書（ご注文いただく場合のみ、書名と冊数をご記入下さい）

［書名］	［冊数］
	冊
	冊
	冊
	冊

e-mailで直接ご注文いただく場合は《eigyo-bu@suiseisha.net》へ、ブッククラブについてのお問い合わせは《comet-bc@suiseisha.net》へご連絡下さい。

のうち約五万七八〇〇人（うち、退院者数は約四万九〇〇〇人、死者は約一一〇〇人）となっている。[4] こうした状況において、国内線は七月八日から段階的に再開したものの、九月五日に再開した国際線は限られた航空会社による発着にとどまっている。海外から入国する際には、ＰＣＲ検査による陰性証明書の提出や入国後一週間の自主隔離とＰＣＲ検査の再受検など厳しい行動制限措置が求められている。このように、外国人の入国が非常に難しい中ナイジェリアの人びとの日常を知ろうとするならば、通話やメール、チャットやＳＮＳによる発信など、インターネットに頼るよりほかない。

本稿に掲載するナイジェリアの状況や人々の様子は、主として、筆者と彼らとのオンライン上のコミュニケーションのうちとくに二〇二〇年二月から九月までの七カ月間に行った携帯電話／スマートフォンおよびパソコンを使ったやりとりによって得た情報に基づいている。彼らと筆者はスマートフォン向けインスタント・メッセンジャー・アプリケーションの「ワッツアップ（WhatsApp）」と、同じくインスタント・メッセンジャー・アプリケーションの「フェイスブック・メッセンジャー（Facebook Messenger）」の一対一もしくはグループのチャット機能、ボイスメッセージ機能、通話機能、加えてイーメールを使用した。筆者は首都アブジャ、国内最大の商業都市ラゴス、南西部の地方都市イレ・イフェ、南南部の産油地帯の都市サペレに住む計八人と継続的に通信することができた。[5] 本稿では、その中でも異なる都市と境遇において暮らすタンワ（仮名）とゴケ（仮名）の経験に焦点を当てたい。ふたりは互いを知らない四〇代前半の女性と男性である。

弁護士タンワの奮闘

タンワはナイジェリア最大の都市ラゴスで暮らす四〇歳の女性である。一九七九年に、イボ人の母親とヨルバ人の父親の長女としてラゴスで生まれた。両親の事情により、一八歳まで南部の地方都市アサバで暮らす母方の祖母に育てられたのち、一九九八年に南西部の地方都市イレ・イフェにある国立大学の法学部に進学した。二〇〇九年に弁護士の資格を得たタンワは、一握の若者しか大学へのストレート入学を果たせず、かつ、就職難の続くナイジェリアにおいて、疑いようのないエリートである。二〇一二年にラゴスで開設した自身の弁護士事務所を拠点に仕事を続けながら、二〇一八年に設立した女性と子供を虐待から守るためのNGOの活動も精力的に行っている。事務所はラゴス北部の街アラバドの大通り沿いにあるが、在宅中に携帯やノートパソコンを使ってオンライン上で仕事をすることも多い。とくに、NGOについてはオンラインで情報を得たり意見交換することが年間を通じてほぼ毎日あり、一日十数回以上メッセージが飛び交う。二〇二〇年九月末時点で、同NGOのフェイスブックのフォロワーは約三〇〇〇人、ワッツアップのチャットグループの参加者は約一六〇人となっている。多忙なタンワは、公立の中学校教員を務める夫と共に、幼稚園児から中学生までの四人の子供たちを育てる母親でもある。

既存のネットワークを通じた相互扶助

仕事柄インターネットに接続していることの多いタンワが最初にコロナを知った時期は、日本にいた筆者とほとんど変わらない。二〇二〇年一月初旬、SNS上で、感染症の流行について虚偽の発言をしたとされた武漢の中国人医師に関する動画が共有されていたときのことだった。感染症の流行について早期に警鐘を鳴らし、後に同感染症（コロナ）で永眠した若き中国人眼科医を取り巻く「事件」である。その後、タンワを含め周囲の人たちがコロナの感染を気にし始めたのは、海外のニュース番組が武漢の住民が多数死亡していることを報道した二月であったが、ナイジェリア国内のテレビ局がそうしたニュースを流すようになったのは三月初旬であったという。二月から四月にかけて日本にいる筆者の心配をしていたタンワ自身に物価の急騰や収入の激減という危機が迫り寄ってきたのは、彼女がSNSで最初にコロナを知ったおよそ四カ月後の、四月下旬から五月初旬のことだった。ラゴスでロックダウンが四週間続き、ようやく少しずつ行動規制が緩和され始めたときである。アフリカの都市部では、大勢の人たちが路上販売や零細製造業、日雇い労働などいわゆるインフォーマルセクター(6)に従事している。中には、今夜の夕飯代や明日支払う子供の学費の一部を今日稼ぐようなその日暮らしを送っている人も少なくない。メガシティ・ラゴスでは、軍隊や準軍事組織の厳しい監視のもと、病院、薬局、食料品店以外のすべての公共の場が閉じられ、インフォーマルセクターに従事する多数の人たちは一番に悲鳴を上げた。

人びとは街で現金収入を得られなくなっただけではなく、物価の爆騰に追い打ちをかけられた。一枚あたり五〇ナイラ(一四円)(7)程度であった不織布マスクは一〇〇〇ナイラ(二七〇円)にまで、三〇〇ナイラ(八一円)程度であった五〇〇ミリリットルのボトル入り除菌アルコールジェルは六〇〇〇ナイラ(一六二〇円)にまでと、ロックダウン中に二〇倍も跳ね上がった。中にはこうした感染対策グッズをもっと高額で販売する薬局もあった。やむなく除菌ジェルを最高値で入手したタンワからのメッセージに添付されていた写真には、一万九九五〇ナイラ(五三八七円)という値札の貼られた五〇〇ミリリットルのイギリス製除菌ジェルが写っていた。除菌ハンドソープはおろか、手洗い用の石鹸すら筆者はタンワの家で見たことがない。そのタンワが、家族のためにと探し回って手に入れた除菌ジェルだった。

ロックダウン中は裁判所も閉鎖されたため、タンワの弁護士事務所の仕事はほとんどなかった。しかし、公立の中学校に勤める夫には給料が支払われたので、家庭にはある程度の金銭的余裕があった。タンワは近所の人たちと食料品を分け合ったほか、運営するNGOのネットワークを利用し、そこで浮上した困窮する人たちのもとへ穀物やビスケットなどの食料品を配布した。ロックダウン中に計三回乗用車で運んだこの食料品で、五〇〇人以上の人たちが一週間程度は空腹をしのげたはずだという。食料品の調達資金は、友人や同ネットワーク上から得た寄付金で賄った。銀行は閉まっていたが、オンラインで寄付金を集めることができた。タンワは同NGOを、二〇一八年より利用可能となったナイジェリアのオンライン決済サービス「ペイスタック(8)(Paystack)」に登録しているため、より確実かつ安全に国内外から寄付金を集めることができる。五月初旬、筆者に空腹をうったえてきたラゴス郊外に住む友人についてタンワに話すと、彼女は「次の配布のとき一袋か二袋届けられるかもしれないからその人の電話番号を教えて」と筆者に言った。この食料品配布活動はNGOのグループチャットでも共有されていた。同グループのメンバーのひとりはラゴスから遠く離れたナイジェリア南南部に住んでいたが、筆者へのメールに「タンワたちが食料品を配ってまわっているように、こっちでも周囲で助け合ってなんとかやっている」と書き、友人・知人や近所の人たちのあいだでできる限りのことをして凌いでいる様子を伝えてきた。

さらに、同NGOは、ロックダウン中に国内で急増した強盗や性暴力などの犯罪から女性や子供たちを守ろうと懸命に動いた。多くの人が自宅に留まったため、家庭内暴力は激増したという。その日暮らしを余儀なくされていた若い男性の中には、食いつなぐために武装強盗集団に加わる者たちもいた。ロックダウン中、タンワのNGOは女性や子供への虐待を三〇件あまり把握した。行動制限のためすべてに対応することはできなかったが、このうち一〇件についてはタンワたちの介入により解決できたという。

オンラインとオフラインでのやりくり

タンワはクリスチャンである。彼女が「私たちナイジェリア人は生来とても宗教的なの」と表現するように、また、筆者のこれまでのナイジェリアでの生活や調査からも明らかであるが、ナイジェリアで宗教に属すること、宗教コミュニティに参加して活動することは、暮らしや人生において必須中の必須と言っても決して言い過ぎではない。ナイジェリアでは、大別して、全国民のおよそ半数がイスラームを、もう半数がキリスト教を信仰している。前者の多くは北部に、後者の多くは南部に居住しているが、一八世紀後半から一九世紀半ばにかけての両者の到来以前から各民族や地域で信仰されてきた土着の宗教の信者も、少数ながら全国に散在している。ロックダウンによってモスクや教会などの宗教施設が閉鎖され、人びとは大いに戸惑った。各自が室内で目を閉じて静かに祈るというのは、ナイジェリアの信仰の「作法」ではない。定期的に集い、身を寄せ合って祈ってこそ信者である。キリスト教の教会では、より多くの人たちと、より大規模な会場に集まって叫び、歌い、踊って祈ることが理想とされている[9]。これらの宗教的な集まりによって、会場で携帯のプリペイドカードや飲み物・軽食を販売する物売り、会場まで信者を運ぶバイクタクシーの運転手、信者が着用する小綺麗な服のオーダーを受ける仕立て屋など、たくさんの人に金銭がまわる。すでに多数の研究によって明らかにされているように[10]、キリスト教の活動とヨルバランドおよびナイジェリアの地域社会の関係は緊密である。人びとの祈りの空間としてだけではなく、一つの重要な経済の中心として、相互扶助の場として、宗教施設は機能している。

教会では、信者のあいだで直接金銭の受け渡しも行われる。毎週もしくは毎月信者が所属教会に納める現金としてタイズ（十分の一税：給料の一〇パーセントにあたる現金）や、毎回の礼拝中に数回納める献金がある。これらは礼拝中、信者たちが順次、数回、手渡しでまわしていく容器の中に納められる。こうした活動はロックダウン中どのように行われていたのだろうか。やはり、多くの教会で、これらもインターネットを利用して遠隔で続けられていたという。すでに「オンライン教会（online churches）」という名称が使われ、各教会から礼拝が動画配信された。タイズや献金の受け渡しも同様で、インターネットバンキングや上述のペイスタック、あるいは携帯電話から特定のコードを発信することで銀行振込を可能とするUSSD[11]サービスを利用して行われていた。タンワ自身はロックダウン中にオンラインで教会へ送金することはなかったが、以前、教会での礼拝の際に手元に現金がなかったとき、帰宅後にオンラインで納めたことがある。経済的困難からインターネットに接続できず教会の動画配信を利用できない人たちは、家庭内で礼拝を行っていたという。

このように、コロナ禍においてナイジェリアでは物事がかなりの程度オンラインで進められた。確かに、オンライン送金や動画配信など、日本ではほぼ不自由なくふんだんに利用されるサービスは、「発展途上国」といわれるナイジェリアでも勢いを増して広範な人たちに利用可能なものになってきている。ロックダウン中に結婚式や卒業式などが動画配信によって開催されたケースもあったし、オンライン診療も利用されていたという。しかし、インフラの整備が隅々まで行き届いておらず、且つ、貧富の差の大きいナイジェリアの厳しい事情があることもまた確かである。

ロックダウンが開始されてから九月下旬までのおよそ六カ月間、ナイジェリア国内のすべての学校が休校となった。このあいだ、小・中学校ではオンライン授業が開催されていた。しかし、タンワは夫と共有する一台のノートパソコンを三人の子供たちに使わせることができなかった。そのうえ、こうした動画配信を利用するには、最低でも、一週間に三〇〇〇ナイラ（八一〇円）のインターネット使用料を支払わなければならない。収入の減ったロックダウン中、多数のオンライン会議に参加しなければならなかった自分自身のためにこれを支払うのが精いっぱいであったタンワは、子どもたちにオンライン授業を受けさせることを諦めた。そうした家庭は少なくない。そこで多くの子供たちが利用したのが、州政府の提供するテレビ授業だった。毎日夕方、州政府のテレビ番組内で翌日のテレビ授業のプログラムが告知された。タンワはそれを確認し、翌日の午前九時から一二時の間、それぞれの子どもたちに（それぞれの学年の）授業を受けさせた。とはいえ、ナイジェリアで頻繁に起こる停電と、そのたびに利用する自家発電機を稼働

させるためのガソリンを買う金銭的余裕がないという事情から、子どもたちはすべてのテレビ授業を受けられたわけではなかった。

　こうした状況において、人びとはなけなしの現金を使ってオンラインでつながりを保とうとするだけではなく、オフラインでのやりくりも続けていた。たとえば、仕立て屋が綿のマスクを販売し始めたように、エタノールやイソプロピルアルコールを用いた消毒液を作って近所で販売する人たちもいた。多くを輸入に頼る化学薬品の値段は国境の封鎖と共に高騰したが、「手作り」の消毒液は正規の輸入品よりは安かった。こうした消毒液が引火して手に火傷を負った人がいたという情報も出回り、「手作り」に懐疑的な人たちもいた。それでもタンワは、友人から買ったりもらったりしてそれを使っていた。また、コロナ感染予防対策として、タンワは薬草飲料を作って家族と共に飲んでいた。ロックダウン中は、コロナと診断されようがされまいが、ひとたび病院へ行けばすぐに隔離されるという噂が流れ、人びとは病院へ行くことを恐れるようになった。さらに、抗マラリア薬であるヒドロキシクロロキンがコロナの特効薬になるかもしれないという情報が世界的なニュースになると[12]、一パック二五〇ナイラ（六八円）だったものが五万ナイラ（一万三五〇〇円）に暴騰した。このため、また、従来ナイジェリアで薬草が親しまれていたということもあり、人びとは家庭で薬草飲料を作っていた。薬草飲料は、コロナの感染予防にもなれば治癒薬にもなると信じられていたという。SNS上でもさまざまなホームメイドの薬草飲料の動画や画像が共有されるほどだった。ニンニク、ショウガ、ターメリックを煮立たせたものが主流で、タンワはこれにハチミツを混ぜて子供たちに与えていた。

労働者ゴケの苦悩

ゴケは、南西部の地方都市であり古都でもあるイレ・イフェで暮らす四三歳の男性である。一九七六年にラゴスで公務員を務める両親のもとに、七人兄妹の五番目の子として生まれた。国内最大のターミナル港であるアパパ港に程近い下町アジェグンレで育った。二〇〇一年に二五歳でイレ・イフェの国立大学の農学部に入学し、二〇〇九年に三三歳でようやく卒業することができた。しかしすぐに就職というわけにはいかず、すでに自活していたラゴスの姉や弟を頼って学校事務、パソコン修理、販売員などの仕事をしたり、実家に身を寄せアパパ港で船体修理や造船にかかわる肉体労働のアルバイトをしたりしていた。二〇一七年からは、連邦政府が運営する若者の失業者支援「エヌパワー（N-Power）」を受給し、郊外の貧しい農村で農業や畜産に関する技術指導を行うボランティアに従事してきた。この支援によって、月額三万ナイラ（八一〇〇円）の奨励金を政府から得ることができた。しかし二〇二〇年七月、まさにコロナ禍のただなかにおいて支援は終了した。そのうえ、二カ月分の奨励金は未払いのままである。兄妹はみな結婚して家族を養っているが、大卒にもかかわらずゴケは未婚で職にもついていない。ラゴスの喧騒とせわしなさが好きになれないゴケは、農業関係の就職や起業の可能性を求めて地方都市イレ・イフェで暮らしてきたが、食べていくためにラゴスへ戻る必要を感じ始めている。

地方都市の危機と古都のスピリチュアリティ

メガシティ・ラゴスと比べ、イレ・イフェは人口一〇〇万人にも満たない地方都市である[13]。同じナイジエリア南西部のヨルバランドに位置し、ラゴスからも車で三〜五時間とそれほど遠くないが、ずいぶんのんびりした異空間に感じられる。イレ・イフェは、タンワやゴケが卒業した国内屈指の国立総合大学が所在する若者の集まる都市でもあり、ヨルバ民族発祥の地としても知られる、一〇世紀ごろから続く古都でもある。主要な宗教はキリスト教とイスラームだが、ヨルバの伝統宗教の聖地でもあるイレ・イフェは固有のスピリチュアリティ（霊性）をもつことでも知られている。情報の多いラゴスで暮らす人びとがコロナの感染を気にし始めたのが二月から三月初旬であったのに対し、イレ・イフェの人びとが感染の危機を感じるようになったのは三月末であった。三月三一日の朝八時、ゴケは市役所に向かおうとイレ・イフェの目抜き通りのバス停でバスを待っていた。この日の深夜から厳格な行動規制が始まるため、職場や商店へと向かう人たちで通りは混雑していた。ゴケは向かいの新聞販売店を囲んで人びとが声を上げているのに気付いた。何だろうと思い、隣でバスを待っていた男性に尋ねたところ、「コロナ感染者がこのオシュン州でも出たってあんた知らないのか」と言われた。ナイジェリア国立疾病管理センターが国内初の死者を発表したのはつい一週間ほど前の三月二三日である。迫り来る感染と死の恐怖に人びとは新聞屋で声を上げていたのだった。

オシュン州政府によって二〇二〇年三月二九日に州境が閉鎖されると、三月三一日の晩までに病院や薬局、食料品店以外のすべての店やオフィスが閉まった。四月四日にはオシュン州内で二二人の感染者が確認され、その時点で、同州はラゴスと首都アブジャに次いで三番目に切迫した状況にあった。すでに全国的なロックダウンが開始されていた時期だったが、州内の厳しい行動制限のためイレ・イフェの人びとは食料品を買い溜めする時間的余裕すらなかったし、そもそも、その日の現金収入で暮らす貯蓄のない大勢の市民には買い溜めする金銭的余裕などなかった。これに追い打ちをかけたのが物価の狂騰である。不織布マスクは一箱五〇枚入りで七〇〇ナイラ（一八九円）程度だったのが三五〇〇ナイラ（九四五円）になった。体温計や消毒液にも一・五倍から三倍の値が付けられた。ナイジェリアで最も安価な主食であるガリと呼ばれる粉末状のキャッサバは、通常一袋一〇〇ナイラ（二七円）のところ三〇〇ナイラ（八一円）で売られていた。市内を走る路線バスの座席は一座席ずつ空けられ、乗客は二倍の運賃を支払わされた。このため、ほとんどの人たちは食料品を買いに遠路を歩かざるを得なかった。

オシュン州では六月五日から徐々に会社や店舗の営業が再開され、イレ・イフェにある主要な二つの市場も開いた。マスクの着用や人数制限など感染予防をしたうえで、週一回一時間の集いは許されるなど、宗教活動の規制も緩和された。七月一一日には州をまたぐ移動も可能となった。しかし物価がコロナの到来以前に戻ることはなく、貧しい人たちは飢えに苦しんでいた。食べなければ一年を通して流行しているマラリアやチフスに打ち勝つこともできない。腹が減ることはコロナに感染するよりももっと恐ろしいことだった。ロックダウン中、ゴケは、近所の裕福な家の門番として働いていた六〇代後半の男性が倒れたと聞き、周囲の人たちと共に男性を担いで大学病院に駆け込んだ。ところが病院は男性の受け入れを拒否した。イレ・イフェで最良とされる病院ではあるが、隔離施設がなく、ＰＣＲ検査も緊急処置も行えていなかった。男性の雇用主が病院の重役に高額な金を渡して初めて、この男性は一命をとりとめた。さらにイレ・イフェでは、連邦政府による道路整備事業のため、コロナが到来する前の二〇二〇年一月から、繁華街の目抜き通り沿いの多数の店舗が立ち退きを強いられていた。すでにこの時点で物価は上昇していたという。筆者と連絡をとり合っていたイレ・イフェの友人のうち二人は、この立ち退きのため三月中に店をたたんだ。道路整備とコロナは市民がくらったダブルパンチであった。

こうした中、イレ・イフェでも犯罪や不審な活動が増加していた。ゴケは食料品や消毒液の入手をめぐって通りで暴動を起こす若者たちを頻繁に見かけたし、窃盗の話もよく聞いた。オシュン州は二週間ごとに行動制限措置を更新したが、更新する前の二日間は制限を緩めた。その二日のあいだに人びとは銀行の

ATMに殺到した。銀行の守衛、さらには銀行と無関係な人ですらこの行列に言いがかりをつけては列をなす人から金を絞りだそうとした。そうしたATMや携帯電話のプリペイドカード販売店、モスクや教会の前など、人通りのある路上では、コロナを追い払うと宣言する宗教関係者が現れるようになった。ゴケは早朝、クリスチャンがコロナはこの世の終焉の兆しだと言い、キリストこそが我々を救うと宣教してまわるのをよく聞いたという。コロナの治癒薬として薬草を路上で売るムスリムやヨルバの伝統宗教信者も次々に現れた。植物の葉、樹皮、種、根などがそのまま、あるいは粉末状や刻まれた状態で再利用されたペットボトルに入れられて販売されている。これに水や酒、セブンナップのような炭酸の入った清涼飲料水を入れて飲むそうだ。これらはSNSやチラシでも宣伝されていたが、パンデミックに便乗した金目当ての行動なんだとゴケは冷めた目で見ていた。周囲の人たちも同様だったとゴケは言う。国立疾病管理センターも、こうした薬草はコロナの治癒薬として認められていないため不用意に摂取すべきではないとし、マスクの着用や手洗い、ソーシャルディスタンスを勧めていた。

とはいえ、ヨルバの伝統宗教の聖地であるイレ・イフェは否定しがたいスピリチュアリティを帯びている。ロックダウン開始直後の二〇二〇年四月二日、イレ・イフェの、そしてヨルバランド全域の伝統首長[14]の中で最高位に立つオーニ（Ooni）、は、イレ・イフェの住民に対して八時から一八時まで外出禁止令を出した[15]。ヨルバの伝統宗教の儀礼によって「コロナを駆除」するためである。オロ（oro）と呼ばれる秘密結社によって執り行われたこの儀礼の詳細は結社のメンバー以外には明かされていない。ヨルバランドの各地によってオロの祭儀が行われる時期は異なるが、儀礼中、すべての女性と部外者は絶対に家の外に出てはならないこと、オロのメンバーはうなり板を回しながら屋外を歩いてまわること、儀礼を見た者には死が訪れること、オロによって犯罪や病を含む悪霊が追い払われ、浄化された地域の平和と秩序が保たれること、こうした言い伝えは共通している[16]。ゴケもこの日は外には出なかった。クリスチャンでもムスリムでも、伝統宗教を尊重する、あるいは根底では伝統宗教を信じている人たちはみなオロのスピリチュアルな力や薬草の効力を信じているのだとゴケは言う。筆者とのチャット中、あらゆる宗教指導者が誇示する「奇跡」や「超能力」を懐疑的にとらえていたゴケだが、「正直、伝統宗教の信者たちはなんでもやれるんだ」と最後に付け加えた。

相互扶助という綺麗事

ゴケは大学に進学した二五歳から現在までの一八年間、地元ラゴスに帰っていた時期もあったが、イレ・イフェで過ごした年数は短くない。しかしながら今、職を転々とする独身のゴケが信頼でき、助けを求められるような人はイレ・イフェにはいないという。最も親しいラゴスの兄妹にすら、コロナ禍において頼ることはできなかった。彼らもみな大変であるのがわかっていたし、四〇を超えて独身であることに対する親兄妹からのプレッシャーを感じていたゴケは、家族に連絡するのが億劫でもあった。ロックダウン中、困窮していた近所の人が食べ物を分けてほしいと言ってきた。ゴケは少量のガリを分け与えるのが精いっぱいで、それ以上は応じられなかった。人びとは感染予防のためだけでなく、「食べ物を分けて下さい」と言われるのを避けるために隣近所の人たちから距離をとるようになったという。灯油やガスを買えず、薪を使って米や豆を炊いた。オンラインでいられるのは、インターネット使用料が二五〇メガバイトにつき二五ナイラ（七円）と最も安くなる深夜〇時から早朝六時のあいだだけだった。家屋の建設現場や道路工事現場での日雇い労働という、ゴケの最後の砦もなくなった。窮状の中、助けを求められたのは唯一の外国人の友人である筆者だった。四月下旬、ゴケから筆者に届いた銀行口座の詳細が書かれたメッセージには、このことは弟には言わないでくれと書き足してあった。

二〇一一年から二〇一二年にかけてイレ・イフェで養豚をしていたゴケは、地域の頼母子講に参加していた。メンバー間での金銭の融通を目的とした「組合（cooperative）」と呼ばれる、長期間貯金しなければ個人では買えないようなものを購入する際など、まとまった現金の貸し借りを可能にする互助組織である[17]。しかし、収入のない今これに参加することはできない。食料を分けあう教会もあったが、二〇一七年から教会に通っていないゴケには関係のない話である。生活が苦しくなり、壮大な教会の建設現場で労働する日々の中で、人を救うはずの教会がなぜ貧しい者たちを搾取して富と名声を得るのだろうかと疑いをもつようになった。高級車に乗り、子どもたちを一流の私立の学校に通わせる一方で、貧しい信者の僅少な現金や財産のすべてと引き換えに「奇跡」を呼び起こそうとする牧師にも嫌気がさした。一時はヨルバの伝統宗教の信者と親しくなったが、彼らにも正義を感じられなくなり、ロックダウンが解除されたころにコミュニティを去った。「生来とても宗教的」といわれるナイジェリア人でありながら、ゴケは今、どの宗教にも属していない。

ロックダウン中、政府やNGOが食料を配布するという情報が何度かラジオで流れた。とくに、国内最大手の複合企業と大手銀行が協働して立ち上げたコロナ禍の援助組織[18]が、二〇二〇年五月末、食料品配布のために二七〇億ナイラ（七億二九〇〇万円）を国に寄付したというニュースは国民に希望を与えた。しかし同時に、すでに食料品配布の現場へ行ってきた人たちのあいだで「行っても無駄だ」という声が飛び交っていた。食料一〇袋のうち六袋は配布担当者たちが山分けして持ち去った。残りの四袋に数十人がたかって競い合い、ソーシャルディスタンスもへったくれもない。袋はビリビリに引き裂かれ、中身はぐちゃぐちゃに散らばってもう食べられない。末端の貧しい人たちは救われないままなんだと、ゴケはこぼした。

二〇二〇年九月下旬、ゴケは筆者からの送金を受け取ろうと銀行の国際送金窓口を訪れた。身分証明書も、筆者から知らされた送金番号もちゃんと持っていたし、それらに間違いはなかった。にもかかわらず、まわった四軒の銀行すべてで根拠のない難癖をつけられた。「お前のような（いかにも貧しそうな）奴が送金を受けるわけがない。どうせ詐欺だろう」「送金の一部を（窓口担当者に）渡すなら受け取らせてやる」という始末だ。ゴケは金を渡さなかったし、送金も受け取らなかった。コロナ禍においてナイジェリアの腐敗が広く浸透し、国が酷く混乱しているのは明らかだった。

その翌週、筆者からゴケの銀行口座への直接の送金が可能となり、ゴケは無事に現金を受け取ることができた。翌日ゴケから届いたメッセージはとりとめもない内容だったが、画面上の文字はいくらか弾んでいるように見えた。腹を満たし、少し明るい気分になったのだろう。久しぶりにラゴスの弟と電話で話したらしい。コロナの話はなく、弟や可愛い甥っ子・姪っ子の近況や反りの合わない義理の妹（弟の妻）の悪口を書いていた。メッセージの最後にはこう書かれていた。「俺と弟は苦労してきたんだ。今度ビデオ通話できるときに少しずつ話すよ。俺たちが人生で乗り越えてきたことを」。

結び

ここまで、タンワとゴケの経験に焦点をあて、ナイジェリアの都市におけるパンデミックの影響や人びとの対応の一端を描いてきた。物価の急騰やそれに伴う空腹や犯罪は、両都市において一貫する問題であった。他方、情報の量や速度、スピリチュアリティが顕在化する程度など、メガシティと地方都市とでは異なる様相を呈する部分もあった。エリートのタンワと労働者のゴケは、同じ国の同じコロナ禍において、それぞれ異なる経験をし、異なる視点で社会を見ている。コロナ禍における彼らの日々の一端は、感染者数や援助額など、マスメディアやインターネットを通して得られる数字をはじめとした情報の陰に隠れた無数の人たちの人生の一端でもある。

二〇二〇年七月以降は、ゴケともうひとり、ラゴスで観光産業に従事する友人以外は、筆者が尋ねない限りコロナを話題にすることはなかった。二〇二〇年九月末現在、公の場でマスクを着用していなければラゴスでは一万ナイラ（二七〇〇円）の罰金が課されるが、イレ・イフェではそのような取り締まりはなく、マスクをしていない人も散見されるという。物価は高騰したままである。多くを輸入に頼ってきた米はロックダウン中よりも上がっている。コロナ到来以前は、イレ・イフェでは一般的な輸入米は約一・五キログラムにつき六〇〇ナイラ（一六二円）から七五〇ナイラ（二〇三円）だったが、今は一一〇〇ナイラ（二九七円）で販売されている。小石など不純物を取り除いていない輸入米や国産米ですら、八五〇ナイラ（二三〇円）する。七月初旬、タンワからは「一昨日無事解放されたけど」と前置きしたうえで、「夫が誘拐された」と連絡が入った。やむを得ない所要で向かった首都アブジャからラゴスへの道中、武装したフラニ人の牧夫らに身代金目的で誘拐されたという[19]。コロナ禍で武装強盗が増えたことと無関係ではなかっただろうが、国内の農耕従事者とフラニ人牧夫の軋轢は二一世紀に入るころ生じ始め、とくに二〇一五年以降は武装したフラニ人牧夫による暴力が国内の大きな問題となっていた[20]。タンワはコロナではなく治安の悪化を懸念し、筆者にしばらくナイジェリアに来ないでほしいとすら電話で伝えてきた。

九月に入ると、コロナの影響はその後どうかと尋ねた筆者に、友人たちは「もうコロナなんて問題じゃない。行政がくそだ」「電気代もガソリン代も上がってナイジェリアはどうにもならない。神にゆだねてサバイブしていくのみ」と返してきた。九月初め、ナイジェリアの電気使用にかけられる税金は五割値上がりした[21]。そのうえ、ガソリン代は一リットル一三九ナイラ（三八円）から一五二ナイラ（四一円）に値上がりした[22]。コロナ禍における国民への拷問ともいえる仕打ちだった。しかしこんな危機は初めてではない。これまでいくらでもあったし、これからもまた起こりうる[23]。

「私たちは困難に慣れてるぶんまだマシだけど、あんたたちはどうやってこの危機を乗り越えていくのかしら」。二〇二〇年三月二七日、ナイジェリア各地でコロナ感染者が確認されるようになった時期、チャット中にタンワは言った。そのとき筆者は、こちらは医療設備やインフラが整備されてるから何とかなると思うが、アフリカで感染が拡大したらそれこそもっと大変なんじゃないか、と安易に考えていた。あれから半年経った今、チャットの最後にタンワが言ったことが筆者には眩しく、手の届かない次元のことのように感じられる。「でもとにかく私たちはきっとこのパンデミックも乗り切るわ。そしてもっと強くなるの」。

彼らの人生の経験とタフさから、日本で暮らす私たちは何を学べるだろうか。

【註】

＊　本稿にかかわる調査・研究は、JSPS科研費20J40017の助成を受けたものです。

（1）　ナイジェリアの大手銀行ギャランティ・トラスト銀行（Guaranty Trust Bank）は、三月二四日にはコロナ対策をして営業を続けることやネットバンキングおよびＵＳＳＤ（註11を参照）の利用推奨の通知を、四月三〇日には（ロックダウンが解除され）一部営業再開の通知をするなど、顧客のメーリングリストを通じてコロナ対策について発信を続けている。

（2）　「Nairametrix」の「COVID19 tracker (New cases)」を参照。「Nairametrix」の「COVID19 Update in Nigeria」の「COVID19 tracker (New cases)」(https://nairametrics.com/2020/09/25/covid-19-update-in-nigeria/ 二〇二〇年九月二六日最終閲覧）。

（3）　世界銀行の調べ（二〇一九年）によると、ナイジェリアの人口は二億九六万三五九九人で、アフリカ大陸内で随一となっている。「The World Bank」の「Population total – Nigeria」を参照（https://data.worldbank.org/indicator/SP.POP.TOTL?locations=NG 二〇二〇年九月二六日最終閲覧）。

（4）　二〇二〇年九月二六日（一五時五七分）のナイジェリア国立疾病管理センター（NCDC）の発表によると、感染者数五万八〇六二人、現感染者数七三五三人、退院者数四万九六〇六人、死者数一一〇三人と発表されている（PCR検査受検者数は四九万四五七七人）。ナイジェリア国立疾病管理センターのホームページを参照（https://covid19.ncdc.gov.ng/ 二〇二〇年九月二六日最終閲覧）。なお、「Worldmeter」による同日・同時刻の世界各国の統計によると、ナイジェリアの感染者数は世界で五五番目に多く、アフリカ大陸内では南アフリカ（六六万八六二九人）、モロッコ（一一万二五二二人）、エジプト（一〇万二六二五人）、エチオピア（七万二一七三人）に次ぐ五番目となっている。参考までに、同日の日本の感染者数は八万四九七人で世界四五番目である。「Worldmeter」の「Reported Cases and Deaths by Countries, territories or Conveyance」を参照（https://www.worldometers.info/coronavirus/ 二〇二〇年九月二六日最終閲覧）。

（5）　この八人のほか、ガーナの首都アクラに住むガーナ人、南アフリカのグラハムズタウンに住むナイジェリア人、合衆国のボストンに住むナイジェリア人、日本の兵庫県に住むナイジェリア人の四人の友人から上述の通信を通じて得た情報も参照している。

（6）　「インフォーマルセクター」の定義に統一の見解はないが、小川が指摘するように、各国の雇用統計上の産業・職業分類に即して定められたフォーマルセクターに対し、それ以外がインフォーマルセクターとされることが多い。しかし、両者は必ずしも対立する二項ではなく、人びとは両者を柔軟に行き来したり、前者は後者に依存することで成立していたりする（二〇一六：二六―三〇）。

（7）　ナイジェリアの貨幣単位ナイラ（naira）の換算レートについては、本稿では、二〇二〇年二月末から九月末までの七カ月間の平均をとって一ナイラ＝〇・二七円として計算し、小数点以下は四捨五入している。

（8）　ペイスタックは、二〇一五年に創業されたナイジェリアのペイスタック社によって提供される企業向けのセキュリティの高いオンライン決済サービスである。「CNN」の二〇一八年一二月六日の記事「Can this two-year-old startup be Africa's Paypal or Stripe?」を参照（https://edition.cnn.com/2018/11/12/africa/paystack-nigeria-startup/index.html 二〇二〇年九月二九日最終閲覧）。

（9）　ナイジェリアのキリスト教のこうした祈りのスタイルは、たとえばナスファット（NASFAT: Nasr Allah al-Fatih Society of Nigeria）に代表されるムスリム団体がそうであるように、国内の一部のムスリムも積極的に取り入れている

（Janson and Akinleye 2014）。

（10）　Peel（2003）、落合（二〇〇九）、緒方（二〇一七）、Ojo（2018）ほか多数。

（11）　ＵＳＳＤ（Unstructured Supplementary Service Data）は、ＧＳＭ（Global System for Mobile）で利用可能なメッセージ交換技術である。スマートフォンのような高価な端末やワイファイによるインターネットの接続を不要とするため、裕福でなくても携帯電話さえ持っていれば利用できる。

（12）　コロナに対する有効な治療薬として二〇二〇年二月より注目され始めたヒドロキシクロロキンの使用は、二〇二〇年五月には、支持されないことが報告された。「ケアネット」の二〇二〇年五月二九日の記事「COVID-19、ヒドロキシクロロキンの使用は支持されない／BMJ」を参照（https://www.carenet.com/news/journal/carenet/50136 二〇二〇年九月三〇日最終閲覧）。

（13）　「Osun State Population Figure 2006, Ife Development Board, City Hall」（イフェ中央地方政府の役所の資料）によるイレ・イフェの人口と、オバフェミ・アウォロウォ大学のおおよその学生数・教員数の総計は約四〇万人である。二〇一一年の「Black Past」の記事「ILE-IFE, NIGERIA CA. 500B.C.A-」によると、イレ・イフェの人口は五〇万一〇〇〇人となっている。二〇二〇年現在の人口は五〇万人以上であることも予想される。「Black Past」の二〇一一年三月一五日の記事「ILE-IFE, NIGERIA CA. 500B.C.A-」を参照（https://www.blackpast.org/global-african-history/ile-ife-ca-500-b-c-e/#:~:text=Ile%20Ife%2C%20also%20known%20as,estimated%20population%20of%20501%2C000%20people 二〇二〇年九月三〇日最終閲覧）。

（14）　ヨルバランドには、伝統首長と呼ばれるリーダーたちがいる。現在ナイジェリアと呼ばれている土地が、一九世紀末から一九六〇年までのイギリスの植民地支配を受ける以前より続いていたローカルな統治体制におけるリーダーたちである。伝統首長の権威は強化されたり揺らいだりしながらも、現在においても保持されている。

（15）　『Premium Times』紙の二〇二〇年四月三日のオンライン記事でも報道されている。『Premium Times』紙、「Coronavirus: Ooni leads spiritual cleansing of Ife」（https://www.premiumtimesng.com/regional/ssouth-west/385749-coronavirus-ooni-leads-spiritual-cleansing-of-ife.html 二〇二〇年九月三〇日最終閲覧）。

（16）　Beier（1980: 79）や Peel（2000: 57-58）を参照。近年では、たとえば二〇一八年五月にラゴス郊外のイコロドゥで行われたオロの祭儀に関する記事にも、オロについて同様の認識があることが示されている。『The Guardian Nigeria』紙の

二〇一八年五月七日の記事「Oro: A Yoruba Festival That Is Anti-Women」を参照（https://guardian.ng/life/oro-a-yoruba-festival-that-is-anti-women/ 二〇二〇年九月三〇日最終閲覧）。

（17）　ヨルバ語で「エベ・アラジェシェク（ẹgbẹ́ alájẹṣẹ́kù）」と呼ばれる。銀行で借りるような複雑な手続きを必要とせず利子もつかないことから、便利な民間の融資システムとして機能している。「組合」では、数名のメンバー間で定期的（毎週／隔週／毎月など）に定額を出し合い、総額がある程度の額に達すると、抽選などで決めた順番に従い、メンバーのひとりが総額を借りることができる。メンバー全員が総額を借り終えるまで、定期的に定額を出し合うことをメンバー間で続ける。イレ・イフェのみならず西アフリカの広域においてみられる互助組織である（Bortei-Doke and Ayeetey 1995: 79-94）。

（18）　セメントや小麦粉などの工場を運営する国内最大手の複合企業ダンゴテ（DANGOTE）と、大手銀行の一つアクセス（Access）銀行は、コロナ禍において、国民の支援組織カコビッド（CACOVID—Coalition Against COVID-19）を立ち上げた。『BUSINESS DAY』紙の二〇二〇年五月三一日の記事「CACOVID has been Nigeria's COVID-19 response hero and more」を参照（https://businessday.ng/features/article/cacovid-has-been-nigerias-covid-19-response-hero-and-more/ 二〇二〇年九月三〇日最終閲覧）。

（19）　二〇二〇年六月二五日、タンワの夫ほか十数名を乗せた長距離バスは、ナイジェリア南西部のオンド州の郊外で白昼、武装したフラニ人牧夫に誘拐された。夫たちは六日間の拘束中に鞭打たれるなど傷を負ったが、乗客の家族らが身代金の受け渡しに成功し、重傷者を出さずに解放された。

（20）　国内で放牧を行うのは主として北部に拠点を置くフラニ人である。しかし近年、フラニ人牧夫は水や牧草を求めて南下した先で農業従事者との衝突を繰り返している。ムスリムとクリスチャンの対立もあいまって、問題は激化しつつある。二〇一五年から大統領を務めるムハンマド・ブハリがフラニ人であり、事態の鎮静化に向けた介入に消極的であることも批判されている。『The New York Times』紙の二〇一六年一〇月一八日の記事「Chimamanda Ngozi Adichie: Nigeria's Failed Promises」を参照（https://www.nytimes.com/2016/10/19/opinion/chimamanda-ngozi-adichie-nigerias-failed-promises.html 二〇二〇年九月三〇日最終閲覧）。

（21）　新たな税は二〇二〇年九月一日からかけられた。「Nairametrix」の二〇二〇年八月二六日の記事「President Buhari reportedly approves electricity tariff increase from September 1st 2020」を参照（https://nairametrics.com/2020/08/26/electricity-tariff-increase-set-for-september-1st-2020/ 二〇二〇年九月三〇日最終閲覧）。

（22）　二〇二〇年九月二日、それまで一三八・六二ナイラだったガソリン代は一五一・五六ナイラに値上がりした。「Nairametrix」の二〇二〇年九月二日の記事「Updated: Petrol pump price increased to N151. 56 per litre」（https://nairametrics.com/2020/09/02/petrol-pump-price-increased-to-n151-56-per-litre/ 二〇二〇年九月三〇日最終閲覧）、および「Nairametrix」の二〇二〇年九月二三日の記事「Experts pick holes in pump pricing of petrol, proffer solutions」を参照（https://nairametrics.com/2020/09/23/experts-pick-holes-in-pump-pricing-of-petrol-proffer-solutions/ 二〇二〇年九月三〇日最終閲覧）。

（23）　本稿が二〇二〇年九月末に脱稿したすぐあとの二〇二〇年一〇月二〇日には、警察機関（SARS）の残忍さに抗う非武装のデモ隊が軍によって襲撃され、一〇代から三〇代の若者たちが多数死傷した。「End SARS」の旗を掲げたデモは全国的なもので、タンワのNGOのグループチャットでも参加が呼びかけられた。襲撃の数日前には、マスクを着用してデモに参加しているタンワたちの画像や動画がシェアされていた。正義を求めた平和的な座り込みを行っていた一般市民を軍隊（国）が虐殺した、痛ましい事件であった。

【参照文献】

小川さやか 二〇一六『「その日暮らし」の人類学：もう一つの資本主義経済』光文社。

落合雄彦 二〇〇九「天上のキリスト教会：ナイジェリアのアラドゥラ教会」落合雄彦編著『スピリチュアル・アフリカ：多様なる宗教的実践の世界』晃洋書房。

緒方しらべ 二〇一七『アフリカ美術の人類学：ナイジェリアで生きるアーティストとアートのありかた』清水弘文堂書房。

Ojo, M. A. 2018. Pentecostalism and Charismatic Movements in Nigeria: Factors of Growth and Inherent Challenges. *The WATS Journal: An Online Journal from West Africa Theological Seminary*. Vol. 3, No. 1, Article 5: 74-95 (Available at https://place.asburyseminary.edu/watsjournal/vol3/iss1/5/).

Janson, M. and A. Akinleye. 2014. *The Spiritual Highway: Religious World Making in Megacity Lagos*. Brunei Gallery, SOAS, University of London.

Beier, U. 1980. *Yoruba Myth*. Cambridge University Press: 79.

Peel, J. D. Y. 2000. *Religious Encounter and the Making of the Yoruba*. Indian University Press: 57-58.

Bortei-Doke, E. and E. Aryeetey. 1995. 'Mobilizing Cash for Business: Woman in Rotating Susu Clubs in Ghana'. In Ardener, S. and S. Burman, *Money-Go-Rounds: The Importance of Rotating Savings and Credit Associations for Women*, pp. 79-94. Berg.

SNSを通じた共有と拡散

米国アラスカ州における新型コロナウイルスへの対応
——自然資源豊かな地域ゆえのアイディアと課題

近藤祉秋

はじめに

本稿の目的は、アメリカ合衆国（以下、「米国」と表記）アラスカ州における新型コロナウイルス感染症（COVID-19）への対応について、おもに二〇二〇年三月から九月末までの状況をもとに報告することである。二〇二〇年一〇月二三日現在、米国内での累計感染者数は八三〇万人、死者は二〇万人を超えている[1]。二〇二〇年一〇月に共和党のドナルド・トランプ大統領が新型コロナに感染したことからわかるように、国内での感染拡大に歯止めがかかっていない。米国内での感染拡大の理由として、初期のロックダウン後に経済活動の再開が早すぎたこと、新型コロナ対策が政治問題化したため、保守派は新型コロナウイルスの病原性を軽視し、マスク着用などの基本的な感染対策を怠る傾向があったことが指摘されている[2]。リベラル派＝感染対策に熱心、保守派＝新型コロナ対策よりも経済活動を優先するという見立ては大きな枠組みとしては正しいかもしれないが、細部では説明できない部分がある。たとえば、本稿で取り上げるアラスカ州の状況がそれにあたる。アラスカ州は州全体でみれば共和党支持者が多い州であり、大統領選挙ではごく一部の年を除いて共和党の候補者が勝利してきた。そのような政治的な風土の州であるため、官民ともに新型コロナ対策にも熱心ではないという予想がなされるかもしれない。

しかし、予想に反して、アラスカ州の対応は九月末までの状況で判断する限り、熱心な取り組みにより、一定の成功を納めたと言える。[3] 州の医療関係者によれば、感染拡大を一定程度防げている理由として州外からの渡航規制、素早いロックダウンの判断、充実した検査体制、他の州からは隔絶された地理的状況が挙げられている。アラスカ先住民トライブ健康コンソーシアムの医長ボブ・オンダース博士は、小規模なコミュニティを含む多くの空港で新型コロナの検査が数多くおこなわれたことがコミュニティにウイルスが持ち込まれるのを大幅に制限することに成功した要因のひとつだと指摘する。[4] 七三万人強の州人口のうち、感染者は一万一八三七人（二〇二〇年一〇月二三日現在[5]）であり、州人口の一・六パーセント[6]が感染を経験した計算になる。国全体の人口の二・四パーセントほどが感染していると考えられる状況の中では比較的感染者が少ない。二〇二〇年九月までのデータによれば、アラスカ州は全米で新型コロナによる人口当たりの死亡率がもっとも低い。[7]

日本国内の報道では米国の動向が報道されることは決して珍しくないが、報道されるのは感染拡大が進んでいる都市の状況、新薬やワクチンの開発に関する話題、新型コロナ対策が争点のひとつとなった大統領選挙に関する内容などが大勢を占めている。本稿では、日本国内の報道で論じられることが少ないアラスカ州内での対応、とくにアラスカ先住民社会の動向について報告することで米国内の状況に対する見方を多様化することを目指す。

アラスカ州での初期対応

アラスカ州で初めての新型コロナの感染者が確認されたのは三月一二日であった。この感染者は、アラスカに到着してすぐに発症した外国籍の者であった。アラスカ州知事のマイク・ダンリービーは、初めての感染者が確認されたことに関して「アラスカにいる私たちが一月から備えてきたことだから驚く必要はない」と声明を出した[8]。その言葉の通り、翌日には州政府は三月末までの公立学校の休校を指示し[9]、その後、休校は五月一日まで延長された[10]。休校中は生徒が登校することは許されず、自宅で学習し、遠隔教育で指導を受けることになっていたが、小学校の低学年、医療的サポートが必要な特別教育の生徒、インターネットの通信速度が遅い村落部の学校では対応が難しいことが指摘された。例えば、ある村の学校教師によれば、その村で可能なインターネット通信の速度では生徒と教師の間でEメールをやり取りするくらいだったらできるかもしれないが、ビデオ会議をおこなうことはできないという[11]。アラスカ州の村落部では、人口規模が小さい村が散在しており、それぞれの村をつなぐ道路交通網は整備されていない。そのため、村の学校に配置することができる教員の数は限られている。このような状況に対処するため、遠隔教育を活用した教育体制が以前からとられてきたが、それでも課題を残していることが今回の事態で明らかとなった。

州で最大の都市であるアンカレジでは、三月一六日にレストラン、バーなどの外食産業に関し、店内での飲食営業を禁止する命令を出した。また、映画館、スポーツジム、ボーリング場、ビンゴホールなどの娯楽施設も営業禁止となった。報道によれば、アラスカ州には二〇一九年の時点で約一万七六〇〇のレジャー産業の職があったが、そのうち三分の二が外食産業であり、州内の経済に大きな影響を与えることが懸念された。

州政府は、州の経済を安定させる方策を探るために「アラスカ経済安定化チーム」を編成した。このチームは、さまざまな産業セクターや州議会、先住民の代表者から情報を集め、三月二〇日に第一回目の情報シートが公開され、四月二二日に第五回目の情報シートが公開されると、その役割を終えた。情報シートでは、州民への経済支援策にはどのような方法があるかのオプションが提示されたり、コロナ禍のもとで基幹産業である漁業や石油・ガス産業をどのように安全に継続させていくかに関する産業関係者の意見が共有されたりした。また、このチームでは、広告代理店などから経済安定化のためのアイディアも募っていた。それに応えて、ある広告代理店は、アラスカの小規模事業者が出品できる通信販売サイトを作り、コロナ禍前から拡大していたEコマースの需要を捉え、州外に資本が出ていかないようにするという案を出したりした。[12]オンライン通信販売サイトは生活用品を手に入れるのが難しい村では非常に頻繁に利用されており、村と都市部をつなぐ小型飛行機の便にはアマゾンの段ボールがほぼ必ずと言っていいほど積まれている。[13]この提案の実効性はともかく、コロナ禍で外出や移動が制限される中でEコマースがより頻繁に利用されるようになることを見越した提言であると言える。

「アラスカ経済安定化チーム」では州民への支援策が議論されていたが、結果として二〇二〇年の「アラスカ恒久基金」送金時期の前倒しがおこなわれた。アラスカ恒久基金とは、州内での石油・天然ガス採掘が本格化した一九七六年に創設された基金で、毎年、受給資格のある州民に一三〇〇米ドル程度の配当金（二〇一一年～二〇二〇年の平均額）を支払ってきた。例年一〇月にアラスカ恒久基金の配当金が支払われてきたが、二〇二〇年は七月一日から順次支給されることとなったが、[14]配当額は九九二米ドルにとどまった。

三月二七日には州内で初の死者がでた。基礎疾患のある六三歳の女性で、アラスカ先住民医療センターで治療を受けていたことからアラスカ先住民である可能性が高い。同日には、より厳しい措置として翌二八日から州内の「不要不急の移動」を制限するという通達が出され、違反した者は罰則を受けることが定められた[15]。食料品店・スーパーマーケット、医療関係者、教育関係者（遠隔教育を行うもの）、運送業、介護施設、食品産業などは、移動の計画書を電子メールで提出しておけば、移動が認められた。なお、後述する漁業関係者（商業漁業と生存漁撈の漁師、魚加工場の労働者など）は、「重要インフラ」としてみなされ、操業を続けることが許された[16]。

ここまで州政府や自治体の初期対応の概略を述べてきたが、それでは人々はどのように対応したのだろうか。筆者のアラスカ先住民の友人の動向をおもに紹介する。日本でも起きたことであるが、ロックダウンが始まってすぐに多くの人々が食料品や生活用品を買い込むことがおこなわれた。例えば、フェアバンクスに在住するグィッチン[17]の三〇代女性も、近くのスーパーマーケットに買い出しに行ったが、野菜などの生鮮食品は売り切れていない一方で、缶詰やカップラーメンといった長期保存が可能な食品やティッシュペーパーなどの日用品が売り切れてしまっていたという。ビーバー村にすむグィッチンの友人の場合、村の中に食料品店がないため、ロックダウンが始まってからフェアバンクスに飛行機で行き、食料の買い出しをして帰ってきたという。

アラスカ先住民が多く住む村落部では、医療体制や水道設備が十分に整備されていないところもあり、住宅の数が不足しているため、過密な状況で暮らしている世帯も少なくない。ヨーロッパ系アメリカ人の入植にともなう生活習慣の変化で糖尿病などの持病を持つ者も多い。いったん村にウイルスが持ち込まれると村内で急速に感染拡大し、重症化しても搬送するのが難しいことも考えられる。アラスカでは、非先住民との接触が始まって以来、疫病の流行が数多くの人々の命を奪ってきた。例えば、一八三八～三九年には天然痘、一九世紀末から二〇世紀初頭にかけてはインフルエンザ、スペイン風邪、二〇世紀前半には結核の流行が甚大な被害をもたらしたことが人々の脳裏にあったと考えられる。このような事情を勘案して、多くの村では「不要不急の移動」を制限する措置が村評議会（各村の先住民の意思を代表する機関）などの指示によってとられた。三月二一日には『アンカレジ・デイリー・ニュース』紙（電子版）が村への立ち入り禁止もしくは強い制限を求める動きが本格化しつつあることを伝えている。この記事内でも、人々が結核やインフルエンザの村内流行によって大きな被害が出た過去の事例を教訓として、早めの立ち入り禁止・制限に乗り出そうとしていることが報じられている。[18] ビーバー村に住む友人が急いでフェアバンクスに買い出しに向かったのは、村と都市を結ぶ定期便が動かなくなってしまうと食料の買い出しが難しくなってしまうからだ。

アラスカ先住民社会は狩猟・漁撈・採集によって食料を自給してきたが、近年ではヨーロッパ系アメリカ人との交渉が増える中で外部から輸入される加工食品への依存度が増えてきている。加工食品を入手するにはフェアバンクスなどの都市部を訪問する際にスーパーに行くか、オンライン通信販売サイトで購入して郵送してもらうか、村の中で営業する個人商店[19]で購入するかの三通りの方法があるが、どの場合でも入手する際には航空機による貨物運送か人の移動が必須となる。ロックダウン初期には物流の混乱が見られたため、とりわけ都市部からの小型飛行機による食料品の輸送をおこなっている村落部では不安が生じた。「アラスカ経済安定化チーム」の情報シートでも、狩猟の許可を求める声が上がっており、「僻地のコミュニティや家族のために食料を供給する必要性への懸念が続いている」と報告されている。[20] 内陸アラスカ先住民が住む四二の村を代表する非営利組織タナナ・チーフズ・カンファレンス（Tanana Chiefs Conference: TCC）は、三月二五日、州の狩猟や漁撈に関する許可や規制の業務をおこなう狩猟・漁撈局に猟期外の緊急狩猟許可を求める手紙を送っている。[21] 通常の猟期は九月であり、猟期外の狩猟は発覚すると「密猟」として処罰の対象となる。今回の事態を受けて、外部からの食料供給が悪化する事態が想定されたので、食料の自給度を上げるために狩猟規制を緩和することを要望する声が上がった。

キャンプへの長期逗留という対策案(22)

TCCによる猟期外の狩猟許可に関する要望は、内陸アラスカ先住民の人々がコロナ禍を伝統的な生業の活性化によって乗り切ろうとする姿勢を持っていることを示している。関連して、「緊急時における食料獲得」と「社会的距離化」を同時に達成するための方法として、キャンプへの長期逗留をするべきだという意見がロックダウンの開始直後の時期に語られた。この節ではロックダウン時期の三月一二日〜二五日にかけておこなったフェイスブックを使用したオンライン調査の際にオンライン上で発信された見解を紹介する。例えば、マグラス村出身のA氏（一九四八年生まれ）は以下のように投稿した。

ブッシュのどこかにある小屋のトラップラインに行く（罠猟場の近くにある小屋で長期間の狩猟生活を送ること）のに良い時ではないかと僕は思う。ビーバーを罠で捕まえ、ビーバーや豆とかそういうものを食べたりして。罠かけに行くときには、米、豆、乾燥マカロニ、小麦粉や粉ミルクなど数カ月分の食料を持っていくことだ。このような恐ろしい時にはトラップラインにいるのが正解だ。手を洗い、できるかぎり他の人々からは離れていよう。森の中では健康で強くなれる。他の人々から離れて森の中で暮らす生活は良いものだ。土地から食べ物を得て、乾燥肉を作ったり。体に気を付けて、よく手を洗いなさい。

（二〇二〇年三月一九日の投稿）

A氏は現在フェアバンクスに住んでいるが、去年まではマグラス村で生活を送ってきた。以前の聞き

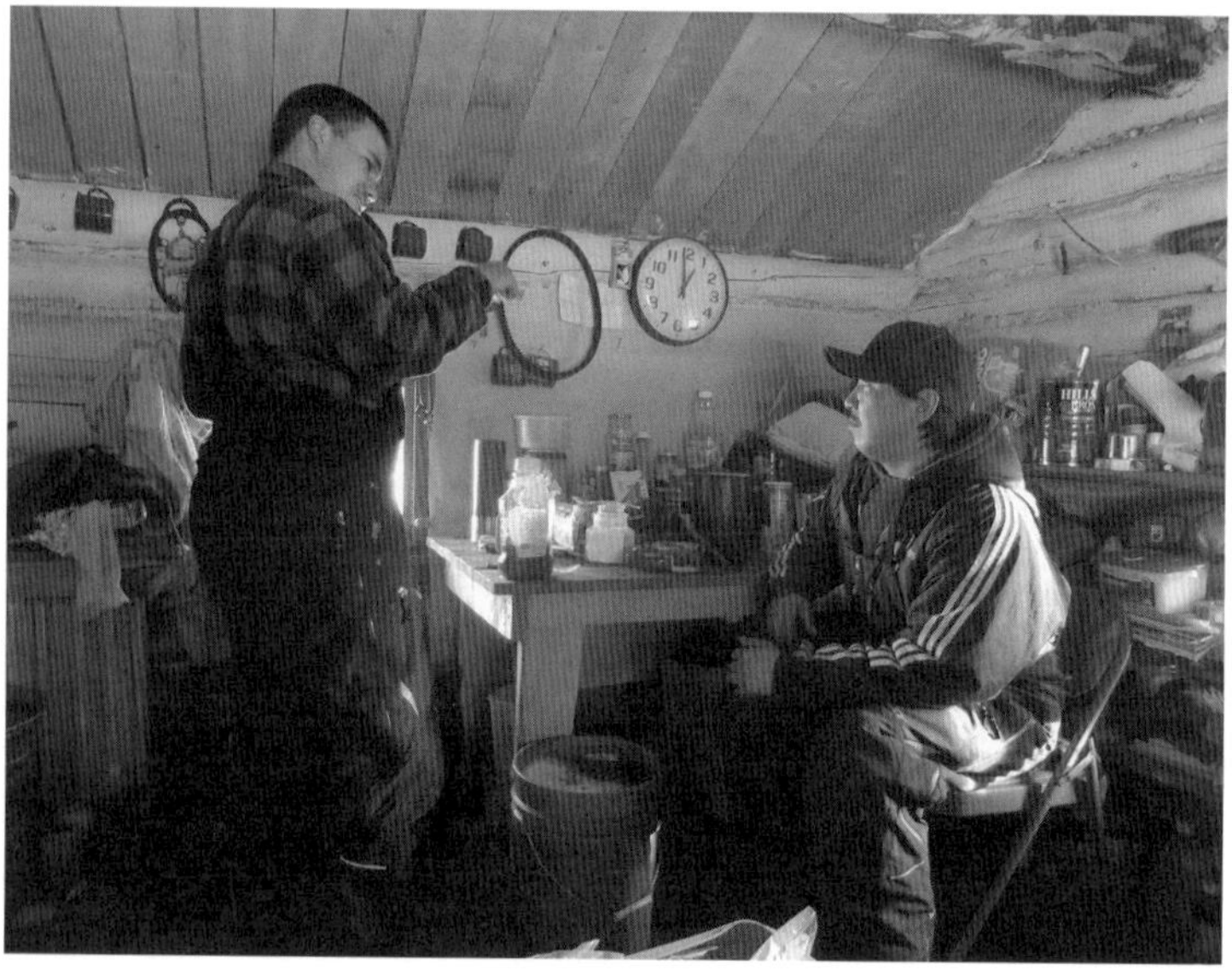

写真1：狩猟小屋の内部の様子（撮影：近藤祉秋，米国・アラスカ州ニコライ村周辺，2015年2月）。

取りによれば、A氏が子どもの頃には野菜や米などの輸入食品が入手できるのは物資輸送船がやってくる年二回のみであった。他に必要な食料は狩猟や漁撈で入手した。マグラス村があるクスコクィム川上流域では、現在でも二月から三月にかけてビーバーの罠かけがおこなわれている。各家族は、集落から離れたところに生業活動用の小屋を維持している。筆者自身もマグラス村の隣にあるニコライ村の若者とともにビーバー罠猟に出かけたことがある（近藤二〇二〇：一五六。**写真1**）。A氏は、感染拡大防止と食料調達を同時に達成する一石二鳥の方法として、野外に泊まり込んでおこなう生業活動を若者たちに奨励した。A氏の投稿には数十件のコメントが寄せられた。コメント欄では、ビーバー罠猟の次におこなわれる生業活動である春の水鳥猟での思い出を古老が回顧したり、ガンやカモ、マスクラットなどの伝統食についての意見が語られたりしていた。

ＴＣＣのフェイスブック・ページでも、故チーフ・デイヴィッド・サーモン（一九一二年〜二〇〇七年）の言葉に再び耳を傾けるべきだとする投稿がなされた。チーフ・サーモンは、内陸アラスカ先住民社会で敬意を集めた政治的リーダーであった。一九二三年に結核が流行した時、彼の母親は結核で亡くなった。その後、彼の父は幼いチーフ・サーモンとともに野外で二カ月半罠猟をして外部との接触を断って暮らし、疫病から逃れた（Tanana Chiefs Conference 公開年不明）。ＴＣＣの投稿は、デナリ・センター（アラスカ先住民の文化を取り入れた老人ホーム）の経営者がＴＣＣに「チーフ・サーモンの言葉を最近よく思い出している」とメッセージを送ったのがきっかけだったという。そのメッセージは、「今は亡き私たちのチーフの例とその当時彼の父親が持っていた智慧に倣い、私たちもこの時を生きのび、後世に語り継ごう」と結んでいる(23)。ＴＣＣによる投稿は、一〇〇件以上の「いいね」がつき、六〇回以上シェアされている（二〇二〇年三月二七日現在）。ＴＣＣページでは、新型コロナウイルスに対する衛生対策の情報提供（マスク着用の励行、手指の消毒、社会的距離化《ソーシャル・ディスタンシング》による感染ピークの遅延戦略）が頻繁になされていた。ＴＣＣは、もともとアラスカ先住民コミュニティでの看護師養成、医療サービスの提供をおこなっていた非営利組であり、新型コロナウイルスという新興感染症に対しても積極的に対応している。

じつはキャンプへの逗留という形でパンデミックを乗り切ろうとするアイディアは隣国カナダの北西準州でも発信されていた。ＣＢＣの記事（三月一八日付）によれば、北西準州の公衆衛生担当長官は、まだ準州での感染者が報告されていなかった三月一五日の時点で、村から離れて、キャンプで時間を過ごすことが社会的距離化《ソーシャル・ディスタンシング》のために有効な手段であると述べている(24)。現地に住むデネの政治機関であるデネ・ネーションのチーフ・ノーマン・ヤケレヤも、この助言に賛同して、以下のように述べたとされる。

「コロナウイルスがカナダに入ってくるのに対して、私たちはデネとして何をする必要があるのか」

と私は古老に尋ねた。その古老は私の目を見て、「土地に行け」と言った。……私たちは、政府に対して、私たちが土地に戻るのを支援するように頼んでいる。政府はこのことをほんとうにまじめに検討しなければならない。これはネーションの生存に関わることなのだ。……もし彼らがやってくれないなら、私たちは自分自身の手でそうするだろう。

同じCBCの記事では、ある先住民の集落では村人がキャンプに戻るために必要なガソリンや食料の配給をおこなっていることが言及されている。資金源となっている「オン・ザ・ランド」ファンドは毎年支給されるもので、必ずしもコロナ対策のための資金源ではないが、例年よりも注目を集めているという。この資金を使って、週末を個人所有のキャビンで過ごす予定の家族は取材した記者に対して、春休みが終わり、南から学校教師たちが村に戻ってくる時期なので家族の安全を確保するために村から離れて週末を過ごすのだと説明していた(25)。

サケ漁業の操業と検査

アラスカの場合、ロックダウンからの出口戦略を考えるうえで夏の漁業シーズンをどのように乗り切るかは大きな課題であった。漁業はアラスカ州における基幹産業のひとつであり、夏のシーズンになると漁師と加工工場の労働者が州外から沿岸の町や村に数多くやってきていた。州外から新型コロナウイルスが持ち込まれるのを検査によっていち早く探知し、隔離することでコロナ禍の下でも漁業と加工工場の稼働をおこなえる体制をつくることが求められていた。「経済安定化チーム」が公開した情報シートの中でもこの点は数回にわたって取り上げられており、人々の関心を集めていたことがわかる(26)。

ブリストルベイ地域は、州内の南西部に位置し、漁業が盛んな地域である。この地域は世界のベニザケ生産量の四〇パーセントを占め、二〇一八年の漁獲高は七億ドルにものぼる。地域住民のうちの一〇〇〇人ほどが漁師として働いているにもかかわらず、地元では今年の漁業の操業中止を求める声が上がっていた。毎年、この時期になると一万二〇〇〇人ほどの漁師や加工工場の労働者がやってきており、新型コロナウイルスも持ち込まれるかもしれないと考えられたからだ。[27] この地域では、二〇世紀初頭のスペイン風邪の流行時に大きな被害を受け、多くのアラスカ先住民（少なくとも当時の人口の三分の一以上）が命を落とした。当時、アラスカと他の地域の間を冬に移動する手段が限られていたため、一九一八年には感染者が出ることはなかった。しかし、一九一九年の春になり、地域間の移動が再開されるようになると、ブリストルベイ地域でもスペイン風邪は猛威をふるった（Gilson de Valpine 2015）。ブリストルベイ地域の人々は、スペイン風邪流行時の猖獗を極めた状況を二、三世代前の者から伝え聞いており、新型コロナウイルスのパンデミックに関しても大きな懸念を持っていたと考えられる。

六月の漁業シーズンが開始されると、新型コロナウイルスに対する対策を施したうえで漁業や加工工場の操業がおこなわれることになった。五月にはブリストルベイ地域をはじめとするサケ漁業が盛んな地域に対して検査機器が送られ、検査をする体制が整えられていた。[28] ディリングハムに漁業シーズン中滞在していた筆者の友人Sによれば、空港と港に検査場所が設けられ、やってきた人々は迅速検査を受けることになっていた。陽性者が出た場合にはすぐに隔離される。アラスカ先住民トライブ健康コンソーシアムなどの団体が検体をとるためのトレーニングを提供しており、そのトレーニングを受けた人が雇用されていた。友人Sは空港警備員として臨時で六月初旬から八月初旬にかけての八週間にわたって雇用され、ディリングハムに滞在していた。彼女の仕事は空港で利用者がマスク着用などのルールに従っているか監視することであった。米国では、新型コロナウイルスの感染拡大にともなってマスクを積極的に着用する人たちが増えている一方で、マスク着用に対して否定的なイメージを持つ者もいるため、このような仕事が生じていると言える。

友人Sは、彼女の出身であるニコライ村からディリングハムへ移動するためにアンカレジで飛行機を乗り継ぐ必要があったが、飛行機に乗って移動するたびに検査を受けていた。このことからもアラスカではかなり検査が受けやすい状況であることがわかる。八月一八日の州政府健康・社会サービス課の報告によれば、発表がおこなわれた八月時点ではアラスカ州は全米でもっとも多くの検査がなされた州であった[29]。アラスカ公共メディアの報道によれば、数多くの検査をこなすうえで重要な役割を果たしたのが、セファイド社の検査機器であったとされる。アボット社も同様の検査機器を提供しているが、一度に検査できる検体数が少ないことや、ウイルス感染を検知できない偽陰性のケースが三割強から半数近くも見られたという研究報告（Basu et al. 2020）が五月に公開されたことが理由となって、セファイド社の機器が選択された。検査機器を稼働させるためには専用のカートリッジが必要であり、このカートリッジをいかに確保するかが検査数を増加させるために重要な鍵となる。トランプ政権は、アラスカ州に四万個のカートリッジを寄付しており、これらのほとんどは漁業が盛んな町や村に配分されたようである。トランプ政権の高官は、「もし漁業シーズンではなかったなら、月に一〇〇〇個を受け取るぐらいだろうと言っておこう。……このことはアラスカに対する重要なコミットメントだ。この種類のコミットメントを他の州や主要な大都市圏におこなったことはなかったと思う」と述べている[30]。

それでは、実際に二〇二〇年の漁業シーズンは無事に進んでいったのだろうか。ディリングハムの場合、感染拡大は生じたが一定程度に抑えられたという点では答えはイエスである。自治体のプレスリリースによれば、五月三〇日にディリングハム内での第二例目、六月二〇日に第三例目の新型コロナウイルス陽性者が確認された。両者ともに漁業関係者としてディリングハムにやってきて、そこで感染が確認された者であった。その後、六月二二日には新たに一二人の感染者が確認された。漁業シーズンの時期、外部からやってきた漁業関係者は、ディリングハムへの入域前に検査を受け、検疫期間中に二回の検査を受けることになっているが、到着してから六日目の検査で感染が判明した[31]。漁業シーズンにやってくる者たちが感染をもたらすのではないかという不安が強まっていたこともあり、一二名の感染確認はオンライン記事でも報じられた[32]。しかし、検疫期間中に感染が確認されたこともあり、ディリングハムのコミュニティ内での大きな感染につながったとは考えられていない。七月にはアンカレジの水産加工工場（一三四名勤務）での五六名の感染確認をはじめとして、州内の他の漁業コミュニティでは水産加工場を中心に五〇名以上のクラスターが確認された[33]。ディリングハムでは水産加工場内などでの大規模クラスターは漁業シーズン中には発生していない模様であった。水際対策を入念におこなうことで漁業シーズンのコロナ対策がうまくいったと評価できるかもしれない[34]。

しかし、少なくとも漁師にとっては今年の漁業シーズンは決して良い年ではなかった。八月、友人Ｓにズームで連絡を取った際、筆者は彼女がディリングハムで空港警備員の仕事を続けていると思っていた。ズームでの通話が始まると、彼女はアラスカ北部の石油採掘所で採掘所労働者向けのハウスキーピングの仕事をしていることがわかった。彼女が言うには今年は魚が売れないから、空港警備員の仕事をあまり長く続けることができなかったという。七月、ブリストルベイ地域の水産加工会社が提示した漁師からのベニザケ買取基礎価格は、前年（キロ当たり一・三五ドル）の半分程度のキロ当たり七〇セントにとどまった。漁師は自前の船を用意し、乗組員の給料を払い、漁業ライセンスを購入するか、借りるかして出漁するため、多額の投資が必要となる。この買取基礎価格では利益が出ないからと出漁を取りやめる者もいたとされる。ベニザケの買取基礎価格が低迷した理由としては、水産加工会社による新型コロナウイルス対策のコストがかさんだこと、アラスカの水産物の重要な消費先であるレストランでの需要が伸び悩んだこ

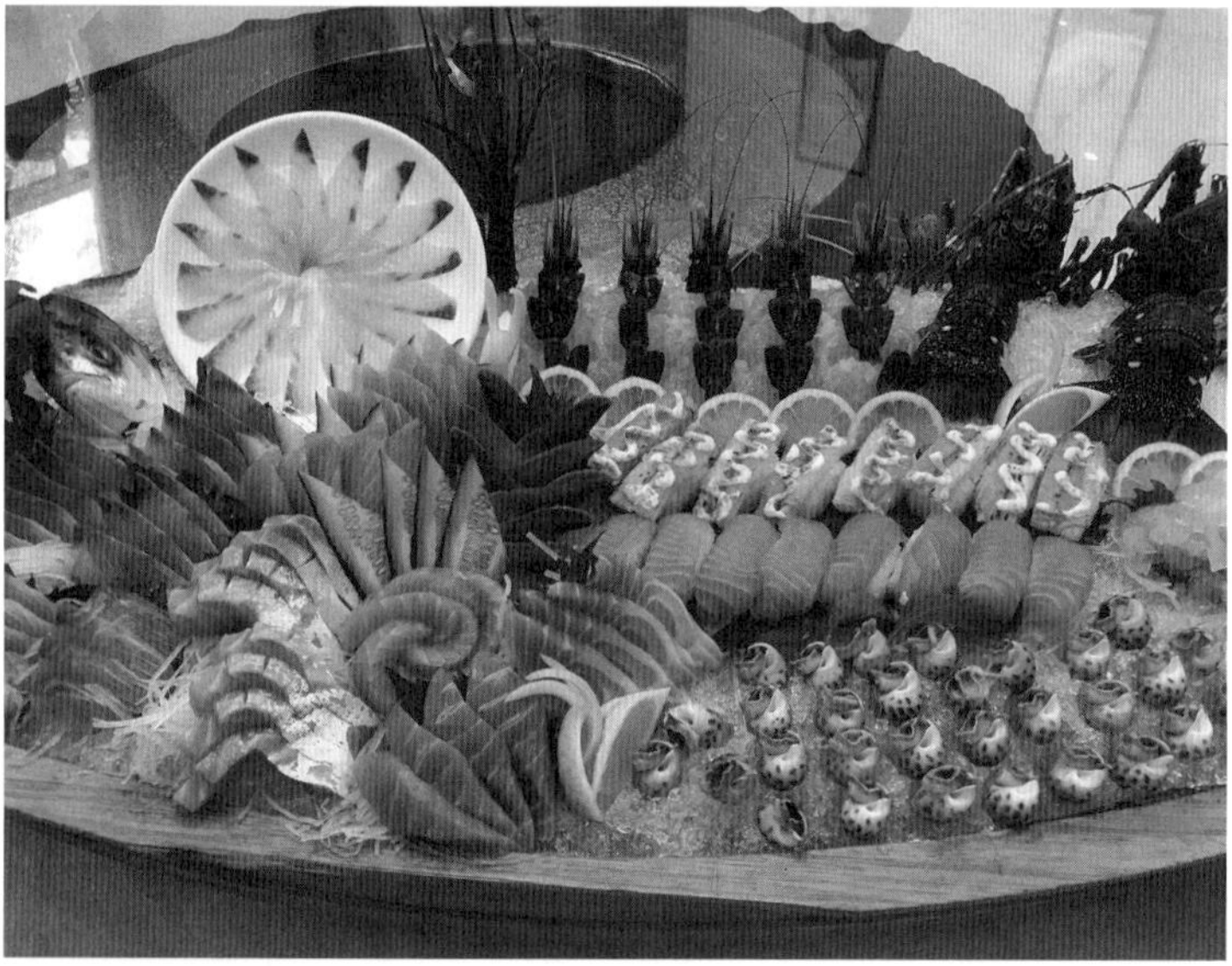

写真2：春節前の宴席で供される刺身。サケの刺身が中央に数多く盛られている（撮影：川口幸大，中国・広東省広州市，2019年2月）。

とが指摘されている[35]。

六月、北京の市場内でヨーロッパ産のサケを扱っていたまな板の上から新型コロナウイルスが発見され、その市場からクラスターが発生したと考えられたことから、ヨーロッパ産のサケが感染源になったのではないかという噂が流れ、一時期、中国当局はヨーロッパの輸出業者からのサケの受け入れを停止した。その後、中国当局はサケが新型コロナウイルスの宿主やキャリアになることはないと声明を出している[36]。

中国研究者の川口幸大（私信）によれば、中国の都市部で「三文魚[37]」と呼ばれるサケが食べられるようになったのはここ二〇年ほどのことであり、もっとも一般的な食べ方は刺身である（**写真2**）。わさびを使うなど日本の食文化の影響も見られる。生で食べられる魚としては安価であり、食味が良いことから非常に人気が高い。サケの食べ方として（加熱調理をしない）刺身がおもに想定されているため、市場でのクラスターが発生した際にもサケが原因とみなされやすくなったのだと考えられる。また、庶民に親しまれている魚であることから、この出来事が一時的なことであるにせよ大きな関心を集めたことは想像に難くない。

アラスカ公共メディアの報道によれば、中国はブリストルベイ地域産のベニザケ市場の六パーセントを占めており、サケに対するいわゆる「風評被害」がアラスカの水産物輸出に影響を与えることが北米の水産関係者の間でも懸念されていた[38]。二〇二〇年の漁業シーズンが混迷を極め、さまざまな立場で関わる関係者にとって落ち着かないものであったことは、中国でのヨーロッパ産サケ輸出規制の動向が間を置かずアラスカのメディアでの記事になるということからも伺い知ることができる。

おわりに

本稿では、米国アラスカ州における新型コロナウイルス感染症への対応を紹介してきた。ここまでの議論で明らかになったのは、アラスカ州では自然資源が豊かな地域だからこそのアイディアと課題があるということだ。アラスカ州は全米でも人口が少ない州であり、合衆国随一の広大な土地を有している。広大な土地があり、豊かな動物相や水産資源を有するからこそ、狩猟や漁撈を生存の基盤とするアラスカ先住民の文化が繁栄してきた。アメリカ合衆国によるアラスカ購入の後、合衆国政府はアラスカの自然資源を基盤とした経済開発をおこない、漁業や地下資源採掘の産業が展開されて来た。

このような歴史の一部として、先住民社会では入植してきた白人との接触後に生じた疫病の猛威の記憶が受け継がれ、それが新型コロナウイルス感染症のパンデミックのような危機に際しても再賦活化されている。その再賦活化された集合的記憶は、自然資源を基盤とした生活への回帰がパンデミック状況下でのレジリエントな生存戦略となりうるという想像力をもたらしている（三節）。州政府がロックダウンの早期決断など毅然とした対応をとった（二節）のは、医療資源が限られた村落部への感染拡大の懸念に関して、先住民をはじめとするアラスカ州の人々が危機感を共有していたからだと思われる。

入植の歴史を紐解けば、アラスカ先住民の生存を可能とした自然資源は白人たちがアラスカに求めたものでもあったことがわかる。サケ資源はその最たるものである。アラスカ州の新型コロナウイルス対策の課題として、州外からやってくる漁業関係者による感染拡大から漁業コミュニティをいかに守るかが二〇二〇年夏の大きな課題であった（四節）。新型コロナウイルス用の検査機器を現地で使えるようにし、空港警備員を動員し、水際対策が大がかりにおこなわれた。しかし、パンデミック下での操業コスト増は個人経営の漁師たちにしわ寄せがいき、決して順調な漁業シーズンであったとは言えない。

右記の歴史的な視座からもわかるように、アラスカ州における新型コロナウイルスへの対応はこれまでの入植史を踏まえて理解される必要がある。とりわけ、連邦政府・州政府・先住民政府という三つのアクターが互いに協力し合いながらも、それぞれの思惑を持って行動していることに注意する必要がある。州政府は、新型コロナウイルス感染症への対応を続けながら、州の経済的な基盤のひとつである漁業の操業を続けることに腐心していた。この点はロックダウンの早期決断とともに、「アラスカ経済安定化チーム」を組織して、経済活動の再開に向けたシナリオをすぐに探り始めていることからも伺える。そのような状況を背景として、トランプ政権は、漁業シーズン中の検査を助けるためにカートリッジを州政府に対して数多く提供して、経済活動の再開を応援する政権であることをアピールした。他方で、各コミュニティごとにある先住民政府は、疫病が猛威を振るったこれまでの歴史を踏まえ、コミュニティへの立ち入り制限を敷き、強力な水際対策を進めた。ロックダウンの最中に語られた「キャンプへの移動による感染対策」の言説は、パンデミックの経験が疫病をもたらした入植者との接触の歴史と絡まり合いながら理解されていることを示している。この言説からは、白人との接触が続く限り、パンデミックは常に再来する可能性があり、植民地的状況を脱した自足的な生活への回帰が根本的な意味での感染対策となるという考え方を見て取ることができる。

一〇月以降、これまで新型コロナウイルスの感染が確認されていなかった州内の地域においても感染拡大が始まっている。[39] 筆者がこの原稿を執筆中にも三〇人ほどが住む内陸アラスカの小さな村で初めての患者が確認されたという知らせがフェイスブックのメッセージで友人からもたらされた。アラスカ州では、入域してくる州外者の検査体制について気に留めている一方で、州外者によるウイルスの侵入が問題なのではなく、感染拡大は州民同士の接触に起因するという見解もある。[40] 隔絶された地域だからこそ、ウイルスは外からやってくるものであるという認識があるのかもしれない。感染拡大の趨勢は見通せず、医療体制が脆弱な村での感染拡大が進んでいるという知らせに筆者は胸を痛めている。

付記

本稿の脱稿後、アラスカ州での感染者数は激増した。二〇二一年二月一七日現在、感染者数は五万四〇〇〇人を超えている。

【註】

＊　本稿は、近藤（二〇二一）をもとに大幅に加筆したものであり、内容が重複する部分がある。また、本稿は北極域研究加速プロジェクト（ArCS-2）社会文化課題「温暖化する北極域から見るエネルギー資源と食に関わる人間の安全保障」の研究成果の一部である。中国国内でのサケ消費について参考情報と写真を提供いただいた川口幸大氏、オンライン上での聞き取りを共同でおこなった中野久美子氏に深謝する。

（1）　https://covid.cdc.gov/covid-data-tracker/#cases_casesinlast7days（二〇二一年二月一七日最終閲覧）

（2）　https://www.jiji.com/jc/v4?id=covidusashimura80004（二〇二一年二月一七日最終閲覧）

（3）　アラスカ州では、全米の傾向と同じく二〇二〇年九月～一〇月にかけて感染拡大が進んでおり、今後の状況については予断を許さない。

（4）　https://www.alaskapublic.org/2020/09/21/why-does-alaska-have-the-countrys-lowest-covid-19-death-rate-doctors-explain/（二〇二一年二月一七日最終閲覧）

（5）　https://experience.arcgis.com/experience/6a5932d709ef4ab1b868188a4c757b4f（二〇二〇年一〇月二三日最終閲覧）

（6）　二〇一八年の国勢調査に基づく全米の人口約三億二七〇〇万人と累計感染者数八三一万二六六七人（二〇二〇年一〇月二三日、CDCデータ）を用いて計算した。

（7）　https://www.alaskapublic.org/2020/09/21/why-does-alaska-have-the-countrys-lowest-covid-19-death-rate-doctors-explain/（二〇二一年二月一七日最終閲覧）

（8）　https://gov.alaska.gov/newsroom/2020/03/12/first-case-of-covid-19-confirmed-by-alaska-state-public-health-laboratory-is-an-international-resident/（二〇二一年二月一七日最終閲覧）

（9）　https://www.adn.com/alaska-news/2020/03/14/alaska-officials-close-k-12-public-schools-to-students-for-extra-2-weeks-to-limit-spread-of-coronavirus/（二〇二一年二月一七日最終閲覧）

（10）　https://www.alaskapublic.org/2020/03/20/state-announces-new-business-closures-for-fairbanks-ketchikan-and-asks-alaskans-to-stop-all-non-essential-travel/（二〇二一年二月一七日最終閲覧）

（11）　https://www.adn.com/alaska-news/education/2020/03/16/alaskas-statewide-school-closure-is-about-to-begin-no-one-knowsquite-how-it-will-work/（二〇二一年二月一七日最終閲覧）

（12） https://gov.alaska.gov/home/covid-19-economy/（二〇二一年二月一七日最終閲覧）

（13） 例えば、筆者も二〇一四年から二〇一五年の長期調査でニコライ村に滞在した時に薪割り用の斧をアマゾンで購入した。

（14） https://gov.alaska.gov/newsroom/2020/05/20/2020-permanent-fund-dividend-to-begin-distribution-july-1/（二〇二一年二月一七日最終閲覧）

（15） https://www.adn.com/alaska-news/2020/03/27/anchorage-sees-first-covid-19-death-in-alaska-hospital-officials-say/（二〇二一年二月一七日最終閲覧）

（16） https://gov.alaska.gov/wp-content/uploads/sites/2/03232020-COVID-19-Health-Mandate-010-Attachment-A.pdf（二〇二一年二月一七日最終閲覧）

（17） グィッチンはアラスカ北部からカナダ北西部の地域に居住する集団である。

（18） https://www.adn.com/alaska-news/rural-alaska/2020/03/20/alaska-rural-villages-begin-to-ban-or-severely-restrict-air-travel-in-hopes-of-slowing-coronavirus/（二〇二一年二月一七日最終閲覧）

（19） アラスカ内陸部にあるニコライ村の個人商店では、営業を月・水・金の午前一〇時から午後二時に限定し、一度に店内に入れる客は一人のみ、せき・鼻水・発熱などの症状がある者の入店禁止（代理人によるピックアップか配達をおこなう）という臨時措置が取られた。

（20） https://gov.alaska.gov/home/covid-19-economy/（二〇二一年二月一七日最終閲覧）

（21） http://www.newsminer.com/news/local_news/tanana-chiefs-conference-requests-moose-hunt-to-keep-villagers-fed/article_330818b8-72ef-11ea-b3a8-d3f0c78185f6.html（二〇二一年二月一七日最終閲覧）

（22） 本節の内容は近藤（二〇二一）でも報告している。オンライン調査の手法に関しては、近藤（二〇二一）を参照。

（23） https://www.tananachiefs.org/about/our-leadership/traditional-chiefs/chief-david-salmon/my-father-saved-my-life/（二〇二一年二月一七日最終閲覧）

（24） 北方アサバスカン諸語を話す集団のこと。民族自称に由来しており、カナダではよく使われる。

（25） https://www.cbc.ca/news/canada/north/going-onto-the-land-covid-outbreak-response-1.5501103（二〇二一年二月一七日最終閲覧）

（26） https://gov.alaska.gov/home/covid-19-economy/（二〇二一年二月一七日最終閲覧）

（27） https://www.washingtonpost.com/national/in-alaska-town-calls-to-shut-down-fishing-season-amid-coronavirus-fears/2020/05/03/163a6356-8b33-11ea-8ac1-bfb250876b7a_story.html（二〇二一年二月一七日最終閲覧）

（28） https://www.alaskapublic.org/2020/05/13/state-says-it-will-provide-additional-testing-to-communities-ahead-of-fishing-season/（二〇二一年二月一七日最終閲覧）

（29） http://www.dhss.alaska.gov/News/Documents/press/2020/DHSS_PressRelease_Testing_20200818.pdf（二〇二一年二月一七日最終閲覧）

（30） https://www.alaskapublic.org/2020/08/26/this-machine-is-a-microcosm-of-alaskas-and-americas-covid-19-testing-successes-and-failures-heres-how/（二〇二一年二月一七日最終閲覧）

（31） https://www.dillinghamak.us/index.asp?SEC={39720B2B-FF9E-4FF6-B7B0-AB8D2C70DD16}（二〇二〇年一〇月二三日最終閲覧）二〇二一年現在、削除されている模様。

（32） https://www.adn.com/alaska-news/2020/06/23/12-of-alaskas-35-new-coronavirus-cases-are-seafood-workers-in-dillingham/（二〇二一年二月一七日最終閲覧）

（33） https://www.adn.com/alaska-news/anchorage/2020/07/24/56-workers-at-anchorage-seafood-processing-plant-test-positive-for-covid-19/（二〇二一年二月一七日最終閲覧）

（34） なお、ブリストルベイ地域全体では、八月中盤まで八七名の州外者、一六名の州民の感染が確認されている（https://www.msn.com/en-us/news/us/historic-bristol-bay-alaska-salmon-fishery-dealing-with-latest-challenge-covid-19/ar-BB18y6Ql 二〇二一年二月一七日最終閲覧）。

（35） https://www.kdlg.org/post/processors-start-post-base-prices-and-bonuses-bristol-bay-sockeye#stream/0（二〇二一年二月一七日最終閲覧）

（36） https://mobile.reuters.com/article/amp/idUSKBN23M177（二〇二一年二月一七日最終閲覧）

（37）　広東語読みの「サーンマン」がサーモンに近いことから香港経由で中国国内に入ってきた可能性がある。

（38）　https://www.alaskapublic.org/2020/06/18/alaskas-salmon-industry-contends-with-a-rumor-from-china-that-covid-19-can-be-transmitted-via-fish/（二〇二一年二月一七日最終閲覧）

（39）　https://www.ktoo.org/2020/10/14/after-early-containment-covid-19-spreads-rapidly-in-rural-alaska/（二〇二一年二月一七日最終閲覧）

（40）　https://www.civilbeat.org/2020/10/why-alaskas-covid-19-test-program-for-travelers-isnt-working-as-well-as-hoped/（二〇二一年二月一七日最終閲覧）

【参照文献】

近藤祉秋　二〇二〇「先住民とモニタリング」田畑伸一郎・後藤正憲編『北極の人間と社会——持続的発展の可能性』北海道大学出版会、一五一—一八一。

———　二〇二一「デジタル民族誌の実践：コロナ禍中の民族誌調査を考える」藤野陽平・奈良雅史・近藤祉秋編『モノとメディアの人類学』ナカニシヤ出版。

Gilson de Valpine, Maria. 2015. Influenza in Bristol Bay, 1919: "The Saddest Repudiation of a Benevolent Intention." *SAGE Open* 5(1): 1-8.

Basu A, Zinger T, Inglima K, Woo K-M, Atie O, Yurasits L, See B, Aguero-Rosenfeld ME. 2020. Performance of Abbott ID Now COVID-19 rapid nucleic acid amplification test using nasopharyngeal swabs transported in viral transport media and dry nasal swabs in a New York City academic institution. *Journal of Clinical Microbiology* 58: e01136-20.

ソフトなロックダウン下での「怯え」
——タイにおける社会的経験としてのコロナ禍

岡野英之

筆者はタイをフィールドとする文化人類学者である。タイでは二〇二〇年三月後半から市中感染が急激に増えた。その感染拡大がだいぶ抑え込まれた五月中旬、筆者はコロナ禍の状況を聞くため、タイ北部の都市、チェンマイに住む知人（タイ人）に日本から電話をかけた。その電話で彼女はこう語った。

チャンマイではコロナがほとんど出ていないのに、みんなが怖がって外に出てこないんです。

この言葉に象徴されるように、タイでは人々は外出を控え、自ら予防措置を講じた。そうした行動は政府の要請以上のものであった。無防備に町を出歩く人も少なく、閑散としたチェンマイ市内の様子がフェイスブックにも多数アップロードされた。市中感染が下火になってもなお、市内は人が少ないままであったという。

新型コロナウイルス感染症は、徹底的な防疫措置を実施したからといって、必ずしも抑え込めるわけではない。本稿執筆時（二〇二〇年九月末）の東南アジア諸国の状況を見ても、そのことは指摘できる。ベトナムは徹底的な防疫を実施することで一〇九〇名の感染者しか出していない。その一方で、フィリピンは同様に強権的な措置を取ったものの、三一万人の感染者を出しており、感染者は増え続けている。それに対してタイの防疫措置はゆるやかなものであり、「ソフトなロックダウン」[1]といわれているものの、抑え込みに成功している。三月一二日に初めて国内で集団感染が確認され、それ以降、感染者数は一時的に増加したものの、二カ月半の間に抑え込むことができた。五月二六日以降、市中感染はほとんど確認されていない。累積感染者も本稿執筆時（二〇二〇年九月末）で三五六四名に過ぎない[2]。いうまでもなく、タイでも数々の防疫措置が取られた。しかしながら、東南アジアの他国と比べて特徴的なのは、タイの人々が持つ「怯え」である。これまでのところ、タイが抑え込みに成功しているのは人々が「怯え」を共有していたからだとは考えられはしないだろうか。この指摘は主観的であり、学術書における記述としてはいささか不適切かもしれない。それでもなお、筆者は、タイ人が持つ「怯え」が少なからず新型コロナウイルスの抑え込みに寄与していると思えてならない。

先行研究と調査手法

では、その「怯え」の感覚は、どのような経緯でタイの人々に共有されるようになったのか。その問いに挑むために注目するのが、タイにおける日常生活、ならびに、ソーシャル・ネットワーキング・サービス（SNS）のひとつ、フェイスブック（Facebook）内での動向である。医療人類学者ジェン・ピリパは、人々の疾病に対する認識が日常生活の様々な事象に影響を受けながら形成されると指摘した（Pylypa

2011)。同様に、医療社会学者デボラ・ラプトンも、リスクに関する主観的な認識は日常生活を通して構築されると指摘する（Lupton 1999: 106-107）。現代では、インターネットもまた、日常生活の一部である。特にタイではフェイスブックの利用者は多く、「タイ人の生活にとって欠かせない要素」ともいわれている(3)。文化人類学者ソーニャ・プリッツカーが指摘するように新型コロナウイルス感染症の流行の際には、インターネット上に「怯え、怒り、裏切りや悲しみといった感情的な反応」が溢れかえった（Pritzker 2020）。タイでも例外ではない。タイにおける疾病に対する「怯え」は、ＳＮＳを含めた人々の間での日常的なやり取りを通して醸成された側面もあるのではないだろうか。

筆者は二〇二〇年二月三日から三月一八日までタイで現地調査を実施した。その調査目的はミャンマーからの移民に関することであり、新型コロナウイルス感染症についてではない。しかしながら、滞在中はタイ人と接することも多かった。フェイスブック上ではタイの友人たちがさまざまな記事を共有したり意見を書き込んだりしており、それらはしばしば現実世界（オフライン）での会話につながった。現地調査中、筆者はタイ人に劣らずフェイスブックを使用していたし、コロナ禍がどうなるかわからないことから現地ニュースの確認も欠かさなかった。こうしたことから、タイにおける新型コロナウイルス感染症の動向、および、それに対する人々の反応についての情報収集を意図せずに実行することになった。本稿の執筆にあたっては、フィールドノートを確認する他に、フェイスブックの過去ログを遡ったり、インターネットを検索したりすることで、滞在中に人々が話題にした事柄を再確認した。すなわち、本稿で用いたデータの大半が筆者の現地での経験、そして、インターネットからの情報である。

本稿での記述の対象は、タイで最初の感染者が見つかった二〇二〇年一月から緊急事態宣言が出された三月までを中心とするも、それ以降九月末（本稿脱稿時）までの動向も付記することにする。あくまでも二〇二〇年九月末までの動向であることを断っておきたい。

流行初期（二〇二〇年一月〜）——中国人観光客の激減

一般的にいうと、コロナ禍では、感染症の蔓延をいかに防ぐのかと同時に、経済活動の停滞も問題視された。タイの場合も例外ではない。コロナ禍のごく初期に問題となったのは中国人観光客の激減による経済的なダメージであった。

タイは中国に次いで新型コロナウイルス感染症が確認された二番目の国である。しかしながら、当初、感染者のほとんどが中国からの観光客であり、市中感染も観光客と接触する人々に限られていた。二月下旬あたりまで新型コロナ感染症は中国の出来事に過ぎないという認識があったように思える。ゆえに問題とされたのも、感染に対する怯えよりも、中国人観光客の激減による経済的なダメージであった。

タイの観光業は中国からの観光客に大きく依存している。タイは観光立国であり、外国人向け観光業だけで国内総生産（ＧＤＰ）の一二パーセントを占める。[4] 特に近年、中国からの観光客が非常に多く、二〇一九年にタイを訪問した全外国人のうち中国国籍保持者の割合は二七・六パーセントであった。その数は約一〇九〇万人に及ぶ。[5] この数字が示すのは、タイの観光業が中国人観光客に大きく依存していることである。

中国・湖北省の省都武漢で原因不明の肺炎が広がっていることを中国政府がＷＨＯに報告したのは二〇一九年一二月三一日のことであった（WHO 2020）。タイでは早くも二〇二〇年一月五日から四つの空港で検疫を強化した。いずれも武漢からの乗り入れ便がある空港である。一二日にはタイで初めて新型コロナウイルス感染症が確認されたことが、タイ政府より公表された。感染者は八日に発熱症状があるとしてスワンナプーム国際空港の防疫検査で引っかかった中国人観光客である。その後も感染者は見つかり、一月三一日の時点で一九の確定事例が発生した。一八例が中国からの観光客であり、市中感染者はひとりだけであった。中国人観光客と接触したタイ人タクシードライバーである(6)。経済的な打撃を恐れてか、タイ政府は中国からの観光客の訪タイを制限しなかった。むしろ、規制をかけたのは中国政府の方であった。中国政府は国外への団体旅行を一月二四日から禁止した。それにより中国からタイへの入国者は激減する。一月二六日には二万九六二二人であった入国者が二月二日には七九一七人になった。筆者は二月三日にタイへと入ったが、確かに中国人観光客の数は少ないように思えた。それ以降も、中国人観光客の数はさらに減った。あらかじめ来ていた人たちが帰国したからである。チェンマイでもゲストハウスのオーナーや行きつけの屋台の店主が、中国人観光客が少ないとぼやいていた。お金が落ちないというのだ。チェンマイの町中をバイクで走ると「中国加油」(「中国がんばれ」の意)と書かれた看板や横断幕をいくつか見かけた。この頃、新型コロナウイルス感染症は中国の問題に過ぎなかった。人々の間にも自分たちが感染するかもしれないという意識は希薄だったように思える。

日本から新型コロナウイルス感染症が持ち込まれる(二〇二〇年二月)

日本人である筆者は、二月下旬あたりから如実な変化を感じるようになった。インタビューを断られたり、露骨に嫌な顔をされたりすることが増えた。日本人は感染しているかもしれないと思われるようになったのである。タイの人々が私を警戒しだしたのは、タイ人観光客が日本で新型コロナウイルス感染症に感染したからである。

近年、タイでは海外旅行に出る人が急増している。周辺国であるラオスやマレーシアを除くと日本は渡航先のトップを占める(7)。二〇一九年の訪日タイ人は一三一万九〇〇〇人に上り、全訪日客の四パーセントを占めた[8]。バンコクでも日本への団体旅行や格安航空会社（LCC）の日本行き航空券をアピールする広告を数多く見かける。

タイ保健省は二月一七日に日本への渡航延期を国民に呼び掛けた。日本で新型コロナウイルス感染症が拡大しはじめたからである。二月中旬、日本では感染者がちらほらと出始めた（累積感染者は二月一七日時点で四六名）[9]。各地でイベントの中止が決定され、人々も外出を控えるようになった[10]。タイ保健省が渡航延期を呼びかけたことにより、日本行きツアーのキャンセルが相次いだ。二月二〇日には、日本を訪れるタイ人観光客が激減したことが、インターネット上のニュースサイトで報じられている。

中国だけではなく、日本でもこの感染症〔新型コロナウイルス感染症〕が急速に拡大している。……日本は毎日多数のタイ人観光客が訪れる人気の観光地である。……〔一時期は〕日本で最も多かった中国人観光客が減少し、タイ人が目立つ存在となった。しかし、〔タイ〕保健省が危険性を報じてからは、そのタイ人も減った[11]。

こんなニュースがタイ語で報じられた。

日本への渡航自粛が要請されたことで、タイ国内では、日本には感染のリスクがあるという認識が広がった。その後、二月二六日には、日本から帰国したタイ人観光客の感染が判明した。六〇代の夫婦であった。夫が渡航歴を隠して病院で診察を受けたことにより、そのニュースはさらにセンセーショナルに報じられた。この夫婦は北海道を旅行したのだという[12]。

タイでは雪が降らない。真冬の北海道はタイ人にとって人気の観光地であった。北海道内で初めて感染が確認されたのは一月二八日のことである。感染していたのは武漢からの中国人旅行者であった。二月一四日には札幌市で道内在住者の感染が判明した。その後、感染は函館、苫小牧、根室、旭川、中富良野、北見など広範囲に広がった。「さっぽろ雪まつり」（一月三一日～二月一一日）に中国人観光客が押し寄せ、そこから感染が広がったと考えられている。[13] 感染拡大を受けて北海道知事・鈴木直道は二月二八日に道独自の緊急事態宣言を発出した（余談だが、この時、タイのネット上では鈴木知事が男前だと話題になった）。[14]

二月末の時点で日本における累積感染者数は二三九名であった[15]（同時点でタイの累積感染者数は四二名である）。[16] この頃の日本政府の見解は、現在のところ緊急の措置を取る状況ではなく、東京オリンピックも予定通り実施するというものであった。[17] タイでは、日本は新型コロナウイルス感染症の拡大を防げていないとみなされるようになり、日本人はタイに新型コロナウイルスを持ち込んでいるかもしれないといった目で見られるようになった。[18] 筆者もこの頃日本に帰るよりもタイにいた方が安全だと考えていた。

警戒の目が向けられたのは日本人だけではない。日本から帰ってきたタイ人も警戒された。この頃、筆者はショッピングセンターのカフェでタイ人の友人と会話をしていた。隣に中学生グループがいた。どうも日本から帰ってきたばかりらしい。日本での思い出について話し合っている。友人は「この人たち日本から帰ってきたばかりだよ。気をつけなきゃね」といった。

韓国におけるタイ人不法労働者、ピーノイ

三月上旬、日本以外にもインターネットやテレビで話題になった国があった。韓国である。韓国にはタイ人不法労働者が一五万人ほどいると推定されている。[19] こうした不法労働者は「ピーノイ」と俗称されている。タイ語で「小さなお化け」という意味である。[20] 韓国政府はタイ人不法就労者の問題を解決するため、二〇一九年一二月一一日に次のような通達を発出した。「二〇二〇年六月までにタイに帰国する者は、不

法滞在の罪を問わない」。こうした特例に加えて、新型コロナウイルスが拡大することでピーノイは大挙してタイへと帰国した。

韓国では二月下旬以降、新型コロナウイルス感染症の感染者数が劇的に増えた。その経緯は次のとおりである。二月一〇日の時点で感染を疑わせる症状を呈していた者（結局、陽性が判明し国内で三一番目の感染者となった）が入院していた病院を抜けだし、新天地イエス教団の宗教活動を続けた。その教団の礼拝を通して感染は急激に拡大した。二月二三日に文在寅大統領は「コロナ19政府対策会議」を開催し、国家の危機警報を最高段階の「深刻」へと格上げした(21)。二月一五日の時点では二八名しか出ていなかった感染者が一カ月後の三月五日には八〇〇〇名を超えた(22)。タイの報道では韓国で帰国の手続きをしたピーノイが五〇〇〇名近くに上ることが報じられた。タイ政府は韓国から帰国するタイ人不法就労者について、帰国後一四日間、自宅での自主隔離を命じた(23)。しかし、帰国したピーノイらはそうした要請を守らず、通常のように生活した。

感染が爆発的に拡大している韓国からピーノイが帰国することによって、タイ国内で感染が拡大するのではないかという懸念を一般のタイ人が持つようになり、その懸念を表明する書き込みが、フェイスブックやツイッター（twitter）に溢れた。フェイスブック上では帰国直後に外食に出たピーノイを糾弾するという出来事が何件かあった。例えば、チェンライ県で、ひとりのピーノイが帰国直後に家族と外食に行き、「家族で焼肉♥」というコメントと共に焼肉を楽しんでいる写真を投稿したところ、それを見た友人がコメント欄で批判をした。その書き込みはシェアを繰り返され、そのコメント欄は「炎上」した。あるネット記事では、一連の経緯を紹介して、「ピーノイには良心がないのか」と批判している(24)。この事件が象徴するように、三月上旬にはピーノイのことが一次的に話題となった。

この頃、新しい話題が出ることで古い話題が忘れ去られるというように目まぐるしく時のニュースが変わっていった。ピーノイの話題も、タイで感染が拡大した三月上旬には忘れ去られた。

緊張感の高まり

チェンマイ市内でも二月下旬から三月初旬にかけて緊張感が高まったように思える。市中感染の危機感も持たれるようになった。マスクをつける人も増えた。筆者は、この頃、数多くの噂が出回ったのを覚えている。そのうちのひとつがこのような噂である。

知り合いに看護師がいるんだけど、○×病院にコロナが疑われる患者がいるんだって。チェンマイでは感染者が出ていないといわれているけど、もうチェンマイにはコロナが入ってきているんだよ。

同じような噂を、この頃、しばしば耳にした。

さらに、三月一六日にはフェイスブックのメッセンジャーを通して友人から動画が送られてきた。誰かがスマートフォンで撮影したもので、ひとつの通りの路肩に保健省の車や警察車両が列をなして停まっている。撮影者は「ここで病人が発生した模様です」という解説を入れている。しかし、それが確かな情報か否かと確かめるすべはない。新型コロナウイルス感染症だともいっていない。丁寧にも私の友人は、この動画についての解説も付け加えて送信してきた。それによると、その家がチェンマイでも有名なレストランのオーナー一家のものであり、そのオーナーの妻が「コロナに感染した」という。その話が本当かどうかは分からない。少なくとも、こうした噂が飛び交うということが、人々が危機感を持ち出した証左といえよう。

全国レベルでの危機感を示す例もある。三月一四日には、ある民間企業が新型コロナウイルス感染症の発生状況を明示したマップ「新型コロナウイルス感染症ニューストラッカー」(Covid-19 News Tracker)をインターネット上に公開し、フェイスブック上で話題になった。無償のサービスである。ウェブサイトにアクセスすれば、全土のどこで感染者が発生したのかが地図上でわかるようになっている。バンコク市内のひとつのストリートの発生例をクリックすると「男性(四〇代)タイ国籍、日本から帰国。五八事例目。帰国前に事故に遭い日本の病院で治療を受けた(三月一一日)」と出てきた。[25]

バンコクで感染が急速に拡大する

危機感が高まっていたとはいえ三月の中旬までは、感染者がそれほどいたわけではない。三月一一日時点でのタイ全土の累積感染者数は五九名に過ぎなかった。[26] その多くは、外国人観光客や海外から帰国したタイ人、そして、彼らに接触した人々であった。しかしながら、その裏側では集団感染が発生していた。それが公になったのが三月一二日のことである。

この日、タイ政府より集団感染が発生したことが公表された。バンコクで二月下旬に開かれた結婚式でのことである。感染源となったのは香港から渡航し、二月二一日から二五日にかけてタイに滞在した人物である。この人物は結婚式で他の参加者と食器を共有したり、酒を回し飲みしたり、タバコを回し吸いした。報道によると、それにより一一人に感染が広がったという(その後、感染者の数は増えた)。[27] この結婚式が、タイで発生した最初の集団感染であった。

その報道があった数日後、桁違いに大規模な集団感染が判明した。集団感染が発生したのは、大規模な集客能力を持つムエタイ(タイ式キックボクシング)の競技場ルンピニー・スタジアムである。三月六日のことであった。ムエタイは賭けの対象にもなっていて競技場は熱狂に包まれる。その日の午後に約一〇試合が開かれ、スタジアムは数千人の観客で溢れかえった。後日、試合を観戦した俳優や軍高官らが次々と自らの感染を公表した[28]。当初、感染経路は定かではなかったが、彼らがルンピニー・スタジアムで感染したようだとコメントすることにより、集団感染が起きたらしいことがわかってきた。三月一六日以降、メディアは「ルンピニー・スタジアムで集団感染が発生した」と明言するようになった。三月二三日時点で本集団感染による感染者は一二八名となり、タイにおける累積感染者の約二割を占めるまでとなった[29]。この時、タイの累積感染者数は七二一名であった。劇的に感染者が増えたのである。

市中感染が発生したことから政府は矢継ぎ早に施策を取った。その様子を「いくぶんパニックじみた(somewhat panicky fashion)」と形容する研究者もいる(Pasuk and Baker 2020)。三月一七日、タイ政府は新型コロナウイルス感染症対策として、バンコク都およびその周辺のバーやマッサージ店、映画館といった商業施設にくわえて、学校をはじめとする公共施設の閉鎖を決定した。閉鎖は翌一八日から実施された[30]。

筆者はこの日の午前中、チェンマイからバンコクへと移動した。バンコクでは数日間、調査を実施する予定であったが、調査にならないどころか、帰国できなくなるかもしれないとも思った。なにせ次々と新たなニュースが飛び込んでくるのだ。滞在期間は残すところ二日しかなかったが、二日後にはどうなっているのかわからない。筆者はバンコクの路上でスマートフォンを使い、その日の夜に出発する飛行機の航空券を購入した。次の日の朝に到着した関西空港が、普段とまったく変わりなかったことにあっけにとられたことを覚えている。

非常事態宣言の発令へ

筆者が帰国した後もタイ政府はコロナ対策の措置を厳格化していく。三月二二日より、レストランの営業はテイクアウトに限定され、店内での飲食が禁止された。さらにショッピングモールの閉鎖も命じられた。ただし、例外としてショッピングモール構内にあるスーパーマーケットや薬局など、生活必需品を売る店は営業が許可された[31]。その数日後の二五日になると、タイ政府は翌日から全土を非常事態宣言下におく旨を発表した。

バンコク在住のジャーナリスト小堀晋一によると、非常事態宣言が出されたのは、人々の行動を規制するためであったという。三月二二日の日曜日であった。ショッピングモールやレストランが閉鎖されたことで、若者たちは遊びに行く場所を失った。暇を持て余した若者たちはバンコク郊外のビーチに繰り出した。「ビニール製のゴザを敷いて、持ち寄った酒や食事で乾杯する姿があちこちで始まった。……地元当局者が慌てて撤収を求めたが、誰も応じない。もはや為すすべもなかった」と小堀は記す。

さらにショッピングモールやレストランで働く人々が仕事を失った結果、地元へ帰ろうとバスターミナルに殺到した。彼らは物価の高いバンコクで過ごすよりも実家に帰ることを望んだ[32]。こうした人々の動きにより新型コロナウイルスが各地へと拡散するかもしれないという危機感が高まった。非常事態宣言を出せば、違反する者に対しては刑事責任を問うことができる。こうした理由から非常事態宣言が出されたという。

非常事態宣言後の抑え込み

非常事態宣言下でタイ全土に敷かれた防疫措置は「ソフトなロックダウン」ともいえるものであった。スーパーマーケットや市場、薬局といった生活に必要な店舗はオープンしており、レストランや屋台もテイクアウトに限定されるものの営業を続けることができた。長距離バス、鉄道、航空機の国内便といった長距離移動サービスは停止されたものの、ローカルレベルでは人々の移動が制限されたわけではなかった。移動の制限は、夜間外出禁止令が出されたのみである。日中であれば、市内で買い物をすることや用を済ませることもできる。バンコクでは地下鉄やスカイトレインも運行された(33)。

その「ソフトさ」は同時期にフィリピンの首都マニラで出された防疫措置と比べるとよくわかる。マニラでは、公共交通機関の停止、民間企業の営業停止、買い出しを除く二四時間の外出禁止など、より厳格な措置が実施された(日下 二〇二〇)。それでもなお、フィリピンでは未だに感染者が増え続けている。それに対して、タイは新型コロナウイルス感染症の封じ込めに成功した。公式発表では五月二六日以降、九月末(本稿脱稿時)まで、市中感染者はほぼ発生していない。統計上の新規感染者は外国からの渡航者やタイ人の帰国者に限られている。なお、タイでは市中感染を防ぐため、入国したすべての者が、政府の指定するホテルなどで一四日間の隔離を義務付けられている。

ある記事によると、タイで新型コロナウイルス感染症の封じ込めに成功したのには二つの理由があるという。第一に、村落レベルでは村落保健ボランティア(*asasamak sathranasuk pracham muban*)が家々を訪ねて啓発キャンペーンを行い、村人の健康をチェックしていたからである。タイでは一〇〇万人以上の村落保健ボランティアがローカルレベルで活躍している。こうしたボランティアがきめ細かな対応をしたのだという。第二に、タイの保健当局(public health authority)による啓発キャンペーンが功を奏したことである。わかりやすい絵や説明を用いた啓発広告が町の至る所に掲示され、テレビでもわかりやすく納得のいく形でコロナ対策が説明された。この記事によると、タイの保健当局は信頼に足るものであるというイメージが国民の間に共有されているという(34)。

筆者が本稿で主張したいのは、上述の理由に加えて人々の「怯え」もあるのではないかということである。タイの人々は新型コロナウイルス感染症に対してかなり慎重に対応した。本稿の冒頭では、町では誰も怖がって出歩かないという旨を筆者の知人が語ったことを記した。この知人は、チェンマイに住む四〇代の女性である。五月半ばに彼女の語った内容をすべて記すと以下のようになる。

街中ではあまり人を見かけません。チャンマイではコロナがほとんど出ていないのに、みんなが怖がって外に出てこないんです。市場は普段と同じように営業していますが、入場者の体温をはかっています。ロット・デーン〔流しの乗り合いタクシー〕は街中でもあまり見かけなくなりました。街を流しても客がいなくなったのでしょうがないですね。ソンテウ〔乗り合い自動車〕の定期路線も完全に止まってしまったので私も外に出られなくなりました〔彼女は車もオートバイも持っていない〕。定期路線の運行が禁止されているわけではありません。客もいないし、感染も怖いので運転手が働きたがらないんでしょう。(35)

こうした状況から判断すると、人々が怖がって外に出ず、町の機能が麻痺した。それにより、さらに外出が抑えられた。そのような形で人々は外出をしなかったのではないだろうかと考えられる。

おわりに

「怯え」が封じ込めに繋がったというのは、筆者の仮説に過ぎない。本当に「怯え」が封じ込めを成功させた要因になっているかどうかは疫学的な検証が必要である。しかしながら、本稿の記述は、「人々がコロナ禍をいかに経験したのか」という社会的なプロセスを記述した人文社会科学の営みとして十分な意味を持つであろう。

前述のように五月二六日以降、タイでは市中感染がほとんどない[36]。しかし、そうした公式見解にもかかわらず、タイでは非常事態宣言の延長が繰り返され、本稿執筆現在（九月末）でも非常事態宣言下にある[37]。その理由として多くの論者が指摘しているのは反政府デモに対処するためである。タイ政府は防疫を理由に、集会の自由を制限し、言論統制を続けた。それに対して学生たちは反政府デモを実施し、現政権の退陣、憲法改正、さらにはこれまで問題とされてこなかった王制の改革といった要求を突きつけた（ICG 2020）。

デモの時間と場所は、直前にＳＮＳで公表された（青木 二〇二〇）。デモの実行を事前に告知すると、政府の取り締りにあう可能性が高くなるからである。間に合う者だけが集まれというのだ。こうした告知により、人々の政治に対する怒りは顕在化され、市民がデモに参集することになった。新型コロナウイルス感染症に対する「怯え」が広がるように、政治に対する怒りも広がったのである。本稿脱稿時、学生デモはエスカレートしており、政治情勢は混迷の度合いを深めている。

【註】

（1） Walden Bello "How Thailand Contained COVID-19" Foreign Policy in Focus, 3 June 2020 (https://fpif.org/how-thailand-contained-covid-19/).

（2） 本数字は市中感染者だけではない。海外から渡航（帰国）した者が、入国後に強制される二週間の隔離中に発症した件数も含まれている。なお、フィリピン、ベトナム、タイの累積感染者数は以下のウェブサイトに基づく。

Worldometer's COVID-19 Data (https://www.worldometers.info/coronavirus/ accessed 15 September 2020).

（3）　具体的な数字を挙げると、タイの人口は約七〇〇〇万人である。その内で四六〇〇万人がフェイスブックに登録しており、一般的なタイ人がＳＮＳに費やす時間は一日平均三時間だといわれる。Norcross, David "Who are Thailand's 46 Million Facebook Users?" Bangkok Post, 2 August 2017 (https://www.bangkokpost.com/learning/learning-together/1296218/who-are-thailands-46-million-facebook-users-).

（4）　"Record 38.27m Tourists in 2018; 41m Expected in 2019" Bangkok Post, 28 January 2019 (https://www.bangkokpost.com/business/1619182/record-38-27m-tourists-in-2018-41m-expected-in-2019).

（5）　"Khoronaa: nakthongthiao chin hai-raidai hot thurakitthongthiao Thai anakhot mai sotsai" BBC News Thai, 3 February 2020 (https://www.bbc.com/thai/amp/thailand-51357140).

（6）　"Soothoo thaleang phop khonkaptaeksi thit wairas khorona pen khon Thai rai raek mai mi prawat pai chin" Thai Rat Online, 31 January 2020 (https://www.thairath.co.th/news/local/bangkok/1761053).

（7）　Walailak Keeratipipatpong "Thai Visitors Unfazed by Japan Levy" Bangkok Post, 15 January 2019 (https://www.bangkokpost.com/business/1611190/thai-visitors-unfazed-by-japan-levy).

（8）　下記資料より算出。日本政府観光局「月別・年別統計データ（訪日外国人・出国日本人）」（https://www.jnto.go.jp/jpn/statistics/visitor_trends/ 二〇二〇年九月二五日最終閲覧）。

（9）　厚生労働省「新型コロナウイルス感染症の現在の状況と厚生労働省の対応について（令和二年二月一七日版）」（厚生省報道発表資料）厚生労働省、二〇二〇年二月一七日（https://www.mhlw.go.jp/stf/newpage_09571.html）。

（10）　日本各地の人がいない観光地や繁華街の様子がツイッターにアップロードされだしたのもこの頃である。「新型コロナウイルスで嵐コンサート・天皇誕生日の一般参賀まで中止に！　人気観光地は訪日観光客だけじゃなく人がいなくなっている……」訪日ラボ、二〇二〇年二月一七日公開（二〇二〇年三月一五日更新）（https://honichi.com/news/2020/02/17/coronavirusInfluence/ 二〇二〇年九月二八日最終閲覧）。

（11）　Saranya Thongthab "Wairas korona-19 tham phit yipun kratop nak het nakthongthiao hai" 20 February 2020 (https://www.thebangkokinsight.com/293704/).

（12）"Pu ya tit kowit-19 cak Hokkaido phawa rabat nai thai" 27 February 2020, (https://www.thairath.co.th/news/local/1781371).

（13）「国内最多の感染者、北海道が「突出して多い理由」」読売新聞オンライン、二〇二〇年二月九日（https://www.yomiuri.co.jp/national/20200228-OYT1T50270/）。

（14）「新型コロナで初の死者出たタイで異常人気　鈴木北海道知事のイケメンぶり」東スポWeb、二〇二〇年三月五日（https://www.tokyo-sports.co.jp/social/1766340/）。

（15）厚生労働省「新型コロナウイルスに関連した患者の発生について（二〇九〜二一七例目）」（厚生省報道発表資料）厚生労働省、二〇二〇年二月二九日（https://www.mhlw.go.jp/stf/newpage_09859.html）。

（16）"Thailand" Worldometer (https://www.worldometers.info/coronavirus/country/thailand/ accessed 19 September 2020).

（17）"Yipun yan doennaa chat orinpik taam phaen" BBC News Thai, 3 February 2020 (https://www.bbc.com/thai/thailand-51357140).

（18）本文で記した老夫婦の感染の他にも、三月七〜一〇日の間にバンコクで日本人の友人と接したという女性の感染が判明したという事例がある。Thot bootrian Lampang lut changwat plotchua lang mekaa saw klap baan-khowit lam tit me-pa-nong" MGR Online, 8 April (https://mgronline.com/local/detail/9630000036286).

（19）合法的な労働者は五万七〇〇〇人ほどである。"Phinoi ni tai wairas...nakropraengan tong rap klap ban" Pos Tude, 9 March 2020 (https://www.posttoday.com/economy/columnist/616983).

（20）「ピーノイ」という俗称は二〇一八年頃からメディアやネットで使われ始めている。"Khaoyen chong wan" One 31, 二〇一八年八月二三日放送。

（21）李正宣「《韓国感染者の半数以上が信徒ら》コロナを礼拝で拡散」『週刊文春デジタル』二〇二〇年二月二五日（https://bunshun.jp/articles/-/36270）。

（22）"Total Coronavirus Cases in South Korea" Worldometer's COVID-19 Data (https://www.worldometers.info/coronavirus/country/south-korea/ accessed 15 September 2020).

（23）"Phinoi chongfang mai kak tua 14 wan prap 2 muen konduat ron fong riak nguen dai" Thairat Onlai, 5 March 2020 (https://www.thairath.co.th/news/society/1787250).

（24）"Phinoi mai yom kak tua pha kyropkrua kin ran-mukata chaonet thalom rai chitsamnuek" PPTV HD 36, 5 March 2020 (https://

www.pptvhd36.com/news/ประเด็นร้อน/120725).

（25）　本サイトは感染を防ぐことが目的とされたので、回復した患者は表示されない。執筆時（九月末）には市中感染がほぼ終息したといわれていたため、本サイトは休眠状態であった。

（26）　“Party Sees Virus Infections Jump to 70” Nation, 12 March 2020 (https://www.nationthailand.com/news/30383916).

（27）　Ibid.

（28）　Sonthanaporn Ichan “Chachoengsao PAO Chief Infected, Points to Lumpini Stadium” Bangkok Post, 16 March 2020 (https://www.bangkokpost.com/thailand/general/1879930/chachoengsao-pao-chief-infected-points-to-lumpini-stadium).

（29）　乗京真知「ムエタイ観戦で一〇〇人超感染　タイ俳優や軍高官も」朝日新聞デジタル、二〇二〇年三月二三日(https://www.asahi.com/articles/ASN3R6HPVN3RUHBI01C.html)。

（30）　「タイ政府、新型コロナウイルス関連措置を閣議決定（タイ）」日本貿易振興機構、二〇二〇年三月一九日（https://www.jetro.go.jp/biznews/2020/03/a1f6d8da335beca4.html)。

（31）　「新型コロナウィルスに関するお知らせ（三月二一日：バンコク都知事からの発表）」在タイ日本大使館、二〇二〇年三月二一日（https://www.th.emb-japan.go.jp/itpr_ja/news_20200321.html)。なお、商業施設の閉鎖は当初、二〇日間の予定であったが、その後延長が繰り返された。

（32）　小堀晋一「タイが新型コロナで非常事態宣言に至った本当の理由」Diamond Online、二〇二〇年三月二六日（https://diamond.jp/articles/-/232865)。

（33）　Walden Bello “How Thailand Contained COVID-19” Foreign Policy in Focus, 3 June 2020 (https://fpif.org/how-thailand-contained-covid-19/).

（34）　Ibid.

（35）　筆者による聞き取り調査。携帯電話を使用した。二〇二〇年五月一六日。

（36）　公式見解に基づくと、市中感染は五月二六日以降、九月三日に発表された一人の例外を除いて発生していないことになっている。しかしながら、タイを出国した者が、到着先で新型コロナウイルスに感染していると診断されたという報道もある。こうした報道があるものの、市中感染は発生していないという見解は維持されたままである。

（37）　三月に出された非常事態宣言は当初、四月三〇日までとされた。その後、一カ月ずつの延長が繰り返され、本稿執筆時点（九月末）に至る。九月二八日には一〇月末まで、六回目の延長が決められた。"Foreign Visitors to be Allowed Soon" Bangkok Post, 28 September 2020 (https://www.bangkokpost.com/business/1992943/foreign-visitors-to-be-allowed-soon).

【参照文献】

青木まき 二〇二〇「立ち上がるタイの若者たち――「法の支配」の実現を目指して」アジア経済研究所（https://www.ide.go.jp/Japanese/IDEsquare/Eyes/2020/ISQ202020_027.html）。

日下渉 二〇二〇「ドゥテルテ政権の新型コロナウイルス対策――なぜフィリピン人が厳格な「封鎖」に協力するのか」SYNODOS（https://synodos.jp/international/23408）。

International Crisis Group. 2020. *COVID-19 and a Possible Political Reckoning in Thailand*. International Crisis Group.

Lupton, Deborah. 1999. *Risk*. Routledge.

Pasuk Phongpaichit and Chris Baker. 2020. Thailand and COVID-19: What's Happened and What's Next. Center for Southeast Asian Studies, Kyoto University (https://covid-19chronicles.cseas.kyoto-u.ac.jp/post-025-html/).

Pritzker, Sonya. 2020. Language, Emotion, and the Politics of Vulnerability. *Annual Review of Anthropology* 49: 241–56.

Pylypa, Jen. 2011. Fears of Illness Progression and the Production of Risk: Two Ethnographic Case Studies in Northeast Thailand. *Anthropologica* 53(1): 129-143.

World Health Organization (WHO). 2020. Novel Coronavirus (2019-nCoV), Situation Report-1, 21 January. World Health Organization.

韓国の「コロナ19」禍に見る包摂と排除
――インターネット上で繰り広げられた世論を事例として

澤野美智子

はじめに

本稿の目的は、韓国社会の人々が実践する包摂と排除の様相を描き出すことである。そのために、「コロナ19」をめぐってインターネット上で繰り広げられた世論を事例として検討する。なお、本稿では新型コロナウイルス感染症を、韓国での通称「코로나19」にならって「コロナ19」と表記する。

内藤直樹（二〇一二）は、現代では「排除」と「包摂」が非常に多様なかたちで現れており、何が排除で何が包摂なのかが自明ではない状況にあること、「排除」と「包摂」が相互に絡み合いながら展開していることを指摘している。さらには、「排除」が構築されるプロセスを検討するだけでなく、「排除された者」が「包摂」の対象として特定されるプロセス、「包摂」にむけて設計・組織化・実行される働きかけ、それに対して「排除／包摂」された者が応答する様相を検討することの必要性を論じている（内藤 二〇一二：二三八）。

本稿で韓国社会の包摂と排除について考える上で援用するのは、アガンベンの包摂的排除の論理である。ジョルジョ・アガンベン（二〇〇三）は、ビオス（各個体や集団に特有の生きる形式）とゾーエー（剥き出しの生、生きているという単なる事実）という概念を提唱している。ゾーエーを例外とし排除することによって、ビオスが形成され主権の成立を支えている。言い換えるとゾーエーは無意味・不要なものではなく、排除の対象として意味を持つ。

宇野邦一（二〇二〇）によれば、生政治とは生命を精密に配慮し調整しようとする権力をもつ「生きさせる政治」であり、かつて無条件に臣下を殺す権利を持っていた権力とはまったく異なるものである。フーコーは、この「生きさせる」権力が、かつての「死なせる」権力以上に「死の中へ廃棄する」という裏面を持っていると考えた。フーコーは法的理性と一体であった政治の外部に権力の作用を見てとり、その視点で探求した統治‐権力論の中に生政治‐生権力を組み込む形をとり、生政治学自体は精細に展開しなかった。それに対し、アガンベンは生政治がその裏面として生み出す「例外状態」のほうに光をあて、生政治を法的空間に引き戻そうとした（宇野二〇二〇）。

これまでの韓国の「コロナ19」に関する文献は、行政上の対応について検討するものが中心であった。しかし行政上の対応だけを追っても、人々の包摂と排除の実践は見えてこない。韓国での現地調査ができない状況下、情報収集方法としてはおもに、インターネット（疾病管理庁のウェブサイト[1]、国家人権委員会のオンライン座談会資料、インターネットニュース記事およびそのコメント欄、SNS）と電話（旧知のインフォーマント二名）を用いた。なお、多様な価値観を持つ韓国の人々の中でも、ネット記事にコメントを書き込むのは偏った層であることに留意しておく必要がある。それぞれのネット記事ごとに、コメントを書き込んだネチズンの年齢層と性別が集計されて表示されるが、本稿で参照したほぼすべてのネット記事において三〇～五〇歳代の男性によるコメントが大多数を占めていた。インターネットニュース記事に積極的にコメントを書き込むネチズンは過激な表現を好む傾向があるが、本稿では社会的排除を顕著な形で表すものとして参照している。コメントを書き込まない層には、より穏健で人権擁護的な立場をとる人々が多くいることを書き添えておきたい。

韓国における「コロナ19」対応の概要

「コロナ19」前史――SARSとMERS

韓国の新興感染症対策を論じる上では、二〇〇二年から二〇〇三年にかけて発生したSARS（重症急性呼吸器症候群）流行と二〇一五年のMERS（中東呼吸器症候群）流行について触れておく必要がある。これらへの韓国政府の対応にさまざまな落ち度が指摘され、政府は再発防止に向けた対策を講じてきたためである。

まず、二〇〇二～二〇〇三年にかけて、中国を発端としてSARSの感染が拡大した。韓国では確定診断者三名、死亡者〇名にとどまったが、感染の疑われる者を一般病棟に入院させたこと、SARSの教育を受けていない医療陣が治療にあたったこと、関連する病院名を公表しなかったこと、中国人の入国制限を行わなかったことが批判された。

次に、二〇一二年から中東地域を発端として感染拡大を続けていたMERSが、二〇一五年に韓国で感染拡大した。韓国は中東地域から地理的に離れていたにもかかわらず、確定診断者一八六名、死亡者三六名という多数の感染者を出した。この時には政府の初期対応の遅さ、感染者の移動経路や病院名等を公表しなかったことが批判された。また、症状が出てMERSの感染が疑われていたにもかかわらず国内旅行や海外出張に行った人がいたことも問題となった。

これらの経験を踏まえ、韓国政府は新興感染症に対処する体制を整え、訓練を重ねてきた。とくにMERSの感染拡大時にはほかの要因もあいまって政府への批判が高まったため、政府にとって新興感染症対策の成否が支持基盤を揺るがしかねないということが浮き彫りになっていた。今回「コロナ19」が流行し始めた二〇二〇年の春先は、四月一五日に総選挙を控えた時期でもあったため、文在寅政権にとっては何としても感染拡大の封じ込めに失敗できない状況であった。

「コロナ19」関連政策

韓国では、二〇二〇年一月一九日に入国した中国籍の三〇歳代女性が翌二〇日に確定診断されたのが国内初の感染ケースとなった。その後、二月四日からは中国湖北省からの外国人入国制限を実施し、中国からの入国者に「特別入国手続き」を適用し始める。

韓国内で急激に感染が拡大したのは、二月一八日、大邱市にある新天地イエス教会での集団感染がきっかけであった。政府は九万四〇〇〇名の信者の検査と追跡を実施し、大邱市および隣接する慶尚北道地域では感染者数がうなぎ上りに増大した。二月末には病院のベッド数が不足し、自宅待機中の患者が相次いで死亡するという事態が起こった。これを受け、三月一日からは軽症者を病院ではなく生活治療センターに収容するようになった。三月一五日、政府は大邱市と慶尚北道の一部を特別災難地域に指定した。

韓国の「コロナ19」をめぐる対応は、その徹底ぶりと迅速さが国内外から評価されることとなった。四月一五日に実施された総選挙では与党が圧勝し、政策への支持を裏づけることとなる。夏ごろからは政策に対する国内での不満が高まっていったが、この節では、国内外で高く評価された初動体制について検討する。

まず、感染拡大初期から積極的にPCR検査を実施し、感染が疑われる者の洗い出しと隔離を徹底したことが挙げられる。ドライブスルー検査、ウォークスルー検査といった方法を編み出し、短時間で多くの件数のPCR検査を実施できる体制を整えた。また、ほかの病気を抱えた者が「コロナ19」の感染を恐れて病院へ行けなくなることを防ぐため、国民安心病院（呼吸器疾患の患者をそれ以外の患者から分離する基準を満たした病院）と選別診療所（「コロナ19」の罹患が疑われる者のみを専用に診る診療所）を設置した。空港では、海外からの入国者を乗せるためのバスが用意され、海外からの入国者とそれ以外の者を分離するための措置が取られた。

次に、マスク供給の徹底した管理が挙げられる。「コロナ19」の感染拡大当初は韓国でもマスクの品切れが相次ぎ、高値で転売される現象が起きていた。そこで政府は二月五日からマスクおよび手指用消毒液の買い占めを禁止し、三月六日からはマスクの国外輸送を禁止し、三月九日からは「マスク五部制」を実施した。これは政府がマスクの供給管理を目的に、マスクの値段を一律一枚一五〇〇ウォン（≒一五〇円）に設定し、購入できるマスクの量を一週間に一人二枚以下に制限するものである。韓国では日本のマイナンバーに相当する住民登録番号が日常的に広く活用されており、マスクの場合も購入者に住民登録カードを持参させる形で管理し、住民登録番号の下一桁に曜日を割り当てて販売が行われた。後にマスクの供給量が次第に需要を満たすようになったことから、一人あたりの購入可能枚数を段階的に増やし、七月一二日に公的なマスクの供給制度そのものを廃止するに至った。

農村の場合、マスクの着用が元々それほど一般的ではなく、マスクを販売する店が徒歩圏内に存在しないことも多い。そのため、「コロナ19」が流行し始めた一月末には村役場の職員たちが各村落を訪問して高齢者へのマスク着用指導を実施すると共に、マスク供給に関してもさまざまな団体から関心が寄せられた。農協等の団体が慈善事業として農村の「敬老堂」（高齢者用公民館）に使い捨てマスクや消毒液を寄付したというニュースが複数報じられたほか、女性団体がマスクを手作りして農村の高齢者に寄付する動きも見られた。また政府が販売するマスクに関しても、遠くの店までマスクを買いに行けない高齢者のために、自治体から里長（地区長）の自宅での公的マスク販売が委託された。

さらに政府は、感染者の動線を公開することで、感染者が立ち寄った場所の消毒や、濃厚接触者の検査受診を促した。これは二〇一五年のMERSの感染拡大時に政府が感染者の移動経路や病院名等をなかなか公表しなかったことを一因として感染拡大が助長されたことへの反省を踏まえての方針であった（オ・ビョンイル 二〇二〇）。「コロナ19」感染者の動線公開はおもにインターネット上で行われ、感染者のクレジットカード使用履歴などから洗い出した詳細な動線や立ち寄った店舗名等が万人に閲覧できるように設定された。また、各自治体は携帯電話のショートメール（SMS）で「災害アラート」を頻繁に発信した。とくに受信希望の申請をしていなくても、携帯電話所持者の居住区および隣接区で確定診断者が出ると、自治体から自動的に携帯電話にその情報が通知されるしくみである。スマートフォンのGPSをオンにしていると、出先の自治体の情報も送られてくるようになっている。

四月二七日以降は自宅隔離違反者に腕時計型の「安心バンド」が着用されることとなった。具体的には、自宅隔離指針に違反したり電話に応じなかったりした場合、自治体職員と警察官が現場に出動し、本人の同意を得て、残りの自宅隔離期間中バンドを装着するというものである。バンドの装着を拒否した場合は施設に隔離される。バンドはBluetooth基盤であり、自宅隔離区域二〇メートル以内を離脱したりバンドを強制的に脱着・棄損したりした場合はアラームが鳴る。このしくみから見ると、「安心バンド」は濃厚接触者自身を安心させるためではなく、近隣住民や行政側にとっての安心のために導入されていると言えよう。

あわせて政府は感染病管理法を強化し、自宅隔離指針に違反した人への制裁を強めた。五月二六日には初の事例として二〇歳代の男性が懲役四カ月の実刑判決を受けた。この例を始めとして、「コロナ19」発生以後から八月二六日までのあいだに、隔離措置違反六一〇名、集合禁止違反七五八名、集会禁止違反一〇八名、疫学調査妨害一三二名等、計一六三〇名が感染病予防法に違反した（刑事処分を受けた人数および捜査中の人数）。このうち九二二名は検察に送致され（うち拘束一二名）、七六名は不起訴送致となった（オ・ドンソク二〇二〇）。

上記のような一連の「コロナ19」対応は、概ね高い評価を得ている。玄武岩は韓国政府の対応について、開放性・透明性・民主的参加の三原則に基づく防疫対策が功を奏したと述べる。韓国政府は積極的なPCR検査によって感染拡大の抑え込みに成功し、国内外から高く評価されたが、その成功には市民の信頼と理解が不可欠であった。毎日二回の記者会見と、ホームページでの詳細な情報提供によって、政府と市民とのあいだに信頼が築かれていたため、市民は厳しい隔離生活やプライバシー・人権の侵害に結びつくような移動経路の追跡についても受け入れた。市民が政府を信頼し、リーダーが市民を信頼している状態で「信頼に基づくトップダウン式」のコミュニケーションが成り立っており、効率的な感染症対策につながっているという（玄二〇二〇）。

宮台真司によれば、新型コロナウイルス対策がうまくいっている国には二種あり、第一に政治権力が強大である国、第二に政府と国民のあいだで相互の信頼がある国である。第一の代表例は中国であるが、韓国やイスラエルも、民主主義の形はとっているものの戦時状態・準戦時状態が継続しているので直前の非常時を記憶しており、政治権力が「非常事態ゆえに我に大権を与えよ」という訴えができる。第二のケースは統治権力によるヴァーティカルな生体監視ではなく、グーグルとアップルのアプリ開発に象徴されるような市民間のホリゾンタルな情報共有システムが用いられるものであるが、直近の韓国もこちらにシフトしてきているという（宮台二〇二〇）。

IT技術や警察権力も動員した感染拡大防止策により、韓国内での新規感染者発生数は六月から八月中旬までの一定期間、落ち着きを見せることとなった。しかし、新規感染者が出始めて急増した時期のみならず、防疫政策が功を奏して感染者数が抑えられていた時期においても、特定の人々がバッシングの対象となる現象は継続して見られた。このようなバッシングとその対象の移り変わりについて、次節で検討する。

「コロナ19」に関連するバッシングとその対象の移り変わり

韓国内では、時期と共に対象の移り変わりを見せながら、「コロナ19」に関連して特定の人々をバッシングする動きが発現してきた。具体的には時系列に沿って、中国人→新天地教会→大邱→確定診断者→性的マイノリティ→外国人→サラン第一教会の順でバッシング対象が移行してきた(二〇二〇年一〇月末現在)。本節では、新天地教会とサラン第一教会は「特定の宗教団体」にまとめ、時系列に沿って各々のバッシング内容について検討する。なお、韓国において中国人は外国人の一部であるが、「コロナ19」の感染が世界に広がりつつあった二〇二〇年一月末から二月末には中国人がとくに危険視されたのに対し、四月以降の外国人バッシングは中国人も含むあらゆる外国人が対象となったため、これらを区別して検討する。

中国人

韓国における国内初の「コロナ19」患者は、二〇二〇年一月一九日に入国した中国籍の三〇歳代女性が翌二〇日に確定診断を受けたケースであった。一月二三日に中国人の入国禁止を要請する国民請願が始まり、一月二六日にはその請願数が二〇万件を突破する。韓国政府は二月四日以降、中国湖北省からの外国人の入国制限を実施し、中国からの入国者に「特別入国手続き」を適用し始めた。

『ハンギョレ新聞』の調査によれば、中国人を嫌悪するツイートが一月末に急増する。同時に、中国人を嫌悪して用いられる蔑称「チャンケ（jjang-ggae）」がインターネット上で頻繁に用いられるようになった。もともとは店の従業員を意味する中国語「掌櫃（Zhǎnggui）」の発音が、韓国で中国料理の代表格と見なされているジャージャー麺（jjajangmyeon）の発音と似ていることから、「チャンケ」という言葉が中華料理屋の従業員、ひいては中国人を指す蔑称として用いられるようになったという。

イ・キョンヒョン（二〇二〇）によるSNS（一月第二週〜五月第四週分）のビッグデータ分析によれば、一月第五週と二月第四週には中国人に関する言及数が八万件以上に急増し、否定的な言及が八〇パーセント以上を占めた。言及量が増えるほど、否定的言及の比率も高くなるというパターンが見られたという。中国人嫌悪を示す言及内容としては、「コロナ19」の責任を中国人のせいにすると同時に「汚くてうるさい」人たちという偏見を強化する書き込み、韓国政府が中国にマスクを三〇〇万枚支援したのに国内ではマスクが不足しているというフェイクニュースを受けた書き込み、韓国内でマスクが品薄になったのは中国人による買い占めのせいであるとして非難する書き込みなどが見られたという。

また、一〇月一三日から一四日にかけて釜山にある高齢者用の療養病院で五〇名を超えるクラスターが発生した際には、感染者の国籍が明らかではないにもかかわらずネチズンたちのあいだでは「中国人が感染に関与した」という内容の憶測が広がった。この病院では死亡した患者と接触した五〇歳代女性の看護助手が体調を崩してPCR検査をしたところ陽性反応となり、職員や患者ら接触者に検査を実施して大規模な集団感染が明らかになったと報道された。韓国の病院や高齢者施設では、医療行為を施す資格職の看護師・看護助手とは別に、無資格で患者の身の回りの世話をする「看病人」と呼ばれる人たちも存在し、その多くが中国朝鮮族である。重労働の看病や介護を低賃金で引き受け、かつ韓国語での意思疎通が可能なため、中国朝鮮族の人たちが重宝されている。このような背景から、ネチズンたちは釜山のクラスターも中国人が関与したものと考えたのである。

中国人が釜山の病院のクラスターに関与したのではというコメントに対して「いつまで中国のせいにするのか」と書き込んだ人に対しては、「全世界が中国の悪口を言っているのに韓国だけが中国を擁護するのか？　こいつはきっと朝鮮族だ」と書き込まれた。さらに「いつまで中国のせいにするのか。中国は最善を尽くしている」というコメント、「なぜ看病人に中国人、朝鮮族が多いか？　韓国人がやりたがらないしんどい仕事だから外国人労働者がしているのではないですか。それなのに誰のせいにするのですか」というコメントが続き、これらに対しては「朝鮮族がぞろぞろ出てくるね」という書き込みが続いた。このように、中国嫌悪に反対する声が上がれば「お前は朝鮮族だな」と応酬する様子が見られた。

特定の宗教団体（新天地教会、サラン第一教会）

二〇二〇年二月一八日、大邱市にある新天地教会(2)の宗教施設で集団感染が発覚した。韓国政府は九万四〇〇〇名の信者の検査と追跡を実施し、日ごとに患者数は増加していった。二月二九日には、一日だけで七四一名の新規感染者が確認された。二月中旬頃からウェブ上では「#新天地コロナ」というハッシュタグが登場する。また、かねてからプロテスタント教会(3)で新天地教会を警戒していたこともあり、ＣＢＳ(4)（基督教放送）が「新天地ＯＵＴ」プロジェクトを実施し、「新天地ＯＵＴ」と書かれたポスターや動画を作成した。新天地教会の李萬熙会長が信者名簿や集会場所について事実と異なる資料を保健当局へ提出したことが明らかになると、新天地教会への批判はさらに高まることとなった。

イ（二〇二〇）によるＳＮＳ（一月第二週～五月第四週分）のビッグデータ分析によれば、大邱にある新天地教会の施設での集団感染を発端として「コロナ19」が本格的に拡散した二月第三～四週には、新天地教会を嫌悪する言及が従来の約四倍に増加した。新天地教会は「コロナ19」の国内拡散に責任があるという書き込みが広がると同時に、「コロナ19」関連以外にも「異端」「サイビ宗教」[5]等、新天地教会自体に対する否定的な評価やうわさが広がった。

新天地教会での感染拡大が収束した後、「コロナ19」関連のバッシングの対象は性的マイノリティや外国人等へ移行していた。しかし、八月中旬にプロテスタント教会のサラン第一教会でクラスターが発生すると、空気が一変した。サラン第一教会に関連する感染者は八月中旬以降急激に増加し、累積一一六八名に達した。サラン第一教会は全光君牧師によってソウル市城北区に創立された、極右的政治団体としての側面も持つ教会である。全光君牧師は集会禁止令を無視して八月一五日に文在寅政権を糾弾する大規模なデモを決行し、牧師自身が二日後に陽性判定を受けた。メディアは、この集会で感染拡大が助長されたと報じている。政府とソウル市は感染病予防法違反で同氏を告発した。ネチズンたちは、「あの一党を全部テロ犯と見なして捕まえろ」「私の税金であんな奴らの治療費をまかなってほしくない」などと、サラン第一教会および全光君牧師に対する批判的な書き込みを行った。九月に入ると、ソウル市は「サラン第一教会と全光君牧師による感染経路追跡調査拒否の幇助、妨害、虚偽の資料提出など、感染病予防法違反行為により首都圏を始めとする全国にコロナウイルスが広がった」として教会と牧師を提訴し、国民健康保険公団も賠償金を請求する訴訟を起こした。

「コロナ19」事態が起こる以前から、プロテスタント八教団の異端対策委員長協議会は全光君牧師を「異端支持者」と規定することを各主要教団に対して要請していた。九月二一日に大韓イエス教長老会の合同派と統合派が、それぞれの定期総会で全光君牧師の異端性の有無について議論したものの、結論は下されなかった。合同派は後日の役員会で決定すること、統合派は今後一年間全光君牧師の異端性について研究することを決めている。

前述した宗教施設での集団感染が大邱市で起きたため、二〇二〇年二月時点では大邱市および隣接する慶尚北道地域で集中的に患者数が増加することとなり、政府は大邱・慶北地域を特別災難地域に指定した。この状況下、大邱を危険な地域としてラベリングする動きも見られた。ウェブ上では「#大邱コロナ」というハッシュタグが生まれ、一部のメディアは「大邱肺炎」という表現を用いた。イ（二〇二〇）によるSNS（一月第二週~五月第四週分）のビッグデータ分析によれば、二月第四週に「大邱肺炎」「大邱コロナ」という表現を用いた大邱地域に対する差別発言が多く作成された。これに対し「頑張れ大邱・慶北キャンペーン」や「〝大邱コロナ〟（という言葉）を使わない運動」など行政や市民レベルのキャンペーンが展開され、三月第一週には差別発言は減少するとともに、当該地域に対する救護活動に関する書き込みが多くなされるようになった。

その後、大邱には全国から医療スタッフやボランティア、支援物資が集まった。いわば特定地域で自然災害が起きた時のような状況であった。大邱地域の「コロナ19」の渦中では自己犠牲的に働く医療スタッフを称える美談が多く報道され、大邱地域の感染拡大が落ち着きを見せる頃には、困難を乗り越えた達成感から手記が編まれるとともに、「コロナ19」禍における英雄談を募集するキャンペーンも実施された。「がんばろう大韓民国」というフレーズが企業広告で多用され、ソウル市は「私たち皆がヒーロー」という文字メッセージを広場の芝生に装飾した。

ソルニット・レベッカ（二〇一〇）は著書『災害ユートピア』の中で、大規模な自然災害やテロの直後の現場では人々が利他的に相互扶助したり、創造性や機知を駆使したりする現象が現れると述べている。韓国では、特定地域で大規模な集団感染が起こったこと、そのあと感染者数が抑制された状態を数カ月間維持したことから、一時的な大災害を乗り越えたときのような「災害ユートピア」が見られたのではないかと考えられる。しかし夏以降になって感染者数が再び増加するなど「コロナ19」禍が長期化・日常化するにつれ、韓国でも美談より不満の声が高まっていったこともまた事実である。

確定診断者

前述したように、韓国では感染拡大初期からPCR検査を積極的に実施してきた。検査結果が陽性と出た者は確定診断者（略して確診者）と呼ばれる。イ（二〇二〇）によるSNS（一月第二週〜五月第四週分）のビッグデータ分析によれば、韓国で最初の確定診断者が発生してからしばらく小規模な増減をしていた「確診者」の言及数は、二月第三週に大邱で最初の確定診断者が確認された後に急増し、二月第四週に四〇万件以上を記録した。

感染者が出ると、感染者のクレジットカード使用履歴、IC乗車カードの使用履歴、街頭や店頭の防犯カメラ画像の分析などから洗い出した詳細な動線や立ち寄った店舗名等が万人に公開された。また、感染者が出るたびに各自治体は携帯電話のショートメール（SMS）でその情報を発信した。たとえばソウル市に住むインフォーマントに送られてきたSMSは「鍾路区一五番外国人確診者発生（鍾路区サマーセットパレスソウル居住）三月三一日陽性判定後、病院移送」、「コロナ19追加確診者発生【楊州市居住（七四歳、男性）議政府《ウィジョンブ》聖母病院で確診】」といった文面であり、患者の居住地や年齢まで記しているものも見られた（ただしその後のガイドライン改定により、個人情報の公開は最小限に抑えられることとなった）。

人々のあいだでは、詳細な情報公開から個人が推測・特定される可能性を懸念する動きも見られた。インターネット上には青少年が「コロナになったら近所中に知れ渡るの？」「もしコロナにかかったら噂が立って、友達もできずにいじめられたらどうしよう」などと相談を書き込み、不安を露わにした。実際、濃厚接触者が自宅隔離する際には、「新天地教会の信者」という虚偽のうわさを近所で立てられたり、自宅隔離中に仕事を解雇されたりするケースも生じたことが報道された。

このような状況を受け、聯合ニュースのインターネット記事[6]は「確診者についての情報公開による身元特定を怖がる人が多い」と報じた。これに対し、ネチズンたちの中には「身分特定は不法ではないの？犯罪の容疑者でも顔を隠したりしているのに、今回の身分特定には法的な措置はないの？」と感染者の人権を擁護する立場でコメント欄への書き込みをする人がいる一方、「コロナの宿主は殺処分してこそ伝染を防ぐことができる。周辺に伝染させた人には実刑を生かすようにしなければならない」と感染者を攻撃したがるような書き込みをする人も存在した。

美馬達哉は、病者本人を病気になった原因を生み出した責任者として非難する「犠牲者非難イデオロギー」というクロフォード（一九七七）の概念を援用しつつ、日本のコロナ禍ではこれに二つの形があったと述べる。一つは、本人自身の病気を引き起こした原因が本人の行動にあったとして非難するもの、もう一つは、他人に感染させた責任を道徳的に非難するものである。感染経路を探ることによって、病原体の移動や拡大は、加害と被害という社会的な人間関係に容易に横滑りする（美馬 二〇二〇b：九八—一〇〇）。韓国の場合も同様に、本人の行動を非難するものと、他人に感染させた責任を非難するものが見られ、時として両者は混在していた。

韓国の保健当局は早い段階から感染者の心のケアにも関心を寄せていた。これは二〇一五年のMERS流行時に国家トラウマセンター[7]が感染者の心のケアを実施した経験に基づいたものでもあると考えられる。中央災難安全対策本部は二〇二〇年四月二九日、国家トラウマセンターが実施している「コロナ19」の確定診断者およびその家族を対象としたカウンセリングが一万六四〇二件に達したと発表し、「コロナ19」の収束後も精神健康支援プログラムを準備すると述べた。

二〇二〇年四月以降に新規感染者数が落ち着きを見せていたことから、政府は五月六日から集会や行事などを許容するようになった。その矢先の五月九日、梨泰院[8]のナイトクラブでの集団感染により患者数が再増加する。政府はクラブを訪問した人全員にPCR検査を受けさせることを目指すが、性的マイノリティが多く利用していたクラブの場合、身分の特定を恐れる人々が検査を受けに来ないという事態が浮上した。

国務総理[9]は「今週中にすべての梨泰院訪問者を探し出して[10]診断検査を実施することが目標」とし「検査の過程で身分が露出しないよう、梨泰院地域の訪問の有無以外は何も尋ねないことにする」と述べた。ソウル市長は「匿名検査導入後、ソウルでの検査件数は従来に比べて八倍増加した」と述べると同時に「検査命令をすでに下しているので、これは奨励ではなく義務」であるとし、「梨泰院のクラブを訪問したにもかかわらず検査を受けていないことが後に明らかになった場合、二〇〇万ウォン以下の罰金を課すこともある」と述べた。梨泰院クラブ関連の感染は五月二六日までに二五五名（クラブ訪問者九六名、接触者一五九名）に上り、七次感染まで確認された。

この騒ぎの渦中、あるメディアが、陽性判定を受けた二〇代の男性が梨泰院のクラブを訪問したと報道する際に「ゲイクラブに感染者が立ち寄った」と表現し、インターネット上ではホモフォビア的な言説が広がった[11]。ここには、同性愛（者）そのものへの嫌悪だけでなく、感染症が流行している時期に人の密集するクラブへ遊びに行ったことに対する非難や、PCR検査を受けに行かないことへの批判も絡み合っていた。ネチズンたちは「性的マイノリティを尊重しなければならないと思っていた。でもみんな（検査を受けずに）隠れるのを見て、人間ではなく犬や豚たちだと考えるようになった。人間じゃないから人権保護してやる必要がない」などという言葉を書き込んだ。

このような動きに対して韓国のLGBT団体はホモフォビアに反対する声明を出し、複数の関連団体とともに「コロナ19性的マイノリティ緊急対策本部」（二〇二〇年五月二三日時点で二三団体が加盟）を立ち上げて記者会見を開き、差別に反対する旨と、保健当局に協力してPCR検査を推進する旨を述べた。

イ（二〇二〇）によるSNS（一月第二週～五月第四週分）のビッグデータ分析によれば、五月上旬の「ゲイクラブ」報道を発端にSNS上でも否定的言及が増加したものの、「差別を止めなければならない」という言論記事や、五月一七日の「LGBT嫌悪に反対する国際デー（International Day Against Homophobia, Transphobia and Biphobia）」関連のポスティングの増加を経て、否定的言及が減少していった。

外国人

「コロナ19」と外国人をめぐる問題として二〇二〇年三月頃から浮上したのは、国内の第一次産業における労働力不足であった。農業分野では、フィリピン、ネパール等からの季節労働者の入国が中断・延期されたことにより、農家が深刻な人手不足に陥った。地方自治体によっては、村役場の職員が一時的に、収穫等の農作業の手伝いに駆り出されるところもあった。農林畜産食品部は法務部と協議し、訪問同居の在留資格の外国人を一時的に農業分野の季節労働者として就業可能とした（三月三〇日から受付）。また漁業分野でも、漁船員として来る予定だった外国人労働者が入国できず、深刻な人手不足に陥った。水産・海運関連の事柄を扱う新聞『現代海洋』は四月一日、漁船の人手不足についての記事の中で、韓国人船員を雇うには外国人の二倍の給与を先払いせねばならない上に概して高齢であること、漁船側は外国人の不法滞在者でも雇いたいが、法務部が昨年一二月から自主的に出国する不法滞在者には罰金と再入国禁止を免除したため、三月中旬には一日四〇〇名余の不法滞在者が帰国してしまったことを報じた。

上記の事柄は、いかに韓国の第一次産業が外国人労働者の労働力に依存していたかを如実に表している。ただし農業・漁業系のメディアに接しない人々のなかには、「コロナ19」禍による第一次産業の人手不足を知らずに過ごしているケースも珍しくなかったであろう。第一次産業従事者以外の人々にとって、「コロナ19」にまつわる外国人の問題とは、外から病気をもたらしたり、国内で感染を拡大させたり、韓国国民の納付した税金を使ったりするのではないかという問題であった。

中央災難安全対策本部は四月二九日、国内の未登録外国人は三九万名、野宿者は一万名程度と推算しており、防疫の死角地帯が国民の安全を大きく脅かしうる点に注目して対策を準備中であると明らかにした。同本部は、未登録外国人（不法滞在者）も事情によっては検査・治療費用を韓国国民と同一に適用するとした。また、出入国の処置に関する恐怖で適切な医療を受けない可能性を防ぐため、法務部は一月末から診療機関に対して出入国に関する通報義務を免除した。この統制しきれない未登録外国人の存在が人々の不安をかきたてるとともに、不法滞在者の検査・治療費用を税金でカバーするという点がネチズンたちの批判的なコメントの書き込みを誘発した。

さらに四月末には、国の給付金「災難支援金」および地方自治体独自の給付金（「災難基本所得」等の名称）に関して、どこまでの範囲の外国人に給付するかをめぐって議論が白熱した。富川市は四月二九日、国内で初めて、「災難基本所得条例」の五条四項に「結婚移民者、永住権者に該当しない外国人の中で支援が必要だと市長が認めた者」を給付対象に加えて市議会で可決した。ここでは外国人労働者などが想定されていたはずで、もし不法滞在者が給付金を求めて役所に行っても捕まるだけだと考えられるが、議会での可決を伝える記事には「富川市議会〝未登録外国人滞在者にも災難基本所得〟」というタイトルが付けられていた。これを受け、「不法滞在者にも私たちの税金をやるのか」とネチズンたちが怒りのコメントを多数書き込んだ。

その後、六月から八月中旬までのあいだは新規感染者発生数が非常に少ない時期が続いていた。韓国の疾病管理庁では毎日「国内発生〇名・海外流入〇名」と区分して新規感染者発生数を公表しており、「海外流入」には、海外から帰国した韓国籍の人と、韓国を訪問した外国籍の人の両方を含んでいる。六月から八月中旬までのあいだ、新規感染者の多くは「海外流入」であった。そのためネチズンたちは「海外からの入国をなぜ禁止しないのか」「海外流入のうち内国人は何名で外国人は何名なのか明らかにしてほしい」「外国人も韓国に来たら無料で治療できるのか？　私たちの税金なのに」といった内容のコメントを書き込んだ。さらに、自宅隔離指針に違反した日本人男性が拘束されたり（五月二一日）、入国後一四日間の隔離のための施設に滞在していたベトナム人男性三名が脱走したり（七月二七日）といった事件が起こり、危険な存在としての外国人像がメディアで大きく報じられた。

美馬は、国境封鎖がパンデミックの状況下ではあまり意味がないにもかかわらず多くの国で実施されていることについて、「悪」が必ず外部からやってくるという感染症の物語の呪縛が強いためだと述べている。さらに「感染症が社会に広がるとき、感染症に対する恐怖は、「私たちではなく奴らの病気だ」とか「奴らが広げている病気だ」という論理によって、他者への恐怖や憎悪へと置き換えられる」と指摘している（美馬二〇二〇b：一七九）。韓国の場合もまた、外部から韓国に病気をもたらし、韓国社会の規範から逸脱した行動によって国内で感染を拡大させ、韓国国民が納付した（実際には外国人も納付しているが）税金を使う存在という、恐怖と憎悪の対象として外国人がやり玉に挙げられていた。

おわりに

本稿では、韓国における「コロナ19」対応の概要を紹介した後、「コロナ19」禍におけるバッシングの実態について検討してきた。具体的には、中国人、特定の宗教集団（新天地教会、サラン第一教会）、大邱、確定診断者、性的マイノリティ、外国人、以上の各々に対するバッシングの様相について明らかにした。これらを通して二つの考察を行いたい。

第一に、生権力への「抵抗」の形についてである。檜垣立哉は生権力の性質をふまえ、これに抵抗することの難しさを説いている。超越する権力者は存在せず、相互監視的な監視網が社会の隅々にまで広がっており、自分が属している「正義」と「慈愛」に溢れた社会を防衛するために誰もが監視の一機構になる。これはすなわち、誰もが権力の加担者であり、誰も権力の外部に出られないことを意味する。このような権力に対しては、抵抗の中心を想定することは無効であり、抵抗の可能性そのものが新たに思考されなおさなければならないという（檜垣二〇〇六）。

しかし今回の「コロナ19」禍を通して、私たちはより根源的な「抵抗」の可能性を垣間見ている。それはたとえば、不法滞在中の外国人が、あるいは「異端」とされる宗教の信者が、身分特定やアウティング(12)を恐れて病院に行けない状態で隠れたまま感染を社会に拡大させることで、（本人は感染拡大させようという意思がなくても）結果として非意図的にその社会空間にいるすべての人間の生物学的生命を脅かすような事態である。このように書くと、「やはり外国人や「異端」宗教の信者は危険な存在だ」と誤解されかねないが、筆者は排除される人々を危険視する見方を助長したいわけでは決してない。筆者が言おうとしているのは、排除されなければ危険要素にはなりえなかったはずの人々が、排除されることによって結果的に、生権力に「抵抗」しているように見える状態になりうるということである。「コロナ19」禍は、私たちが生物であるという事実を突きつけ、生政治への「抵抗」の形がパンデミック以前に理屈で色々と考えていたよりもシンプルで、非意図的で、致命的なものである可能性を示している。

第二に、包摂と排除についてである。「コロナ19」禍は、普段は表立って可視化されない包摂と排除の様相を浮き彫りにした。イ（二〇二〇）は「コロナ19」に関するSNSのビッグデータ分析のまとめとして、特定の集団に対する嫌悪や否定的な発言は人々がすでに持っていた嫌悪と差別が何らかの出来事を引き金として「表現」されたものであること、ウイルスに対する恐怖が特定集団に対する発言を正当化する方向に発現していること、感染拡大の責任を社会的弱者に押しつけることで非難対象を作っていることを指摘している。美馬によれば、「どんな種類であれ恐れの情動に支配された人々とは、自らを被害者になりうる脆弱で受け身の存在として経験している主体である。そこで焦点化されるのは、未来に向かう集合的構想力ではなく、恐れからの保護や補償、そして恐れを慰める安心だ。この恐怖の政治学が、独裁と紙一重の剥き出しの権力としての非常事態と脱政治化された社会管理としての生政治を貫いている」（美馬二〇二〇a：五九）。

日本と韓国の状況を比較すると、日本の場合は、人々に対する政府の介入は「自粛要請」という緩やかな形をとった。マスクをしない人や自粛期間中に営業を続ける店に対しては「自粛警察」と呼ばれる民間人による攻撃が見られた。ここに見られたのは、ウイルスへの恐れ、そして周囲からバッシングされることへの恐れを原動力として、人びとが自らの行動を規制し、同調しない周囲の人たちを攻撃する姿勢であった。「自粛警察」の攻撃は一見すると対象者を排除する行為のように見えるが、対象者を力ずくで同調させようとする執念は、無理矢理にでも社会に包摂しようとする動きのようにも見える。この場合の「包摂」とは、暗黙裡に作られた社会的ルールを守る状態に対象者を取り込むことである。

一方、韓国の場合、政府の介入は日本より徹底した管理体制の形をとり、少なくとも初期には感染予防の効果を上げ、人々の強い信頼を得ていた。徹底した管理体制の下で、その隙間から抜け漏れていく人々の統制不可能性がマジョリティの不安を煽り、バッシングにつながっていった。抜け漏れていく人々がもともと社会から排除されがちな存在だった（だからこそ抜け漏れやすかった）こともあって、対象となる人々に対する排除の動きがますます増長された。

本稿で扱ったバッシング対象のうち大邱と確定診断者については、「コロナ19」禍以前からその地域や人に対する差別があったわけではなく、クラスターを発生させたりウイルスが偶然取り付いたりした対象の排除という形で発現した。すなわち、平常時は排除されることとは無縁だった人たちも容易に排除され「剥き出しの生」になりうることを示した。

一方で、中国人、特定の宗教集団（新天地教会、サラン第一教会）、性的マイノリティ、外国人のケースは、イ（二〇二〇）が指摘したような、すでに人々が持っていた嫌悪と差別の意識が「コロナ19」を引き金として表面化した類のものであると考えられ、韓国社会においてどのような存在が潜在的な排除の対象であったかを如実に物語っている。韓国に限らず他地域にも言えることであるが、今回のパンデミックは、排除されつつ包摂されることで社会を成り立たせてきた人々の存在を改めて可視化させることとなった。

アガンベン（二〇〇三）が指摘するように、ゾーエーは無意味・不要なものではなく、排除の対象として意味を持つ。ゾーエーを例外とすることによってビオスが形成され、主権の成立を支えている。たとえば農村や漁村では、低賃金でハードな体力仕事を担う外国人の労働力は今や不可欠となっており、外国人の入国を禁止しろと言う人たちの食生活も彼ら抜きには成り立たない。看病や介護の現場における外国人労働者の必要性もまた然りである。彼らの重労働によって手頃な値段で野菜や魚を手に入れ、老親を介護してもらう。さらには感染拡大の責任を彼らに求めることによって、ウイルスへの恐怖やパンデミックによる非日常体験のストレスから生じる攻撃がビオスの内側に向くことを回避している。彼らが完全にいなくなってはマジョリティの社会生活が成り立たなくなり、その意味で彼らは包摂的に排除されている。「コロナ19」禍において、ゾーエーを排除しつつ包摂するというありかたは、ますますその姿を露わにしている。今回のパンデミックにおける経験が、今後人々の包摂と排除にどのように影響していくのか、注意深く見守ってゆく必要がある。

【註】

＊　本稿の執筆にあたり、韓国のキリスト教に関して明星大学の秀村研二先生よりご助言を賜りました。また草稿全体に関して本書の編者の方々にご助言を賜りました。韓国のインフォーマントの方々にも心より御礼申し上げます。

（1）疾病管理庁（NAVER 포스트）(https://m.post.naver.com/my.nhn?memberNo=20182790 二〇二〇年一〇月五日最終閲覧)。

（2）新天地教会（正式名称は「新天地イエス教証しの幕屋聖殿」）は、一九八四年に李萬熙によって創立された教団である。李萬熙はキリストの再誕であり、肉体的な死を迎えないものとして崇拝の対象とされる。総本部は韓国・京畿道の果川市にある。

（3）韓国のキリスト教に詳しい秀村研二氏（明星大学）によると、新天地教会の信者獲得の手法は、普通の信者を装ってほかの教会に入り込み、さまざまな活動に参加しつつ信者たちの信頼を得て新天地の教えに洗脳していくというものである。牧師が気づかないうちに教会内部で数を増やし、最終的には教会を乗っ取る。被害に遭うプロテスタント教会が増加するにつれて、教派を問わずプロテスタント教会全体の警戒が強まっていたという。

（4）ＣＢＳ（Christian Broadcasting System）は、プロテスタント系の諸教派からなる基督教協議会を後ろ盾に発足した放送局である。ＣＢＳは二〇一五年三～四月に『新天地教会にハマった人たち』というドキュメンタリーを放送し、新天地教会への警戒を表していた。

（5）サイビ（似而非）とは、本物と似ているが異なるまやかしのものという意味で、韓国では新興宗教を指す言葉としてよく用いられる。

（6）チャン・ウリ（장우리）二〇二〇「〝감염만큼，신상털이，두렵다〟…확진자 정보공개 적정선은（「感染と同じくらい「身分特定」が怖い」――確診者情報公開の適正線は）」『연합뉴스』二〇二〇年二月二四日付（https://www.yna.co.kr/view/AKR20200223047800004 二〇二〇年五月八日最終閲覧）。

（7）元々は二〇一三年に発足した国立ソウル病院（現・国立精神健康センター）心理危機支援団を母体とし、二〇一四年にはセウォル号沈没事故被害者の心のケア、二〇一五年にはMERS感染者の心のケアを実施し、二〇一八年四月に国家トラウマセンターとして正式に開所した。「精神健康増進および精神疾患者福祉サービス支援に関する法律」に基づき、国家的災難や大規模事故で精神的ショックを受けた人の心理的安定と社会適応を支援するための活動を行っている。

（8）梨泰院はソウル市の中部に位置する地域である。近隣にアメリカ軍基地、各国の大使館、ソウル中央モスクがあることから、駐韓アメリカ軍人や外国人が多く居住する。クラブなどが立ち並び、外国人観光客も多く訪れる。

（9）国務総理は、大統領を補佐し、行政に関する大統領の命令を受けて各行政機関を統括する官職である。大統領が職務不能状態に陥った際は国務総理が大統領の任務を代行する。

（10）保健当局は潜在的な感染者を洗い出すため、特定の時間に特定の基地局に記録された携帯電話の接続状況から個人情報を抽出した。これが過剰な個人情報取得であるという議論もなされている。二〇二〇年七月二九日、ある市民団体が基地局の接続情報処理行為に対し、個人情報自己決定権、私生活の秘密と自由、通信の秘密と自由、一般的行為自由権を侵害しているとして、違憲判決を求める訴えを起こした（オ・ビョンイル二〇二〇）。

（11）ホモフォビア的な言説の広がりにはキリスト教徒の多さも影響している。秀村研二氏（明星大学）によると、韓国のキリスト教はアメリカの保守的な教派の影響が強い。聖書に同性愛を罪とする記述があり、韓国でプロテスタントの主流派とされている宗派では同性愛を認めていない。たとえば二〇二〇年一〇月一五日には、キリスト教大韓監理会（メソジスト派に由来）のある牧師がクィア祭りで性的マイノリティを祝福したとして教会裁判にかけられ、停職二年の処分を受けた。カトリックも正式には同性愛を認めていない。

（12）アウティングとは、本人の了承を得ずにその人の性的指向を第三者に暴露することである。

【引用文献】

アガンベン、ジョルジョ 二〇〇三『ホモ・サケル――主権権力と剝き出しの生』高桑和巳・上村忠男訳、以文社。

イ・キョンヒョン（이경현）二〇二〇「코로나19와 혐오 빅데이터 분석（コロナ19と嫌悪ビッグデータ分析）」、国家人権委員会 コロナ19特別対応チーム発行、『「감염병 시기의 인권」 온라인 토론회（「感染病時期の人権」オンライン討論会）』国家人権委員会、二一五―二二八。

宇野邦一 二〇二〇「ペストとコロナのあいだ――生政治学的省察」『現代思想』四八（一〇）：一三六―一五一、青土社。

オ・ドンソク（오동석）二〇二〇「감염병 방역 과정에서 강제처분과 예방조치 관련 인권 문제（感染病防疫過程における強制処分と予防処置関連の人権問題）」、国家人権委員会 コロナ19特別対応チーム発行、『「감염병 시기의 인권」 온라인 토론회（「感染病時期の人権」オンライン討論会）』国家人権委員会、四一―五四。

オ・ビョンイル（오병일）二〇二〇「감염병 위기상황과 정보인권――게인정보의 수집과 공개를 중심으로――（感染病危機状況と情報人権――個人情報の収集と公開を中心として――）」、国家人権委員会 コロナ19特別対応チーム発行、『「감염병 시기의 인권」 온라인 토론회（「感染病時期の人権」オンライン討論会）』国家人権委員会、一五―三九。

ソルニット、レベッカ 二〇一〇『災害ユートピア――なぜそのとき特別な共同体が立ち上がるのか』高月園子訳、亜紀書房。

内藤直樹 二〇一二「序　社会的排除／包摂の人類学」『文化人類学』七七（二）：二三〇―二四九。

檜垣立哉 二〇〇六『生と権力の哲学』筑摩書房。

玄武岩 二〇二〇「開放性・透明性・民主的参加に基づく先制的対応が功を奏して」、玄武岩・藤野陽平編『アジア遊学二五三　ポストコロナ時代の東アジア――新しい世界の国家・宗教・日常』勉誠出版、三五―五二。

美馬達哉 二〇二〇a「感染までのディスタンス」『現代思想』四八（七）：五三―六〇。

―――― 二〇二〇b『感染症社会――アフターコロナの生政治』人文書院。

宮台真司 二〇二〇「絶望こそが希望である――パンデミックが照らし出す未来への道筋」『コロナが変えた世界』七八―九三、Pヴァイン。

Crawford, R. 1977. You are dangerous to your health: the ideology and politics of victim blaming. *International Journal of Health Services*. 7(4): 663-680.

医療者の視点

国境をまたげなくなる人びと
――ミャンマー在留邦人から考えるコロナ禍の医療

吉田尚史

はじめに

筆者は二〇二〇年三月末まで外交官として現地日本国大使館に勤務し、ミャンマーで二年間暮らした。本稿では、新型コロナウイルスが流行拡大する世界の状況下において、国境をまたげなくなる在留邦人の医療問題に焦点をあてる。国境をこえて移動できないことは、開発途上国で生活するうえでの健康リスクに関しても、グローバリゼーションを謳歌してきた我々に再考をうながす。ミャンマー保健・スポーツ省が発出した公的な情報、現地で暮らした自身の経験、邦人からの聞き取りなどを通して、ミャンマーをケーススタディとして検討を進める。邦人にとっては、同年五月上旬、全日空便の運休前後がひとつ大きな分岐点であったように思われる。なお業務の内容に直接には触れないものの、筆者は医務官（医系外務技官）として大使館に勤務した背景をもつ。

ミャンマー政府は、中国武漢で新型コロナウイルスが発生して以降、矢継ぎ早に対策を次々ととった。国境での検疫強化、入国者の隔離、イベント開催の禁止などを行った。一般的にいってミャンマーを含めた開発途上国における医療体制は脆弱である。迅速に打ち出された対策は、国内への新型コロナウイルス流入を何としても抑えたいという政府の強い意志の表れのように筆者には思われた。「新型コロナがきたら、ミャンマーの医療体制ではとても耐えられない」(ミャンマー人医師)という深刻な意見を度々きいたことも、その裏付けとなるだろう。第一波の封じ込めまでは成功裏に終わっていたのだが、ある時点から新型コロナウイルスは急速に市中感染で全国に拡がった。

二〇二〇年九月以降、現在まで、新型コロナウイルス流行の第二波が到来して、ミャンマーは厳しい局面を迎えている。最大都市ヤンゴンはロックダウンされている。外出は厳しく制限され、不要不急の仕事は休むよう政府から指示が出ている。夜間は外出禁止で、違反すると警察に捕まる可能性がある。ヤンゴン地域では、一日あたり二〇〇~三〇〇名を越える感染者が発表されてその数は増した。さらに九月下旬以降、ヤンゴン地域では連日七〇〇名を超える感染者数となり、多い日は一〇〇〇名を超える。保健・スポーツ省の発表によると、同年一〇月三一日現在、全国で感染者は合計五万二七〇六名、死亡者は一二三七名を数える(1)。

次節では、ミャンマーと邦人社会について、私自身のミャンマーとの個人的な関わりを含めて述べていく。

ミャンマーと邦人社会

ミャンマーという国

ミャンマーは、東南アジアの西端に位置する日本の国土面積の約一・八倍を誇る大きな国である。現在、人口は全国で五四〇〇万人を数え、ヤンゴン地域での人口は八〇〇万人を超える。東はタイとラオス、北東は中国、西はインドとバングラデシュに接している。国際的に注目を集めるロヒンギャが多く居住するラカイン州は、西の隣国バングラデシュと国境を接する。第二波の始まりはそのラカイン州からであって、ヤンゴン地域を含むミャンマー全土へと瞬く間に飛び火した。

　ミャンマーでは上座仏教徒が人口の九〇パーセントを占め、上座仏教はミャンマー人の生活に浸透している。外国から訪れた旅行者は、仏塔（パゴダ）を至る所で目にすることができるだろう。ヤンゴン最大の寺院シュエダゴン・パゴダは街のランドマークとなっており、黄金に輝く高さ約八〇メートルの仏塔が高く空へと延びている（**写真1**）。蒸し暑い気候のため、男女ともに、服装はロンジーと呼ばれる風通しの良い巻き布が好まれる（高温多湿の気候では新型コロナウイルスは感染性が弱まるという説もあったが、実際はそうではなかった）。

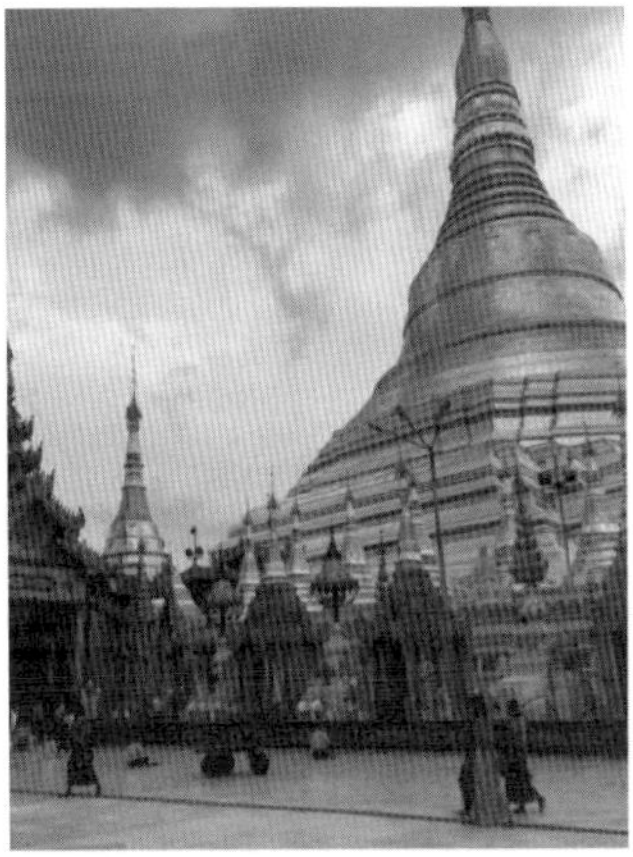

写真1：早朝のシュエダゴン・パゴダ（2019年9月27日）。

　軍事政権が四〇余年にわたり続いた後、ミャンマーは二〇一一年に民政移管を果たした。二〇一五年の選挙で国民民主連盟（NLD）が大勝して、その党首であるスー・チー女史が、実質上の国家元首として活躍している（二〇二〇年一一月、コロナ禍で行われた総選挙において再びNLDが大勝した）。二〇〇六年にネイピードーへ首都が移転されたものの、企業の本社、各国の大使館、最高学府であるヤンゴン大学が置かれるなど、経済、文化、教育の中心は今も旧首都ヤンゴンにある。在留邦人のほとんどは、ヤンゴン地域に居住している。

邦人社会について

二〇一一年以降、「（アジア）最後のフロンティア」と謳われるミャンマーでは、外資の受け入れや経済開発が進み、邦人・日系企業数が急増した。この民主化プロセスと無関係に、近年のミャンマーの活況を語ることは決してできない。海外在留邦人数調査統計によると、二〇一一年にわずか五四三名であった在留邦人数は、二〇一九年には五倍以上の三一六八名を数えて、国別在留邦人数で三二番目の規模となった(2)。タイやシンガポールなどから出張ベースで来て長期滞在する者を加えると実数はより多いと推測される。二〇一一年以降、日系企業数の伸びが大きいことからも、これら企業に勤務する駐在員とその家族によって、在留邦人数が増えたと説明できるだろう。

本稿を進めるにあたって、在留邦人を便宜的に三グループに分ける。一つ目は、日本から派遣された企業などの駐在員であり、人数が最も多いと推定される。彼らの配偶者とその子供たちもここに含まれる。一時帰国等の意思決定は日本側の本部とのやり取りで決められる。二つ目は、自由業、年金生活者、留学生、起業した者など、自分の意思でミャンマーに来た者たちである。実際には難しい場合もあるだろうが、自身で帰国を選ぶもしくは選ばない人たちである。三つ目は、ミャンマー人と結婚して家庭をもち現地に住んでいる人たちである。このグループの人たちの多くはミャンマー国内に留まっているようだった。比較的多くの情報を得ることのできたのは一つ目と二つ目のグループである。私自身は一つ目のグループに属していた。

ミャンマーと私

私のミャンマーとの関わりは、現地日本国大使館への勤務に始まる。前任地マダガスカルでは、二〇一七年シーズンにペスト流行を経験したので、開発途上国で感染症流行に出会うのは二度目であった（吉田二〇一九）。医務官という職種の外交官として、二〇一八年四月に異動し、ヤンゴンに二年間居住した。現地では、生活者としてだけでなく仕事のうえでも新型コロナウイルス流行と関わった。ちょうど自身が退職する二〇二〇年三月末までの三カ月間と時期が重なった。中国武漢からのニュースで始まり、新型コロナウイルス流行への備えの段階からその予兆を経て、初めて感染者が確認された三月下旬に離任した。

帰国後、現職場での勤務を新たに始めたものの、ミャンマーに何かを残したままなのではないかと自問する日々が続いた。身体は帰国したが、気持ちはミャンマーにあった。現地の実情を日本語で記録しておくことに何かの意義を見出せるのではないか。そう考えこの企画への参加を希望した。仕事のうえで医療に関わっていたため、中途で「脱出」したという罪悪感に似たものがあった。なお医務官は、医療環境の悪い地域に位置する大使館に勤務し、二〜三年ごとに異動するのが一般的だ。現在、第二波のピークを迎えたヤンゴンを、遠く離れた東京から見守っている。

次節では、現地で暮らした者の視点から、また仕事に関係した内容を一般的な範囲で述べていく。

自身の経験から

武漢のニュースからのはじまり（二〇一九年一二月）

二〇一九年一二月三一日、中国武漢で新しい感染症が発生したことをテレビのニュースで知った。前任地マダガスカルでのペスト流行の経験を踏まえるならば、この武漢の状況は引き続き仕事のうえでも注視する必要があると直感した。残り三カ月、さまざまな検討すべき案件が出てくることを想定しながら、早め早めに緊張感を持って対応すべしと、そのとき思った。まず注目すべきは、ヒト‐ヒト感染が起こっているか否かであった。在留邦人の中長期的な感染リスクを考えるうえでの大きなターニングポイントであったからだ。職場では医務班に属し邦人保護にも関わっていた。

マダガスカルでのペスト発生時と異なる点は、中国と日本は地理的にも、そして心理的にも距離が近いという点だ（マダガスカルでは両方ともとても遠かった）。日本での関心の度合いが大きい程、仕事のうえで準備や対応を取りやすいだろう。おそらく通例であれば厚生労働省が、公式発表を適切なタイミングで行う（実際には新型コロナウイルス感染症の場合、首相官邸からの公式発表も順次なされた）。ミャンマーは、中国と地理的に地続きであって、人の往来が盛んだ。ひとたび感染が拡がればミャンマーの地にも感染リスクがおよぶ。そのためいずれにせよ、この新しい感染症の動向を常にチェックしておくことが仕事のうえで必須だと瞬時に感じたのだ。

大使館における邦人保護の業務は、おもに領事班が担っている。そうではあるが医学的な知見が必要な案件では、医務班の協力が一般的だろう。感染症案件において、医務班に求められるのは、最新の情報に常に目を配り、正しい医学的知見をまずは得ることであろう。そのために参考になる代表的な情報源は、世界保健機構（ＷＨＯ）、米国の疾病対策予防センター（ＣＤＣ）、国立感染症研究所、厚生労働省などの公式の発表である。それと並行して、現地政府がどのような公式発表をするか、現地の医療体制はどうか、感染者が発生した際の具体的な動きなどについて情報を収集する必要がある。

新型コロナウイルス流行への備え（二〇二〇年一月～二月）

早くも隣国タイでは、二〇二〇年一月一三日、中国の外で世界初となる新型コロナウイルス感染症患者（中国籍の女性観光客、空港の検疫で捕捉された）が報告された。続いて日本から、一月一六日、新型コロナウイルス感染症患者の発生というニュースが飛び込んできた。三〇代日本人男性で、武漢に滞在したが、海鮮市場には立ち寄っていないという。タイはミャンマーと国境を接しており、日本も我が母国ということでもちろん身近な国である。ミャンマーに居ながらも、新型コロナウイルスの接近をひたひたと実感した。

中国は、一月二一日、公式にヒト－ヒト感染があると発表した。日本の厚生労働省は慎重な立場をとり、WHOの公式発表を待った。一月三〇日、WHOが、新型コロナウイルス感染症に対する「国際的に懸念される公衆衛生上の緊急事態（PHEIC）」を宣言した。地球上のすべての人、つまりミャンマー在留邦人にとっても、より注意が必要な状況であることが公にされたのだ。

二月、在留邦人にとっては、「武漢へのチャーター機派遣」、「ダイヤモンド・プリンセス号」といったテレビやネット上で目にする日本の状況のほうが気がかりだったように思われる。ミャンマー国内の国際空港では検疫が始まり、入国した感染疑い者は隔離されていた。結果は陰性が続いていた。そのたびに私は個人的にも仕事のうえでも安堵していた。ミャンマーでは感染者の発生はなく事態が経過し、日々の生活は、二月末までおおむね大きな変化はなく落ち着いていた。アジア諸国のなかでは、ラオスなどと並んで感染者の発生は遅かった。それでも周辺国の感染状況をみて、対策は強化されていった。

二月二八日、ミャンマー国内の国際空港ではより厳しい検疫の措置が取られるようになった。すべての国際線の乗客は到着後、体温三八度以上、感冒様症状がある場合、検疫のルールに従い指定病院に隔離されるのだ。ヤンゴン市内の新型コロナウイルス感染症指定病院（ウィバキ専門病院）にてPCR検査が行われるが、結果が陰性であった場合にでもすぐに退院はできない。実際、邦人が義務的に指定病院に隔離されるケースがでてきて、在留邦人のあいだで不安が拡がっていった。

予兆から初患者まで（二〇二〇年三月）

世界各地で感染が拡大している状況を受けて、三月一一日、WHOは、新型コロナウイルス感染症はパ

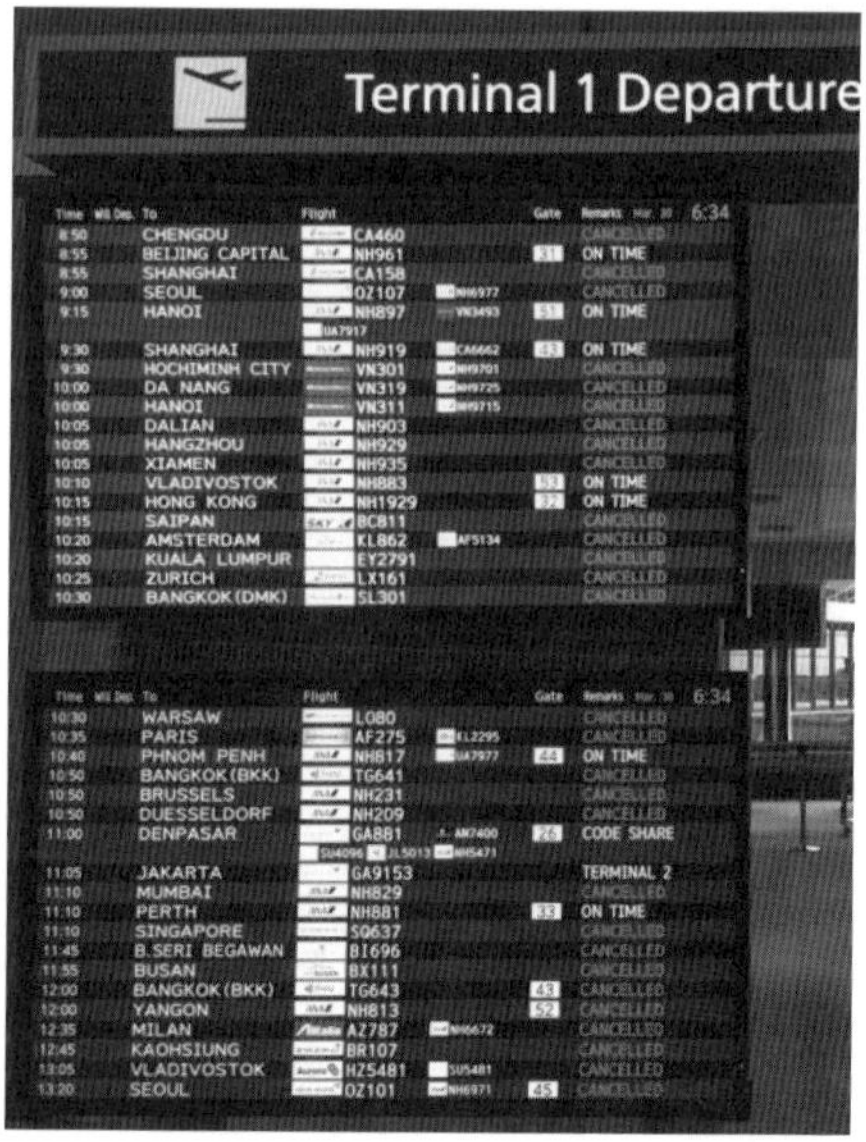
Terminal 1 Departure
6:34
CHENGDU CA460 CANCELLED
BEIJING CAPITAL NH961 ON TIME
SHANGHAI CA158 CANCELLED
SEOUL OZ107 CANCELLED
HANOI NH897 ON TIME
SHANGHAI NH919 ON TIME
HOCHIMINH CITY VN301 CANCELLED
DA NANG VN319 CANCELLED
HANOI VN311 CANCELLED
DALIAN NH903 CANCELLED
HANGZHOU NH929 CANCELLED
XIAMEN NH935 CANCELLED
VLADIVOSTOK NH883 ON TIME
HONG KONG NH1929 ON TIME
SAIPAN BC811 CANCELLED
AMSTERDAM KL862 CANCELLED
KUALA LUMPUR EY2791 CANCELLED
ZURICH LX161 CANCELLED
BANGKOK(DMK) SL301 CANCELLED
6:34
WARSAW LO80 CANCELLED
PARIS AF275 CANCELLED
PHNOM PENH NH817 ON TIME
BANGKOK(BKK) TG641 CANCELLED
BRUSSELS NH231 CANCELLED
DUESSELDORF NH209 CANCELLED
DENPASAR GA881 CODE SHARE
JAKARTA GA9153 TERMINAL 2
MUMBAI NH829 CANCELLED
PERTH NH881 ON TIME
SINGAPORE SQ637 CANCELLED
B.SERI BEGAWAN BI696 CANCELLED
BUSAN BX111 CANCELLED
BANGKOK(BKK) TG643 CANCELLED
YANGON NH813 CANCELLED
MILAN AZ787 CANCELLED
KAOHSIUNG BR107 CANCELLED
VLADIVOSTOK HZ5481 CANCELLED
SEOUL OZ101 CANCELLED

写真2：成田空港到着時，キャンセル表示が並ぶ掲示板（2020年3月30日）。

ンデミック（世界的な大流行）の状態にあると表明した。三月一九日には、タイの空港における措置が厳しくなり、これによって邦人も混乱を来たした。タイ国籍を除く全ての乗客に対して搭乗手続き時に、新型コロナウイルス感染症の恐れがないことを示す健康証明書、および、高額の医療費を補償する保険証券を確認すると発表された。トランジットの場合も必要で、後に、この条件に満たない場合に搭乗手続きができなかった旨の報告があった。各国間のフライトは、急な変更・減便、新たな制限が課される状況だった。

いよいよ三月二三日、ミャンマーで最初の新型コロナウイルスの感染者二名が確認されたと、保健・スポーツ省より発表があった（三六歳と二六歳のミャンマー人男性、それぞれ米国、英国への渡航歴）。周辺諸国（バングラデシュ、インド、マレーシアなど）でも軒並み感染が拡がっていた。感染者がいつ発生しても不思議ではない雰囲気にあって、何人かの友人（ミャンマー人、二〇代）からは、「（政府が）陽性者を隠している」、「ミャンマーでは検査体制がしっかりしていないから患者が見つかっていないだけ」と耳にする機会が増えていた。感染者発生の発表を受けて、邦人のあいだでスーパーでの商品が枯渇するという噂が流れ、買い占めに走る者もいたようだ。この頃には、新型コロナウイルス感染症への不安から帰国を予定する邦人が増えていた。

帰国前の挨拶をした際に、「新型コロナで帰国ですか？」と、たいていの邦人関係者から質問を受けた。三月下旬、隣国経由の便はすべてストップして、日本までの移動制限は深刻化していた。ヤンゴン―成田直行の全日空便が日本までの唯一の便であるものの、そのフライトも減便が始まっていた。筆者は退職するために、三月二九日、予定のフライトで帰国した。翌早朝、到着した成田空港は閑散としていて、到着ロビーの電光掲示板には赤字で「CANCELLED」の文字が並んでいた（**写真2**）。

邦人の動向――コロナ禍の医療という視点から

第一波の訪れと全日空便の休止まで（二〇二〇年四月〜五月）

ここからは、「国境をまたげない」という点を踏まえた在留邦人の日常生活と医療問題について議論を深めていこう。まず、ここでは全日空便の休止までをみていくが、四月に入ると邦人を含めてミャンマーでの生活は一変した。三点に絞って言及していく。

第一には、外出ができなくなったことが挙げられる。第一波の始まりを受けて、例年四月中旬にミャンマー全土で催される新年を迎える水祭りティンジャンは、政府の宣言により中止された。いつもは故郷に帰る人たちでごった返すが、静かな正月となった。その効果もあり、新型コロナウイルスを市中感染に拡大する前に封じ込めることができた。ヤンゴン地域政府は、四月一〇日から一九日まで、医療や食料品購入といった必要不可欠な場合を除き、外出せず自宅で過ごす自粛の協力を住民に求めた。邦人もそれに従った。仕事に関する外出は可能であったが、六月頃まで同様の自宅待機が続いた。

第二には、医療面での混乱があった。四月に入り在留邦人にとって問題になったのは、邦人が普段利用する機会の多い私立医療機関で「外国人」診察への警戒が一時的に強まったことだ。理由は、あるクリニックを受診したフランス人旅行者からクリニックの看護師（三月三一日、ミャンマー人女性四五才）に新型コロナウイルスの感染が拡がったことであった。しばらくのあいだ該当のクリニックは閉鎖され、その影響で、「渡航歴のない外国人」へ対しても警戒が強まった。ただし、ヤンゴンには邦人に特化した医療機関がいくつかあり、日本人医師、日本で医学博士を取得した日本語の堪能なミャンマー人医師がいる。彼らの存在は、邦人の医療面での安心につながっていた。「日本語で相談できるのはとても安心」、「医学用語は英語が使える場合でも難しいので」という邦人からの声がきかれた。

第三に、在留邦人の生活に大きな影響を与えたのは、なんと言っても空の足である飛行機が完全に止まったことだ。在留邦人は、国外と往来する手段が完全に絶たれ、「国境をまたげない」状況に陥った。海外との往来は容易にはできなくなったのである。在ミャンマー日本国大使館からは邦人に向けて、早期の出国の検討をうながすアナウンスが繰り返し発出された。三月下旬から始まった減便に続き、全日空便は、例外的に四月に入っても着陸禁止措置を免れていたのだが、ついに運休が決まった。五月八日時点で、邦人数は約八〇〇名にまで減少した。約二三〇〇名の日本人が新型コロナウイルス流行の影響下で退避を余儀なくされた計算になる。五月九日に全日空の日本への直行便が最後に飛んでからフライトは止まっている。

このように五月上旬にかけて、第一波の訪れとともに、ミャンマー政府からの生活面での規制、初期のコロナ禍対応における医療面での混乱、航空便停止による人の往来の制限が起こったのである。相当数の邦人が日本へと退避するに至ったわけだ。

第一波の収束と第二波の訪れ（二〇二〇年六月〜七月、八月〜一〇月）

第一波時には、四月一三日に第一のピーク（二〇名の市中感染者）があり、五月一〇日にかけて市中感染者の山が減っていく。第一波の始まりを受けたティンジャン（ミャンマー正月）の中止対応の効果もあ

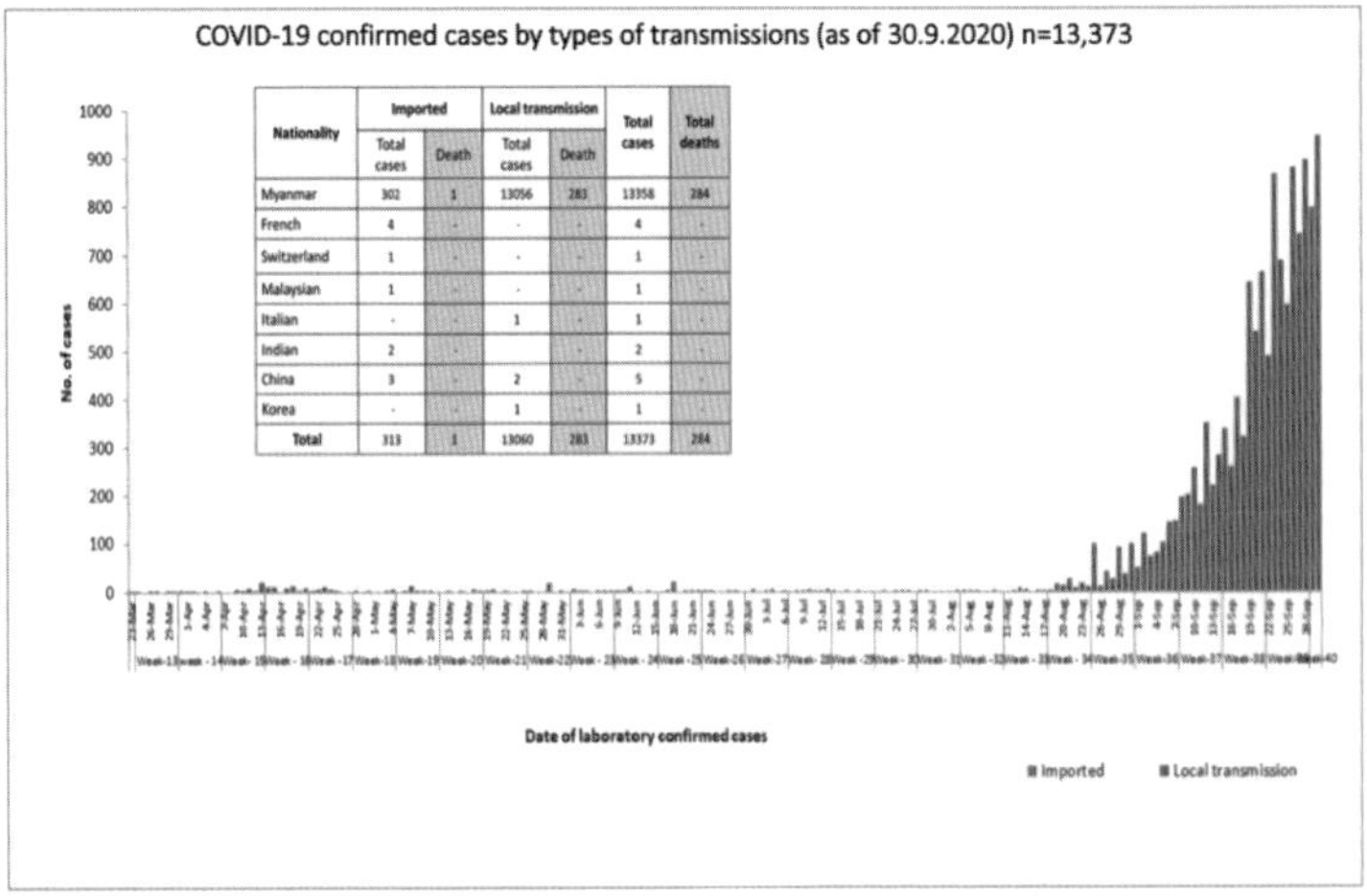

図1：新型コロナウイルス感染者数のグラフ（2020年9月30日時点）。

って、五月一五日からは、市中感染に拡大することなく、新型コロナウイルスの封じ込めができていた。五月二九日（一八名）、六月一八日（二三名）が多いものの、その九〇パーセント以上が輸入感染者だった[3]。その後、六月〜八月にかけて、外出制限が解除、飲食店も再開された。八月上旬、在留邦人たちのあいだでは、「（日本よりも）ミャンマーは今のところ安全」という雰囲気があったようだ。日本では一日の最大陽性者数が一五九五名（八月七日）と第二波が到来していた（第一波のピークは四月一〇日、七〇八名）[4]。

　だが八月下旬、ラカイン州での市中感染から第二波が始まった。保健・スポーツ省による九月末日時点の第二波の感染者数のグラフを提示したい（**図1**参照）[5]。第一波のケースがこの図ではほとんど識別できない程に縦軸のスケールが大きく伸びている。感染者が急増していることが、一瞥して理解できよう。在留邦人の「安心」は束の間であり、その後現在まで、再び長い自宅待機での生活を強いられることになる。生活用品の買い物は許可されるが、最小人数に限られる。また臨時便に空きがあれば日本へ戻ることは可能だが、ミャンマーに戻る便を得ることは難しく、その上ミャンマーに帰ってきても隔離が最低二週間必要という状況である(在日ミャンマー人を母国ミャンマーへ帰還させる目的の全日空便の復路を利用可能)。

ミャンマーでは、「医療はほぼ崩壊に近い」深刻な状況が続いていた。得ることのできた情報の範囲では、ぎりぎりで持ち堪えていたようだ。寄付文化が根付くミャンマーでは、政府ではなく民間の篤志家によって、急場で拵えられた新型コロナウイルス感染症隔離施設が一〇〇〇床単位でヤンゴンに出現するようになった。ミャンマーの人びとの底力を感じ、個人的には感動すら覚えるのだが、とはいえ新型コロナウイルス感染症のみならず、もともと貧弱な医療体制全般への影響は甚大である。医師、看護師の人数がそもそも人口に比して少ない。数少ない専門医は普段は公立病院に勤務している。私立医療機関では専門医は非常勤として診察するのが一般的だが、コロナ禍では、その勤務する時間をとれない。邦人が利用する設備の整った私立医療機関においても、専門医を受診することが困難という状況が拡がった。

一〇月に入って「(日系企業)現地職員の新型コロナウイルス感染者がでた」、「(駐在員の)ドライバーが新型コロナに感染した」などの話を耳にするようになった。邦人の感染者の発生はないものの、身近で感染者がでてきたわけだ。また万が一邦人が新型コロナウイルス感染症に罹患した場合、PCR検査などを含めて全て政府系病院での対応となる。入院環境はたいていの邦人にとっては劣悪であろう。施設によっては蚊が飛んでいることもあり、もちろん看護師はつかない。トイレは共同で、風呂は冷水の桶風呂やシャワーを使わなければならない。通常の入院であると食事は自分か家族の手で準備しなければならない。邦人は新型コロナウイルス感染症以前にその入院環境に適応することに戸惑うかもしれない。また国境をまたぐことができないため、必要時、医療状況の良い隣国タイ・バンコクなどへ移動することは選択できず、命に関わる状況でも緊急搬送してもらうことができない。逼迫した状況下にあるミャンマー国内のローカルな医療に頼るしかない。

第二波のピークは一〇月に入っても続いており、ヤンゴンでは連日一〇〇〇名程度の感染者数が続く。このような感染状況をうけて、一〇月三一日、日本の外務省はミャンマーの感染症危険情報をこれまでのレベル2からレベル3（渡航中止勧告）にまで引き上げた。最大限の予防を講じたにせよ、「ロシアンルーレット」のような状況であるとも聞き、邦人も感染の可能性があるという緊迫感を感じられた。

コロナ禍での邦人の生活（現在）

本稿を進める中で、何人かの知人、友人から聞き取りをした。いずれもミャンマーで生活する邦人である。コロナ禍でどのような生活をしているのか、何か困ることはないか。医療と健康面ではどうだろう。ここでは、仕事に関すること、生活に関すること、医療と健康に関することにわけて順にみていこう。

まず仕事に関連した事柄である。職場では、シフトを組んで出勤組とテレワーク組を組み合わせている（隔日出勤、隔週出勤、週一日出勤など）。取引先、訪問先があっても原則として面会は行わずオンラインで対応することが増えた。駐在員は、通勤用に乗用車を所有して現地人ドライバーを雇っている。そのドライバーを媒介した感染リスクを心配する声があがった。彼らに感染予防対策を指導するが、ドライバー自身がどの程度守っているか確かめようがなく不安だという。またテレワークの場合、とりわけ現地スタッフとのディスコミュニケーションが気になるという意見があった。コロナ禍においてはこのような就労上の変化がある。在宅勤務が増えていて、コミュニケーションにおいて直接会うのではなく何らかのメディアをあいだに入れるのである。ドライバーの問題は切実である。車の中は密閉空間で、ともに過ごす時間が長く、ミャンマーで移動するためには必須であるからだ。

次に生活面についてみていこう。「新型コロナにかかりたくない」という意見がきかれ、感染症対策を全員が徹底して行っていた。具体的には、手洗い、消毒、マスクである。外出をできるだけ控えているという意見もあった。また先のドライバーの話と重なるが、タクシーを利用しての移動は極力しない。食事に関しては、レストランが閉まっているため、自炊になった時期がある（もしくはもともと自炊をしている）。テイクアウトやデリバリーがより便利に使えるようになり、ときにこれらを利用する者もいた。またオンラインでのコミュニケーションがプライベートでも増えたという意見があった。このように生活面では、感染予防という一連の行動の変化が起きており、職場の場合と同じく、人との物理的接触を減らしている様子がみてとれた。他方で人とのつながりを保つためにオンラインのツールなどを活用していた。

最後に医療と健康面について特化して確認しておきたい。自宅でできる運動を取り入れているという話を複数きいた。他方でジムの使用は、感染リスクがあるため仕方なく止めたという意見があった。健康診断について、例年は日本やタイのバンコクで受けるが、本年度はミャンマーで受けて英語での専門用語はハードルが高かったという者もいた。年齢の若い邦人からは、新型コロナウイルスへの不安はあるが、もしかかっても重症化リスクは低い、ただしミャンマーの病院や隔離施設は過酷だと思うので行きたくないという意見が複数寄せられた。このように適度な運動や健康管理を行いながら過ごす様子がわかった。

聞き取りをした邦人の範囲では、第一波、第二波下のミャンマーにおいて、概して大きく困ることなく生活を営んでいた。国境をまたげない点についても問うたが、現在の生活をする上で、とくに支障はないという意見の者がほとんどだった。

メンタルヘルス関連

ここではメンタルヘルスに関連して、コロナ禍でのストレスと在外での適応について、先に紹介した邦人の聞き取り事例を用いて検討していく。

在外での適応の問題を考えるにあたっては、ストレスのみを要因として捉えず、個体側が備えている適応能力に目を向ける必要がある。ストレス（環境側）と適応能力（個体側）のあいだのバランスが崩れることで不適応が生じるからだ（大西 一九九九）。適応能力には、（1）モチベーション（赴任の動機など）、（2）言語能力を含むコミュニケーション能力、文化・生活習慣などに関する知識（現地の言葉・文化・習慣を知る）、（3）自国文化理解を含めた教養（自身の評価軸の明確化）、（4）柔軟性（生活で適応的に働く）、（5）健康状態が関係する（新福、植本 二〇一〇）。これらの要素を維持し、高めることを通して、在外での生活をより適応的に過ごすことができると言えるだろう。

ミャンマー在留邦人のコロナ禍でのメンタルヘルスを鑑みた際、これまでみてきたとおり自宅待機、感染への不安や恐怖など、平時とは異なるストレスが存在している。さらにコロナ禍では社会不安が高まり外国人が差別や攻撃の対象となる傾向が指摘されており、[6] 四月には外国人への警戒が強まった時期があった。ただし聞き取りをした邦人は皆、「困ることなく」生活できていることからコロナ禍でのストレスに勝る、複数の適応能力の要素を備えていると考えられる。聞き取りした邦人の場合、五つの要素ほぼすべてを比較的高い水準で維持しているように感じた。「数年の駐在で英語力が高まった」という者もいて、さらなる向上を認めていた。また「新型コロナへの不安」はもちろんあるのだが、できる感染症対策（手洗い、消毒、マスクなど）をきちんととることで、その不安を軽減できていた。

おわりに

本稿では、コロナ禍におけるミャンマー在留邦人をケーススタディとして、国境をまたげなくなるという視点から、医療問題を中心に取り上げた。移動制限が課されることで、とりわけ開発途上国で生活する邦人に生じる影響は、医療の分野においてもさまざまな問題として出現していた。平時と比べて、現地医療機関の対応が整っていない状況があり、さらには隣国へ移動できることが前提の健康管理においては移動できないこと自体がリスクになり得る。

聞き取りをした複数の邦人は適応能力が高く維持されていて、とりたてて生活全般、そして医療と健康面において困難は生じていなかった。コロナ禍でのストレス対応もできており、感染リスクを減らす行動を適切にとりながら、仕事を含めた日常生活を送ることができていた。ただし邦人のなかには、持病がある、突発的な疾病を呈す、ストレスと適応能力のバランスを崩す方もいるかもしれない。その際にはミャンマー国内で可能な最大限の対応を受けるか、日本へ退避することになるのだろう。

国境をまたげなくなることで生じる医療問題は、在留邦人には潜在的にあって、何かしらの健康上でのトラブルが生じた際に顕在化すると言えるだろう。今回の聞き取りでは十分検討できなかったが、全日空便運休のタイミングにおいて、退避した者とそのままミャンマーに残った者の差異は何だったのか。また一旦退避後にミャンマーに戻った者、逆に途中で日本に帰国した者はどのような理由であったのか。おそらく健康リスクを含めた複合的な要因で決まってくるものと推測するが、今後の課題としたい。

後日談として、一二月に入って邦人の新型コロナウイルス感染症感染者が数名でているという。幸いなことに軽症例のみですべての人が回復しているようだ。筆者が経験したマダガスカルでのペストもそうであったが、感染を拡げ得る感染者を、国境をまたいで受け入れる国はほぼ存在しない（あるとしたら母国であろうか）。新型コロナウイルス感染症の場合にも、国境をまたいで治療やケアを受けることは原則できないので、現地の医療機関ないし隔離施設で過ごすことになる。一二月下旬、ミャンマーの第二波での感染者数は減少傾向にある。今後ミャンマーにおける感染状況が鎮静化し、収束に向かうことを強く望みたい。

（本稿では、二〇二〇年一〇月三一日を区切りとして執筆している。）

【註】

＊　インタビューに応じて下さったミャンマー在留邦人、草稿全体に関してご助言を賜りました編者の方々に心より御礼申し上げます。

（1）　ミャンマー連邦共和国保健・スポーツ省「COVID-19シチュエーションレポート208」（Ministry of Health and Sports, the Republic of the Union of Myanmar, Coronavirus Disease 2019 (COVID-19) Situation Report 208 [1-11-2020]）（https://mohs.gov.mm/page/9575 二〇二一年二月一七日最終閲覧）。

（2）　外務省「海外在留邦人数調査統計」（https://www.mofa.go.jp/mofaj/toko/tokei/hojin/index.html 二〇二一年二月一七日最終閲覧）。

（3）　ミャンマー連邦共和国保健・スポーツ省「COVID-19シチュエーションレポート115」（Ministry of Health and Sports, the Republic of the Union of Myanmar, Coronavirus Disease 2019 (COVID-19) Situation Report 115 [31-7-2020]）（https://mohs.gov.mm/page/9575 二〇二一年二月一七日最終閲覧）。

（4）　厚生労働省「新型コロナウイルス感染症　国内の発生状況　陽性者数」（https://www.mhlw.go.jp/stf/covid-19/kokunainohasseijoukyou.html 二〇二一年三月八日最終閲覧）。

（5）　ミャンマー連邦共和国保健・スポーツ省「COVID-19シチュエーションレポート177」（Ministry of Health and Sports, the Republic of the Union of Myanmar, Coronavirus Disease 2019 (COVID-19) Situation Report 177 [1-10-2020]）（https://mohs.gov.mm/page/9575 二〇二一年二月一七日最終閲覧）。

（6）　日本精神神経学会「新型コロナウイルス感染症（COVID-19）流行下におけるメンタルヘルス対策指針　第一版　二

〇二〇年六月二五日」一〇―一一頁を参照のこと（https://www.jspn.or.jp/uploads/uploads/files/activity/COVID-19_20200625.pdf 二〇二〇年九月三〇日最終閲覧）。

【参照文献】

大西守 一九九九「在外日本人の精神保健」『臨床精神医学』二八（五）：四九九―五〇五頁。

新福尚隆、植本雅治 二〇一〇「海外でのメンタルヘルス」『在外教育施設派遣教員安全対策資料 健康安全・感染症対策編（改訂版）』文部科学省初等中等教育局編、二八―三八頁、文部科学省初等中等教育局国際教育課（https://www.mext.go.jp/component/a_menu/education/micro_detail/__icsFiles/afieldfile/2010/07/05/1293206_6.pdf 二〇二〇年九月三〇日最終閲覧）。

吉田尚史 二〇一九「声の小さな人びとの語り――マダガスカルのペスト流行から考える」『N：ナラティヴとケア 第一〇号 医療人類学――いのちをめぐる冒険』江口重幸編、六三―七一頁、遠見書房。

「立ちすくみ」からの脱却
――コロナ禍の介護現場におけるケアと安心をめぐる協働的民族誌の試み

奥知久・島薗洋介

はじめに

二〇二〇年、世界は新型コロナウイルス感染症の大流行という公衆衛生上の未曾有の事態に直面した。なかでも、多大な影響を被ったのは、介護・福祉の現場である。

新型コロナウイルス感染症流行の第一波が世界を襲った際、多数の介護・福祉施設でクラスター感染が発生し、多くの死者が出た。欧米諸国では、新型コロナウイルス感染症による死者の半数以上が、介護施設に入居する高齢者が占めていた。こうしたことから、死亡するリスクの高い利用者を抱える介護・福祉現場での感染症対策は、公衆衛生上の重要課題と見なされるようになった(1)。

欧米における介護・福祉現場の陰惨な状況は、家庭医として高齢者の介護・福祉に関わってきた筆者(奥、以下断りのない場合、筆者とは奥を指す)にとっても衝撃的であった。筆者は、二〇〇八年に医師免許を取得し、主に、在宅医療・緩和医療に従事してきた。また、二〇一九年からは六都道府県で地域包括ケアシステムの体制づくりに関わってきた。そういった経緯もあり、新型コロナウイルス感染症流行下でわが国の介護・福祉施設がどのような問題に直面しているのか、現場で支援が必要とされているとしたら、それはどのようなものなのかについて強い関心を抱いていた。

筆者がまず関わったのは、公益財団法人「風に立つライオン基金」(以下「ライオン基金」)による医療機関および介護・福祉現場への感染対策物資の提供活動だった。[2] その活動を通じ、とりわけ介護・福祉現場には、物資だけではない幅広い支援が必要であることを痛切に感じるようになった。五月上旬以降、介護・福祉現場での感染予防対策のコンサルテーションを始めるに至った。四月の緊急事態宣言の前から、医療従事者の中には、介護・福祉現場の新型コロナウイルス対策の状況を懸念する声が聞かれた。介護・福祉現場における感染予防対策は知識技術の不足や危機感の欠如を指摘する声があった。介護・福祉現場は危険性が高く、だからこそ医学的に正しい知識や技術を提供すべきであるというのである。

こうした見解は、完全に誤っているというわけではない。しかし、筆者が支援活動を始めてみると、その見解は一面的なものであることが分かってきた。[3] 筆者が支援活動の中で出会った介護従事者の中には、しばしばコロナ禍に不安とともに巻き込まれ、感染予防とケアを両立させるという困難な課題を前にして一度は立ちすくみながらも、危険に満ちた介護・福祉の現場に安心を取り戻そうとしている人びとがいた。本稿では、そうした人びとの姿を描きながら、コロナ禍における介護・福祉の現場での感染症対策とケアの関係、不安と安心の関係について考えてみたい。

筆者は、かねてより家庭医療学と医療人類学のあいだに親和性を感じ、民族誌に興味を抱いてきた。そこで、自分の支援活動についての聞き取りをしてもらったり、共同で介護・福祉施設のスタッフへの聞き取りを行ったりした。また、支援活動の現場に医療人類学者(島薗)に同行してもらったこともある。本稿は、筆者の支援活動の経験にもとづくオートエスノグラフィーとしての側面と、家庭医（奥）と医療人類学者（島薗）との対話に基づいた「協働的民族誌」としての側面をもっている（Lassiter 2005）。

以下、筆者が介護・福祉施設での感染予防対策に関わるにあたっての転機となったクルーズ船医療支援の経験について述べる。続いて、いくつかの介護・福祉施設やそこで働く人びとの事例を取り上げる。とくに、本稿で取り上げるのは、筆者が支援活動で訪問した小規模の施設や事業所の事例である。居住系施設、通所介護事業所、訪問介護事業所での支援活動、および、それを通じた介護従事者との対話から筆者が学んだことを述べる。最後に、ケアの現場におけるコロナ禍の不安や安心についての考察を提示したい。

感染防護具の着脱とゾーニングをめぐる経験――コスタ・アトランチカ号での経験から介護・福祉施設へ

二〇二〇年四月末、長崎港に停泊していたコスタ・アトランチカ号で多数の乗組員（六二三名中一四九名）が新型コロナウイルスに感染したことが判明した。新型コロナウイルスの感染者がその時点でわずか数名に留まっていた長崎県において、このニュースは衝撃を与えた。

ライオン基金は、設立者のさだまさし氏と彼の故郷である長崎県の縁もあり、NGO法人ジャパンハートと協力してクルーズ船医療支援に関わることになった。すでにライオン基金の医療物資支援の活動に関わっていた筆者も、支援チームに参加することになった。現地では、長崎県新型コロナウイルス感染症対策本部に設けられた、長崎大学の感染症専門医らを中心とするクルーズ船対策チームのサポートの仕事を担当することになった(4)。

それまで、筆者は、地域医療に関わる医師として、新型コロナウイルス感染症の流行に危機感を抱いていた。しかし、一人の生活者としては、新型コロナウイルス流行はどこか「遠いところ」で起きていることのようにも感じていた。多数の感染者がいるコスタ・アトランチカ号の支援に関わることになり、状況は一変した。新型コロナウイルスの感染の脅威は突然、リアリティをもって感じられるものになったのである。

緊張感と切迫感をともなったクルーズ船対策チームでの経験は、新型コロナウイルス感染症流行下での感染防止対策と不安や安心について、いくつかの重要な気づきを与えてくれた。ここでは、いくつかのエピソードを紹介したい。

ゾーニングをめぐる経験

支援初日、筆者は五人の医師・看護師・ジャパンハートのスタッフからなる支援チームのメンバーとともに、長崎造船所香焼工場に向かった。一般人が立ち入りできない敷地の入り口には、物々しい雰囲気の門があり、そこで、支援チームのメンバーは警備員による体温測定を受け、彼らに誓約書を提出した。巨大な白い倉庫が立ち並ぶ敷地内で車を走らせ、埠頭に到着すると、巨大な白いクルーズ船が聳え立っていた。多数の新型コロナウイルス感染者を乗せたまま埠頭に停泊するクルーズ船を眼前にして、支援チームは緊張感に包まれた。

接岸した船の目前に設置された仮設救護所の前で、筆者らは現地医療支援チームの集合を待った。筆者は、なにげなく、手持ちのクリアファイルを机に置いた。すると、「あ、そのテーブルは一応イエローゾーンだよ」という声が聞こえてきた。声がするほうをふりかえると、医療支援の事務局のスタッフだった。アトランティカ号への人と物の出入りを管理しウイルス流出を防ぐため、救護所から船に至る動線はコの字にゾーニングされていた。安全なグリーンゾーン、ハイリスクなレッドゾーン、そのあいだに設けられたのがイエローゾーンであった。筆者がなにげなくファイルを置いた机の卓上は、イエローゾーンという扱いだったのだった。

筆者は、それまで感染症対策として厳重にゾーニングが行われるような医療現場を経験したことは少なかった。クルーズ船を眼前にした現場で、スタッフに注意された筆者は、狼狽した。イエローゾーンの机に接触したファイルをどうしたらいいか。正直分からなかったのだ。結局、一旦ファイルは地面に置いたままにしておき、支援チームのミーティングの後に拾い上げて、アルコールで消毒することにした（後になって、支援チームへの指導現場に繰り返し立ち合って分かったのだが、「素人」には、専門家たちは原則に忠実であることを指導しながらも、自分たちは状況に応じてリスクを判断し、イエローゾーンからの出入りや感染防護具の着脱のやり方は柔軟に変えているようだった）。

タイベックスーツの着脱訓練

支援チームのミーティングが終わると、大学の感染症専門家による支援チームメンバーへの感染防止対策指導があった。支援チームはさまざまな組織や団体の医療者らで構成され、人員の入れ替わりも激しい。通常の医療現場で感染症対応には慣れている医療者であっても、新型コロナウイルスの感染者がいるようなハイリスクな現場で求められる厳重な感染防止対策について熟知しているわけではない。そのため支援チームに参加した医療従事者に対して、感染症の専門医が感染防止対策を指導してくれるのだ。

指導の中でとくに印象に残ったのは、タイベックスーツ（感染防護具の一種）の着脱の指導であった。筆者がタイベックスーツを着脱したのは、このときが初めてである。専門医は、ウイルスがスーツの表面に付着していたとしても、その下の衣服にウイルスが付着しないように感染防護具を着脱するための手順を——例えば、手首をガムテープで固定する際の袖のシワの作り方に至るまで——事細かに説明してくれた。はじめは、感染症専門家の細部へのこだわりに、そこまでする必要があるのかと戸惑いを感じた[5]。しかし、定められた手順をひとつひとつ確認しながら、タイベックスーツの着脱の練習を繰り返す中で、筆者は、長崎の支援現場に来てから緊張していた自分の中に、これまでにない安心感が芽生え始めているのにも気づいたのであった。

これらの体験から筆者が気づいたことがある。それは、新型コロナウイルスという見えない脅威に晒された世界にあって、秩序の形成は、「安全を確保する」だけではなく、「安心を生み出す」ことにも繋がっているということである。ゾーニングとは、「危ない」領域と「安全」な領域のあいだに境界線を引くことである。グリーンゾーンとレッドゾーンにおける実際の感染リスクは、決して〇と一〇〇ではない。しかし、ゾーニングによって明確に線が引かれることで、コスタ・アトランチカ号の周りには整然とした秩序が生み出されていた。こうした空間的秩序に馴染むことを通じて、筆者や同行した他の医療者たちは、新型コロナウイルスへの感染の「怖さ」を必要以上に感じることはなくなっていった。感染防護具の着脱訓練は、ある種の「儀礼」的な身体動作として、安心を醸成する装置としても働いていたと言えるだろう[6]。

感染症患者対応を行うことも多い総合診療領域の医療者である筆者でさえ、新型コロナウイルス感染症に対して「不確かな知識・技術」のもとで「漠然とした不安感」を抱いていた。長崎での経験を生かした介護・福祉関係者の感染防止対策の支援をすることができないだろうか、と帰阪した筆者は考えたのであった。

筆者は、ライオン基金の理事らと掛け合い、介護・福祉現場に医療チームを派遣し、新型コロナウイルスへの感染予防やリスク・マネージメントを支援する活動を行うように働きかけた。四月末には、ライオン基金がジャパンハートと共同して介護・福祉現場を支援するプロジェクトが正式に始まった。プロジェクトの名称は、チームメンバーの所属や職能（医師・看護師・事務）などが混成であること、「温かい空気感」で対策を進めることを目指し、さだ氏故郷の長崎名物に因んで、「ふんわりちゃんぽん大作戦」（以下、C作戦）と名づけることになった。

プロジェクトには、筆者を含めた医師四人、看護師三人、事務スタッフ二人が関わることになった。C作戦をはじめると予想をこえたニーズと反響があり、活動の規模が拡大していった。一二月までに、七三回の相談会を三七都道府県で開催した。相談会に参加した事業所は、のべ六五八件にのぼる（筆者の知る医療従事者や福祉従事者の紹介を経て訪れた福祉事業所や、福祉領域の全国組織の訪れた福祉事業所もある）。相談会の内容は感染予防の知識と感染防護具の着脱などの技術を伝えるとともに、全体を通じて「安心を届ける」ことを目標とした。また、SNSを通じた情報共有のプラットフォームをつくるなど支援活動の幅を広げていった。

以下では、C作戦の支援活動で筆者が訪れた介護・福祉現場のいくつかを紹介し、その活動を通じて得られた知見について述べることにしたい(7)。

雨ガッパをめぐるブリコラージュ——認知症ケアのグループホームの支援

介護・福祉施設と一口で言っても感染予防対策を取り巻く環境はさまざまである。対象（高齢者、精神障害者、身体障害者）、施設形態（入居型施設、通所型施設、訪問型事業所など）や事業所の規模によっても、感染症対策におけるリソースや財政基盤は大きく異なる。高齢者介護施設をとっても、大規模な特別養護老人ホームや老人保健施設とサービス高齢者住宅や独立性の高いグループホームでは大きく異なる。前者では、看護師が常駐しており、全国老人福祉協議会や全国老人保健施設協会などが作成した感染予防マニュアルもあるなど、新型コロナウイルス感染症や感染予防に関する情報も入ってきやすい。こうした施設における悩みは、正しい情報を得ることよりは、むしろ職員たちの教育や物品の安定確保に関する難しさ等である。後者では、平時から医療連携が弱く、感染予防に関する情報も入って来づらい傾向にある。

五月の上旬、C作戦を開始したばかりの時期に相談会を行った近畿地方のA県にある施設も、後者に属する施設の一つであった。この施設は、定員一八名の独立した小規模のグループホームであり、若年性アルツハイマー病の方々を積極的に受け入れるなど、先進的な認知症ケアを行っている施設である。

相談会の当日、筆者を含めた三人の支援チームが郊外の小高い丘の上にある施設に到着すると、あるスタッフが医療チームに施設を案内してくれた。施設内部を回りながらスタッフからの話を聞くと、感染疑いのある人が現れた際の個室の準備や職員の配置、ケア時の導線が念入りに計画されているようだった。

施設側の新型コロナウイルス感染症への取り組みに感心しつつも、さらに話を聞いてみると、その取り組みには、筆者の目からは、過剰とも思われる部分もあった。例えば、隔離対象者の選定の基準は明確ではなく、全く新型コロナウイルス感染症の疑いのない入居者を病院から退院してきたという理由でその部屋でケアするなどの対応が計画されていた。

筆者がとくに驚いたのは、感染疑いの人を介助するために設けられた特別の個室に案内されたときだった。個室の入り口のドアを開けると、目の前に、ビニールシートがのれんのように複数吊り下げられていた。そのビニールシートは、ウイルス飛沫の拡散防止を目的として設置されたのだろう。しかし、個室の入り口とビニールシートのあいだの空間が狭く、ビニールシートに触れずに防護具を着脱することは不可能だった。

新型コロナウイルスの感染経路は接触・飛沫・空気（エアロゾル）感染があるが、飛沫感染を予防するためであれば一～二メートルの距離を離すか簡単な遮蔽でよい。この施設では、飛沫感染を防ぐために過剰に空間を遮蔽しようとするあまり、かえって接触感染のリスクをあげてしまっているように思われた。

筆者は施設職員の最大限の努力を感じ、実際によく対策できているところを具体的に指摘する一方で、感染対策の狙いからすると実際には行わなくても良いという部分を指摘した。そして、感染経路別の対応原則を施設のスタッフと確認するように努めた。

施設の視察が終わった後、C作戦の医療チームが、スタッフを対象として手指消毒のトレーニングと、感染防護具の着脱練習を行った。この施設は品薄の既成のガウンの代わりに雨ガッパを用意しており、着脱練習にもそれを使用した。雨ガッパの素材は感染防止に適していることは知られていた。しかし、実際に体を動かしながら着脱練習をしてみると、さまざまな問題があった。例えば、前面にスナップボタンがついており、雨よけ用のフードもあるなど、雨ガッパは着脱時に「汚染」が起きやすいデザインになっていた。そこで、スタッフと相談しながら、雨ガッパは前後反対に着用する、スナップボタンは一番上と下のもののみを閉める、フードは内側に折り込む、などの工夫をすることにした。

相談会の最後には、ズーム・ミーティングを通して、グループホームのスタッフに、相談会についての感想を語ってもらった。さだ氏や現場にはいなかったライオン基金の医師らがフィードバックを得るためである。その際、三〇代男性で、そのグループホームの職場のリーダー的存在である田中さん（仮名）は、次のように語った。

僕、何が正しいのか分からなくて。ホンマに、ずーっと、ユーチューブみて、情報集めて。それでも不安で。僕がやれても、みんながでけへんかったら意味がない。今日は先生たちから「よくやれている」、そして「そこまでやらなくて良い」と言うことが聞けてホンマに安心しました。今夜は初めてちゃんと眠れそうです。

田中さんの発言から分かるのは、医療従事者がしばしば思い込んでいるのとは違い、介護施設の職員らは、必ずしも「危機感が欠けている」「感染予防に対する知識が足りない」というわけではないということだ。

医療の現場よりも、介護の現場のほうが、ケアと感染予防を両立することへの障壁は高い。介護の現場では、食事や入浴、排泄の介助をはじめとして、介護従事者が利用者と接触する機会が多い。また、田中さんの働く施設のように認知症のケアを行っている施設では、利用者によるマスクの着用や対人距離の確保を徹底しようとしても難しい。こうした状況で、標準的な感染対策を杓子定規に実施しようとすれば、利用者に「温かい」ケアを提供しようとする雰囲気を損ねてしまう恐れもある。

そうした中でも、介護従事者は、田中さんのように、既存の感染予防のマニュアルを参照したり、インターネットから新型コロナウイルスの感染対策について情報を入手したりしていた。しかし、ウイルスや感染対策に関する知識を得るだけでは、田中さんのように、「やらなければならないこと」の多さに圧倒されたり、「やらなければならないこと」と「できること（あるいはそのように感じられること）」の間の隔たりに困惑してしまうこともある。結果的に、混乱や不安の中で、「立ちすくみ」の状態——すなわち、その現場において効果的でかつ継続可能な感染対策をとりながら、利用者の介護を実践することが困難な状態——に陥ってしまっていた。

相談会の中でも、施設のスタッフからよい感触を得たのは、感染防護具の着脱練習およびゾーニングの相談であった。後日、田中さんは、相談会に参加できなかった職員に伝えるために、雨ガッパを感染防護具として着脱するための手順を解説する動画を作成し、筆者にその動画を送ってくれたのだった。

感染防護具の着脱練習が田中さんらにとって大きな意義をもたらしたとするならば、筆者は二つの理由があると考えている。一つは、筆者がコスタ・アトランチカ号の支援で感じたことに関わるものである。

感染防護具の着脱は、感染リスク低減のための技術であるとともに、不確かな世界の中で秩序を回復させるための儀礼としての側面も持っていたと思われる。それは、現場でのゾーニング指導にも共通する側面である。もう一つは、感染防護具の着脱練習における「ブリコラージュ」の要素である。「ブリコラージュ」とは、フランス語で「寄せ集めて自分で作る」「ものを自分で修繕する」を意味する語であり、「器用仕事」とも訳される。レヴィ＝ストロースによれば、近代的知を代表するエンジニア的思考は、全体を見渡せる鳥瞰的な位置からロードマップや設計図にもとづいて、所定の工程を踏むことにより最適な道筋で目標にたどり着くことを本領とする。一方で、「野生の思考」は、足りないものを別のもので補う中で、徐々に新たなものを生み出していくことにある。寄せ集めの材料で何かを作り上げるために、材料の素材やかたちをじっくりと吟味し、さまざまな工夫を凝らすのが「具体の科学」としての「野生の思考」の本性である（レヴィ＝ストロース 一九七六）。

相談会では、医療支援チームと現場スタッフが協働で雨ガッパを感染防護具として転用するための工夫を凝らしたり、施設の個別性に配慮したゾーニングの設計を行った。医療支援チームが「何をするべきか」を指導するのではなく、その現場で「何ができるのか」を共に考えるというスタンスを重視した。医療支援チームとともに、感染予防のブリコラージュを行うことが、さらなるブリコラージュへの意欲を刺激し、ひいては「安心」を醸成していく効果を持ったのではないだろうか。

解のない問題に取り組む——入浴介助の体験から学んだこと

前節では、新型コロナウイルス感染症流行下で介護・福祉現場が「やらなければならないこと」の多さに圧倒されたり、「やらなければならないこと」と「できること（あるいはそのように感じられること）」の間の隔たりに困惑してしまう状況について述べた。こうしたことが生じる一因は、介護・福祉現場における新型コロナウイルスの感染防止対策で持ち上がる問題には、正解が何であるのかを決められないものが多くあることだ。

新型コロナウイルス感染症については、新興感染症としては前例のない速度で様々な科学的知見が蓄積された。その一方で、とくにいわゆる「第一波」の時期には、どの程度、無症状の感染者から二次感染が起こるのか、どの程度で空気感染が起こるかなど、不確実なことも多々あった。そうしたなかで、「何」を「どこまで」やれば、「十分」な感染対策をしたことになるのかの判断は極めて難しい。インフルエンザなどの他の感染症については、介護・福祉の現場で経験にもとづくある程度のコンセンサスがあると言える。しかし、新型コロナウイルス感染症についてはそうした現場の経験に根ざした知識も欠けているのだ。

C作戦の相談会を実施していて、医療チームが繰り返し投げかけられる質問として、入浴介助時のマスクの着用が必要かどうかというものがあった。入浴介助は身体が密着し、かつ利用者がマスクを着用していない状況で行われる。純粋に医学的な視点から考えるならば、飛沫感染対策としてマスクをするほうがよい。しかし、介護従事者は、実際に現場でそれを行うのは、非常に大変なことだと言うのである。毎日繰り返される業務においての息苦しさ、暑さ、利用者からの見た目の問題は福祉職員にとっては大きな問題になっていた。

コスタ号の時にも指導して頂いた感染症専門家の医師の福祉向けオンライン講演があった。その講演でも参加者から入浴介助の質問が出ていた。そこで彼は「悩ましい問題」としながらも風呂場は湿度が非常に高いので飛沫の落下速度が速く、マスクは不要かもしれないと話していた。その際の福祉の方々の安心したというコメントを聞く一方で、筆者は釈然としない感じを持っていた。やはりここは医師である自分たちには「よく分からない世界」なのである。

そこで筆者は懇意にしている小規模多機能介護施設のリーダーにお願いして、一日入浴介助体験をさせてもらった。まずは、彼にお手本を見せてもらった。彼は、八〇代から九〇代のお年寄りの利用者を更衣室に案内し、その人の身体機能と意欲に応じて、適切なタイミングで「出過ぎない」支援をする。筆者が驚いたのは、パンツの脱がせ方一つにしても、多くのバリエーションがあることだった。

実際の介助体験では、筆者も最初はマスクも手袋も着用せずに利用者の入浴介助を行った。利用者が脱衣し終わると、利用者は手すりを掴みながら、ゆっくりと浴室に歩いて入る。浴室内の介助椅子に座る前に、先ほどのタオルで利用者のお尻を洗った。そのとき、筆者は、肛門からウイルスが排出される可能性も考慮し、お尻の洗浄は後回しにする手もあるのではないかと思った。しかし、実際にお尻を洗ってみると、洗浄用のタオルについてくる利用者の排泄物の多さを見ると、なぜ施設の職員が、入浴介助時に最初に利用者のお尻を洗うのか、そして、筆者の思いつきが介助の現実にそぐわないことを理解した。

利用者の体や髪の毛の洗浄が終わると、利用者は立ち上がり、跨いで浴槽に入った。利用者がどの手すりをどの順番で掴めば、転倒せずに浴槽に入れるのか。どのタイミングでどのように補助すればよいのか。筆者は、利用者の一つ一つの動作を緊張しながら見守ったのであった。

二人目以降は、サージカルマスクとガウン、手袋、フェイスシールドという飛沫感染対策のスタンダードな装備をして入浴介助を行った。「確かに暑いが、我慢できないほどではない」。そう感じていた筆者が事の重大さに気づいたのは、三人目の入浴介助の際であった。息が苦しい。マスクの全ての穴が水に塞がれているかのようだった。「これか!」と福祉現場の人たちの苦労の一端を身をもって体験したのだった。

入浴介助の体験にもとづき改めて入浴介助時の感染予防について考えてみると、いくら多湿とはいえ、密接・密着は避けられない環境であるため、やはり飛沫感染対策はある程度すべきであるが、施設の事情や地域の感染流行状況などに応じて柔軟に変えることも必要であると思われる。(8) 例えば、入居系施設であればウイルスを「持ち込む」可能性があるのはほぼ職員のみであるが、通所系施設であれば利用者が「持ち込む」こともあり得る。前者であれば、自分の飛沫を飛ばさないため布やウレタン素材の簡易なマスクでも、さしあたっての感染予防としては十分だろう。後者であればサージカルマスクをしながらフェイスガード等で眼の防護をするか、介助時の顔の向きを調整するなどの工夫をすることも考えられる。

このように、介護・福祉の現場で感染予防しながらも、持続的に良いケアを行っていくという観点から、入浴介助時のマスク着用一つとっても、明確な正解を提示するのは難しい。そこで、重要なのは、ケアの実践に寄り添いつつ、介護従事者と共にその現場固有の感染症対策を創りだしていくことである。

入浴介助の体験が筆者に教えてくれたのは、介護従事者たちが、個々の利用者の身体的・心理的ニーズを敏感に察知しながら、そのニーズに応答するなかで、その場の状況に応じて非常に細やかな配慮や工夫をしていることである。[9] こうした意味で、ブリコラージュは介護の本質的要素であるとも言えるだろう(三好 二〇〇一)。こうした学びを通じて、新型コロナウイルス感染症の流行下における感染症対策支援それ自体もまた、介護・福祉現場の状況に応じた、様々なブリコラージュの積み重ねが必要とされていると考えるようになったのだった。

破局のシナリオを越えて——若年性認知症の通所施設の支援から

相談会で筆者が訪問した施設の中には、相談会をきかっけに、筆者らの事前の予想を越えた新型コロナウイルス感染症への取り組みを進める施設があった。短期的な新型コロナウイルス感染症対策を進め、より長期的な視野から施設に新たな取り組みをはじめる施設もあった。首都圏B市にある若年性認知症の方々を支援する通所施設Xはその一つであった。

五月中旬に首都圏B市の施設群を対象に相談会を行った。このなかにはさまざまな種類の介護・福祉施設があった。高齢者、精神障害者、身体障害者らを対象とした施設があり、入居型および通所型施設や訪問型事業所などがあり、施設や施設を所有する法人の規模もさまざまだった。この相談会を通じて、筆者らは、施設の特性によって、感染予防にまつわる悩みもまた多様であり、福祉現場の個別性・特殊性に配慮した支援を行うことの大切さに改めて気づかされたのであった。

施設群の一つに、二〇名程度の利用者を数名のスタッフで支える、民家を改造した小規模通所施設Xがあった。ここの利用者である若年性認知症の方々は、身体的機能の低下の度合いはさほど大きくはなく、通所型介護施設といっても食事、排泄、入浴の介助など濃厚な身体接触が介在するようなケアの場面は、他の介護施設より少ない。ただし、利用者がより活動的であるため、施設外で新型コロナウイルスに感染するリスクが高いという側面もある。それに加え、この施設は、若年性認知症の利用者がさまざまな職場で働くことを支援していた。そのため、感染リスクの管理に苦労していた。

この現場を実質的なリーダーとして切り盛りしていたのは、鈴木さん（仮名）さんだった。彼女は、経営コンサルタント会社での勤務経験を経て介護の世界に入った、やや異色の経歴の持ち主であり、介護・福祉現場での経験は比較的短いながら、現場でリーダーシップを発揮していた。鈴木さんはこんな風に語った。

このデイサービスを利用している認知症をもつ方々は、若いが故に複雑な状況の人が多いんです。もしここがクローズしたら虐待が発生しちゃう。だからどんなことがあっても何とか続ける方法を探さないといけないんです。でもこの民家を改造した建物では発生したら即全滅だと思ってそれ以上考えられなくなっていました。

入居者のいる施設と異なり、通所施設では、利用者のあいだに新型コロナウイルス感染を発生させないために一時的にサービス提供を休止するという選択肢もある。実際、そのような選択をした施設も数多くあった。しかし、鈴木さんには、利用者のケアを第一に考えればそうした選択肢は取れないものだった。この施設は多くの利用者にとってなくてはならない「居場所」であり、施設でのサービス提供が休止されれば、利用者に大きな危害を与えてしまうかもしれないからである。その一方で、実際に利用者のあいだに新型コロナウイルスへの感染が発生すれば、重症化するリスクもあり、サービス提供も休止せざるをえなくなる恐れもあった。鈴木さんは、新型コロナウイルス感染症流行の中で、このように破局的なシナリオを想い描きながら、実際に、施設内でそれを回避するための措置を講じることが十分にはできていないという悲壮感に満ちた認識を持ち、身動きがとれない、立ちすくみの状況に置かれていたのだった。

出入り口が一つ、2LDK程度の民家を利用したデイサービスで、もし疑い事例が発生した時にどの部屋を使うか。送迎の車の運用や消毒をどうするか。普段から行っている活動を継続するのか、中止するのか。相談会では、鈴木さんが抱えている数々の問題の一つ一つに筆者が「正解」を与えるのではなく(前節からも明らかなように、そのような「正解」はそもそも存在しないことが多い)、一つの原則として「時間・空間・人を分離する」ことの重要性について伝え、鈴木さんの働く施設で実際にどのような対応ができるのかを話し合った。

「時間・空間・人を分離する」は、感染予防対策のエッセンスを筆者なりにまとめて表現したものである。「時間を分離する」とは、送迎や食事などのタイミングをずらし、人と人の接触を減らすことである。「空間を分離する」とは、これまでも何度か触れてきたゾーニングだけでなく、普段から施設内での人の導線や生活空間を分けることである。「人を分離する」とは、スタッフをチームに分け、感染者が出たとしても、職員や利用者のあいだに感染が広まらないようにすることである。この施設においては、利用者たちの働き場である山林までの送迎の時間をずらして車内での接触を減らすことや、横長の建物の真ん中に入り口があることを活かして左右のスペースを分け、体調不良の人がいたら空間的に分離すること、その際に特定のスタッフが体調不良者に対応し、他の利用者の対応を同時にはしない等のルールをあらかじめ内部で決めておくようにした。

相談会の最後に鈴木さんはこう話してくれた。「今日、「時間・空間・人を分離する」ということが理解できて、どんな状況でも対処法があり得るんだと思えた。すると、他のいろいろな問題にも何かしらの対処法が考えられるんじゃないかと思うようになりました」。

鈴木さんは、ひとたび施設で感染者が確認されれば「全滅」という破局的シナリオを想い描き、立ちすくんでいた。しかし、「時間・空間・人を分離する」ことで、ひとたび施設に感染者が出たとしても、その拡散を防げば、事業は継続できる可能性がある。コロナ禍のなかで、若年性認知症の利用者のためのケアを続けていくために、「ちょっとした工夫」を積み重ねる余地があることを、鈴木さんはこの相談会で気づいたのだと思われる。

さらに筆者にとって驚きだったのは、「動けない」状態にあった鈴木さんが、相談会から、コロナ禍における介護についてヒントを得て「できること」を見出すと、そのことがさらなる「できること」への発見に繋っていったということである。鈴木さんは、新型コロナウイルス感染症流行下における活動自粛による利用者減という「需要減」とスタッフ減という「供給減」を両立させながら、収益性の悪化を招かないための保険点数の施設加算基準における特例的措置を認めるよう保険者である行政に掛け合った。

また、鈴木さんは、筆者が紹介した別の福祉施設に出向き、感染防護用ガウン作成の工程を学び、施設で利用者たちと一緒にガウンの制作も始めた。さらに、新型コロナウイルス感染拡大の防止を目的とした基金から助成を受けて、他の小規模介護・福祉事業所に連絡をとり、それらの施設の感染対策物品確保支援を行うという事業も始めた。こうした工夫によって、コロナ禍の中で仕事をしにくくなっていた利用者らは新たな仕事ができるようになった。これまでケアされる側であった若年性認知症の人びとが、ケアをする側の人びとのケアにも携わるような状況を生み出したのである。

コロナ禍における介護従事者のエージェンシー――訪問介護事業所支援の経験から

当初は、手探りで進めていた介護・福祉施設への支援であったが、これまで述べてきたような相談会での気づきや学びから、C作戦の相談会の方針が徐々に固まっていった。介護現場の人びとに、過度に情報を詰め込むよりも、基本的な知識（原則）と技術（手指衛生・防護具）のみをしっかりと理解し、体得してもらうことを重視した。そのため概念だけで理解するより身体感覚を利用することを心がけた。例えば接触感染を、ウンチを触った手でクッキーを食べることに例えた想定（接触感染）、霧吹きの水しぶきで飛沫感染を疑似体験したり（飛沫感染）、すかしっ屁やタバコの煙を例に挙げての想定（空気感染）等の日常生活のアナロジーを使った。こうしたやり方は、笑いも取れて一石二鳥だった。加えて、施設の種類や規模、地域の状況などを踏まえて、コロナ禍の中で、感染予防に十分な配慮をしながらより良いケアを実現するための工夫を一緒に考えるというスタンスで、「伴走型支援」を意識的に行うようになった。

七月下旬に首都圏郊外のC市で相談会を開催した。C市でのオフラインとオンラインを併用した相談会には、各介護事業所からのみならず、行政の保健福祉部長や一般住民ボランティアの方も参加した。その中には、小規模の訪問介護事業所Yの責任者である雨宮さん（仮名）がいた。

訪問介護事業所では、入居型施設とは異なる新型コロナウイルス感染症対策の固有の難しさがある。まず、訪問事業所は小規模で運営されているところが多い。常勤の職員は少なく、また、ヘルパーは現場と自宅の間を直行直帰するために、他のスタッフとは会わないことも多い。そのため、感染予防のスキルや知識の習得の度合い、感染対策意識にもばらつきが生まれやすい。また、訪問型事業所では、施設内でクラスター感染が発生するリスクは少ないが、住居を訪問してケアを行うため、介護の現場における衛生管理を事業所側が行いにくいという問題がある。ヘルパーを媒介にして、複数の利用者が新型コロナウイルスに感染してしまうリスクもある。さらに、訪問事業所でヘルパーとして働く人びとのあいだには、他の介護施設に比べて高齢者が多い。新型コロナウイルスへの感染が発生した場合に、利用者だけではなく、介護者も、新型コロナウイルス感染症が重症化してしまうリスクがある。

事前のズーム・ミーティングを用いたオンラインでの打ち合わせで、筆者らの医療支援チームに対し、雨宮さんは、訪問介護員の積極的な関わりや対策を進めていくべきだという気持ちの一方で、「立ちすくみ」状態であると語った。「基本的なことをまずは押さえたい」というのが雨宮さんの相談会への要望であった。

相談会では、在宅ケアの現場の個別性に配慮した感染予防の在り方を検討するために、雨宮さんに、ある独居高齢者が住むアパートの一室の動画と見取り図を用意してもらった。撮影は玄関の外景から始まった。半畳にも満たない非常に狭い玄関があり、その玄関を挟んですぐ左手にトイレと浴室、右手には六畳の居室と三畳の寝室があった。六畳の居室には、七〇代の男性が座っている姿が映っていた。この動画と見取り図をもとに、「もしこの男性が感染疑いとなったら、どのような感染対策を行うか？」というテーマで、医療チームと相談会の参加者がともに検討した。

ここで大きな難題にぶつかった。この認知機能障害を持つ男性は、居室からトイレまで歩くことが推定された。そこで家庭内でゾーニングを行うとすると、本人の活動範囲を全てレッドゾーン（感染リスクが高い）とすることが考えられた。すると、介助者はその手前にイエローゾーンという境界を挟んで、グリーンゾーン（安全エリア）を設定する必要があることになる。しかし、この部屋は、家屋の設計の都合上、イエローゾーンとして指定しうるスペースの候補は、半畳にも満たない狭い玄関しかなかった。必然的に、グリーンゾーンは玄関の外にせざるを得ない。しかし、非常に狭い玄関のスペース（イエローゾーン）で周囲に体が触れずに防護具を脱ぐことや、他の住民が通過する玄関外（グリーンゾーン）で、感染防護具を着ることは、介護者にとっては非常にハードルの高い行為と感じられたようであった。

数分のディスカッションを経て、閉塞感の漂う空気の中、スクリーンに映った見取り図を見ながら誰かが発言した。「玄関を使うのをやめて、ベランダを出入り口としてゾーニングを行えばいいんじゃないか？」。その発言を契機に、何かが開けたように会場の空気が変わり、「そういうやり方もできるな」という認識が参加者のあいだに広がっていった。それは、利用者の自宅という訪問介護の現場でゾーニングを行うためのブリコラージュが生じた瞬間であった。

後日、雨宮さんはこのような話をしてくれた。

> 二月三月は頭が真っ白。四月に緊急事態宣言が出た。そこから恐怖心が高まってきた。ニュースでは危ないという。でも足元の地元を見ればそうでもないのかなと感じる。だから当初は分裂した感情があった。建前と本音と言いますか。「対応策を」というと「きちんと対応すべし」という建前になる。その一方、「日常生活」に戻れば「そこまでしなくていいんじゃないか……」という本音もある。その感情の間に挟まれて、介護職は動けなくなっていたんです。それをきちんと正しい原則を聞いて、そして仲間と共通体験すること。さらに日常の中で身について行く実感を得ること。それが大切でした。

ここで、雨宮さんが、「建前」と「本音」のあいだのギャップとして表現しているのと似たような、ある種のダブルバインドのような状況は、介護・福祉現場で働く人びとの多くが陥っていたと思われる。一方では、未曽有の「公衆衛生的危機」としての新型コロナウイルス流行の最中で、できるだけ感染を防がなければならない。他方では、マニュアルを杓子定規に当てはめた感染予防対策の実施は、しばしば自らの介助や支援に依存する利用者のニーズへの細やかな「応答」を困難にする。そのため、「動けなくなってしまう」ことにもなりうる。そうした中で、感染予防に使える汎用性の高い原則の理解（「知識」）や、基本的な身体的動作（「技術」）の習得をすることが、具体的な介護の現場で「できること」の整理につながり、「立ちすくみ」状態から、エージェンシーを取り戻すことにつながっていったのだ。

さらに、雨宮さんの語りが教えてくれるのは、手探りの中でも辛抱づよく感染予防とケアを両立させるための試行錯誤や小さな発見や工夫を積み重ねること、および、それらを仲間と共有することの重要性である。実験と学習を通じて新型コロナウイルス感染症流行によって脅かされた世界で秩序を少しずつ再構築していく過程それ自体が、安心を生み出していくのである。

こうした過程は、ときに筆者ら医療チームが予想しなかったような取り組みに結びつくことがあり、先に取り上げたB市の若年性認知症介護通所施設で働く鈴木さんの事例からも見て取ることができる。雨宮さんは相談会後、別のグループや企業と共に「介助場面での飛沫の見える化プロジェクト」として飛沫を特殊な方法で蛍光させ、ケアシーンにおける飛沫の方向やマスクの効果を目に見える形にした動画を作成した[10]。その動画を福祉現場で働く人びとのみならず、地域住民と一緒に見ながら、在宅での高齢者介護の現場における感染予防とケアを調整するための工夫について話し合う場をもった。

特筆すべきは、雨宮さんが市や県に働きかけた結果、ある訪問介護事業所が新型コロナウイルス感染症の影響による人員不足のため業務継続が困難になった場合に、訪問介護事業所間で協力する仕組みが作られたことである。筆者が初めて雨宮さんと話したときには、彼の事業所のような小さな事業所のなかで職員やヘルパーが感染者もしくは濃厚接触者となると、業務継続が難しくなる事態を懸念していた。雨宮さんの行政への働きかけは、緊急事態に対応するために別の事業所から介護員を派遣するための行政と事業者のあいだの協定の締結へと結実することになった。

協定が結ばれた一一月に、雨宮さんが筆者に送ってくれたメッセージを少し長いが引用させていただく。

コロナ以前のそもそもの介護現場では、例えば、医療上の問題があった場合には看護士や医師に、また身体に関わる領域に関してはリハビリ職に相談するようにと教育され、法令的にもそうなっているという前提があります。［……］感染というテーマであればなおさら、それは医療者が意思決定するべきで、介護職の範疇ではないという想いが背景にあり、これは介護職の概ねの全体像であると思います。

こうした状況から、そもそも介護職が、感染の意思決定に関わる主体性（自分も含めて）をいかにして身につけるかが四月頃からの自分のテーマでありましたが［……］、判断できる介護職を育成するという狙いを、およそ半年の期間を設けて実践してきており、その目に見える成果としての着地点が、市内の協力システムの構築ということです。感染というテーマに対して、介護職自らが判断して、自治体が公認する仕組みを構築したという事実は、介護職の大きな自信になると思います。

日本の医療・福祉の世界では、介護従事者は指導や教育を受け入れる立場と見られることが多い。そうした中、多くの介護従事者は新型コロナウイルス感染症の災禍に巻き込まれ、感染予防を至上命題として受け入れる受動的な存在になった。そのことは、ひいては、介護従事者が感染予防とケアという時に相反する要求の板挟みになった。しかし、雨宮さんは、コロナ禍において現場でのブリコラージュを積み重ね、そのプロセスを仲間と共有することで「主体性」を獲得していくのができたと感じたのだった。さらに、そのことが、自治体が公認する仕組みの構築という成果にまで繋がったことは、医療・福祉の世界における介護従事者の在り方を変えていく契機ともなったのだ。

結語

介護・福祉の現場は、コロナ禍において多大な影響を受けた。介護・福祉施設は、新型コロナウイルス感染症の流行下で最も傷つきやすい《ヴァルネラブル》人々をケアする場所である。そうした利用者の介助・支援に従事する人々は、どのような困難に直面し、どのようにそれに対処してきたのか。本稿では、筆者の介護・福祉現場での感染症対策支援活動について述べながら、こうした問いに関する答えを探ってきた。

本稿で取り上げたのは、筆者が関わった感染症対策支援で訪問した介護・福祉施設であり、いずれも比較的小規模で、かつ元々自施設内のケアのみならず、地域や外部との活動を指向してきた施設であり、本稿で取り上げた事例が介護・福祉施設の一般的な姿であるとは言えないのも確かである。その点を踏まえても、本稿で紹介した介護・福祉施設の支援やその後の展開は、コロナ禍における介護・福祉現場における危険と安全、不安と安心に関する論議にも示唆することが多いと思われる。ここでは本稿の内容をまとめ、いくつかの結論と教訓を引き出してみたい。

新型コロナウイルス感染症流行の当初、医療従事者のあいだで、介護・福祉現場における知識技術の不足や危機感の欠如を指摘する声があった。そうした見方は間違いであるとは言い切れない。実際に筆者が訪れた介護・福祉施設において、しばしば医療的な視点からは最適な感染症対策とは言えないケースが存在した。

ただし、ここで筆者が強調したいのは単なる知識・技術不足とは別の側面である。彼らは介護・福祉現場における介助・支援の場面で、ケアのオーダーと公衆衛生のオーダーのはざまでジレンマに陥り、身動きができない状況にあった。目の前の具体的な他者のニーズに応答することと、感染症に対してハイリスクな高齢者を守るという責任感に引き裂かれていた。また、それと同時に、感染症対策において、「やらなければならないこと」の多さに圧倒され、公衆衛生上「やらなければならないこと」と日常の介助・支援の活動のなかで「できること（あるいはそのように感じられること）」の間の隔たりに困惑し、「立ちすくんでしまっていた」のである[11]。

また、新型コロナウイルス感染症の流行下において、介護・福祉現場のニーズに答えるには、トップダウン的な感染防止に対する医学的な知識や衛生管理の技術の伝達だけでは不十分であるということも、本稿の叙述から明らかになることの一つだ。本稿で紹介した介護福祉現場は、入居施設、通所施設や訪問介護事業所と性格を異にし、それぞれの現場には固有の問題があった。それぞれの現場でどのように利用者の介助・支援と感染防止を両立させるのか。それには、明解な「正解」が存在しない。自分たちのまだ知らない明解な「正解」が存在する――そうした「幻想」自体も、介護・福祉施設で働く人々をかえって身動きができない状況に追いやってしまう一因となるかもしれない。

筆者が強調したいのは、介護・福祉現場におけるブリコラージュの大切さの認識である。第三節で紹介した入浴介助の体験を通じて筆者が学んだのは、そもそも介護・福祉の現場は、高齢者や障害者のニーズに応じてよいケアを探究するために、さまざまなブリコラージュや創意工夫や実験が積み重ねられていることであった。新型コロナウイルス感染症流行下での感染症対策の支援も、そういったケアの論理に寄り添わなければならないであろう。

実際に、支援活動を通じて筆者が出会った人びとは、相談会における介護従事者自身が感染予防のためのブリコラージュの積み重ねを通じて、コロナ禍における日々の介助・支援の営みと感染防止の要請を調整していった。自らの置かれた環境で「できる」を経験することが、さらなる「できること」の発見につながっていき、「立ちすくみ」から脱却していったように思われた。(12)

常識的な見方によれば、危険と安全とは相容れない世界の状態であり、「安心」とは周囲の環境が安全であるときに人が感じるものである。しかし、本稿で紹介した介護従事者は、自ら秩序を創り出すことによってリスクに満ちた世界の中にあってもある種の「安心」を醸成したといえる。(13)本稿で紹介した介護施設が示すように、そうしたエージェンシーの回復・再構築が、コロナ禍以前の世界への単なる回帰ではなく、新たなつながりや仕組みの創造につながっていくこともある。

介護従事者はコロナ禍において最も身体的に傷つきやすい《ヴァルネラブル》人々を支える支援者であるが、介護従事者自身もまた、コロナ禍に大きな影響を受け、支援を必要としている傷つきやすい《ヴァルネラブル》存在ではないだろうか。感染症対策の最中にあっても彼らが持つ本来の価値や力を再認識し、彼らの真のニーズに応答しようとすることが介護現場へのケアには必要である。ときに速度が至上命題となるコロナ禍にあって、そうしたケアは時間のかかりすぎるものに見えるかもしれないが、そうしたケアが忍耐強く行われるとき、ポスト・コロナの世界における新たなケアの仕組みの創出にも繋がってくるのであろう。

【註】

（1） 欧米の早期の介護施設における新型コロナウイルスへのクラスター感染の事例はいわゆる「炭鉱のカナリア」として警鐘を鳴らすものであり、感染症に対して脆弱な介護施設に努力を集中させる必要があること、また、コミュニティや施設でウイルスの拡散を防ぐ方法についてスタッフや訪問者をトレーニングすることは、最も重要なツールであることが指摘されている（Dosa et al. 2020）。

（2） 「風に立つライオン基金」は二〇一三年に歌手のさだまさし氏が中心となって設立された。通常は、海外の日本人医療者の活動を支援したり、国内の災害時に支援することを主な活動としている。基金の活動については、以下のホームページを参照。https://lion.or.jp/（二〇二一年一月二日最終閲覧）

（3） 「医療者のための拍手」スローガンは多くの国で「介護者または医療従事者のために拍手する」に変更された。このことに象徴されるように、介護・福祉現場への関心は、新型コロナウイルス感染症対応では医療の現場への関心の陰になりがちである。こうした介護・福祉現場への関心の薄さや無理解は、次の危機を起こすのではないかと懸念する声もある（McGilton et al. 2020）。

（4） 医療支援のために長崎に滞在したのは、四日間×二回であった。ＰＣＲ検査のための船外での検体採取の補助、精神科診察など船外での特殊ケース診察の補助、後続支援団体のための説明ビデオの作成などを行った。

（5） 医療従事者が手術に臨むとき（「不潔」な状態から「清潔」な状態へと移るとき）、ガウンの着用には厳格に定められた手順がある。しかし、手術を終えた医療従事者が、ガウンを脱ぎ、手術室から出る際の手順は、細かく定められているわけではない。

（6） こうした危険と儀礼の関係についての筆者の見解は、人類学者メアリー・ダグラスおよび波平恵美子の穢れをめぐる考察によっても影響を受けている（ダグラス 一九八五：波平 一九八五、一九九六）。

（7） 「ふんわりちゃんぽん大作戦」の詳細については、以下のホームページを参照。https://lion.or.jp/funwarichanponreport/（二〇二一年一月二日最終閲覧）

（8） 自治医科大学が出している入浴介助（第一版）［二〇二〇年九月二七日版］のマニュアルには新型コロナウイルス流行地域においてはスタッフのマスク着用（暑さ対策の併用も）が推奨されている（自治医科大学 二〇二〇）。

（9）　ケアをめぐる哲学的・倫理学的議論（ケアの倫理学）において、「注意深さ（attentivenss）」と「応答（性）」、すなわち、具体的な他者の個別のニーズを「察知」し、それに「応える」ことがケアの本質として指摘されている（Tronto 2005）。ケアをめぐる本稿の議論は、ケアの論理と選択の論理を対比させたモルによるところも大きい（モル 二〇二〇）。浜田も、モルの議論によりながら、コロナ対策におけるケアの視点の必要性について論じている（浜田 二〇二〇）。

（10）　COVID-19 在宅医療・介護現場支援プロジェクト「介助場面での飛沫の見える化」で作成された動画は以下のホームページで閲覧できる。https://covid19hc.info/movie/（二〇二一年一月二日最終閲覧）

（11）　家庭医療学の中でよく利用される行動科学的知見に、「社会的認知理論」にもとづく行動変容論がある。それは、行動変容は、「行動の結果期待」（行動するといいことがある）と「自己効力感」（行動できる自信がある）によって起こるというものである（Bandura 1977）。メディアも医療者も徹底的にコロナウイルスの恐怖を語ってきた。言い換えれば対策行動の重要性を訴えかけてきた。しかし、過剰な恐怖の煽りは、介護従事者に自信を喪失させ、「自己効力感」を低下させる危険がある。

（12）　「社会的認知理論」の主唱者バンデューラによれば、「自己効力感」を高める四つのソースは「成功体験」「代理的体験（あの人ができたなら私もできる）」「言語的説得（権威者にあなたならできると言ってもらう）」「心理情動状態（行動の結果体感したことを強化する）」である（Bandura 1997）。本稿で紹介してきた筆者の介護・福祉現場での支援経験では、ブリコラージュによって小さな成功を重ねること、身近な仲間と行動を共にすること、専門家に自らの対策や努力を承認してもらうこと、技術が身体化していくプロセスを感じること、これらを通じて介護従事者の「自己効力感」は高まったと考えられる。

（13）　ここで想起されるのは、ダグラスによるリスク認知は社会的過程であるという指摘である。ダグラスによれば、「どのような危険が恐れられるべきなのか、どのような危険は冒す価値があるのか、誰が危険を冒すことを許されるのかについての判断」は、社会的組織原理や文化的な世界の秩序づけのあり方によって影響されるのであり、また、それは安心（自信 confidence）についても同様である（Douglas 1983: 6-7）。

【参照文献】

自治医科大学 二〇二〇『高齢者施設・在宅等における感染対策研究会（2020）感染対策手順書　6』入浴介助（第一版）二〇二〇年九月二七日更新（http://www.jichi.ac.jp/rinsyoukansen/elderly/wp-content/uploads/2020/09/%E6%89%8B%E9%A0%86%E6%9B%B86%E3%80%80%E5%85%A5%E6%B5%B4%E4%BB%8B%E5%8A%A9%EF%BC%88%E7%AC%AC1%E7%89%88%EF%BC%8920200927.pdf 二〇二一年一月二日最終閲覧）。

全国老人福祉施設協議会 二〇二〇『介護施設等における新型コロナ感染対策１（感染対策情報）』（https://www.roushikyo.or.jp/?p=we-page-single-entry&type=contents&spot=325685 二〇二一年一月二日最終閲覧）。

全国老人保健施設協会 二〇二〇『協会からのお知らせ 新型コロナウイルス感染症関連』（http://www.roken.or.jp/archives/20874 二〇二一年一月二日最終閲覧）。

ダグラス、メアリー 一九八五『汚穢と禁忌』塚本利明訳、思潮社。

波平恵美子 一九八五『ケガレ』東京堂出版。

―――― 一九九六『ケガレの構造』青土社。

浜田明範 二〇二〇「新型コロナ「感染者を道徳的に責める」ことが、危機を長期化させる理由――必要とされる「ペイシャンティズム」」、『現代メディア』（二〇二〇年四月七日）（https://gendai.ismedia.jp/articles/-/71660?imp=0 二〇二一年一月二日最終閲覧）。

三好春樹 二〇〇一『ブリコラージュとしての介護』雲母書房。

モル、アネマリー 二〇二〇『ケアのロジック――選択は患者のためになるか』田口陽子・浜田明範訳、水声社。

レヴィ＝ストロース、クロード 一九七六『野生の思考』大橋保夫訳、みすず書房。

Bandura A. 1977. Self-efficacy: Toward a Unifying Theory of Behavioral Change. *Psychological Review* 84(2): 191-215.

――――1997. Theoretical Perspectives. In A Bandura, *Self-efficacy: The Exercise of Control*, pp.1-35. WH Freeman and Company.

Dosa, D., Jump, R. L., LaPlante, K., & Gravenstein, S. 2020. Long-term Care Facilities and the Coronavirus Epidemic: Practical Guidelines for a Population at Highest Risk. *Journal of the American Medical Directors Association* 21(5): 569-571.

Douglas, Mary and Wildavsky, Aaron. 1983. *Risk and Culture: An Essay on the Selection of Technological and Environmental Dangers*,

Berkley, LA, London: University of California Press.

Lassiter, E. 2005. *The Chicago Guide to Collaborative Ethnography*. University of Chicago Press.

McGilton, K. S., Escrig-Pinol, A., Gordon, A., Chu, C. H., Zúñiga, F., Sanchez, M. G., ... & Bowers, B. 2020. Uncovering the Devaluation of Nursing Home Staff during COVID-19: Are We Fueling the Next Health Care Crisis?. *Journal of the American Medical Directors Association* 21(7): 962-965.

Tronto, Joan C. 2005. An Ethic of Care, In *Feminist theory: a philosophical anthology*, pp. 251–263. Blackwell Publishing,

パンデミック対策をローカライズする
——日本におけるプライマリ・ケア医の実践

飯田淳子・木村周平
濱雄亮・堀口佐知子
宮地純一郎・照山絢子
小曽根早知子・金子惇
後藤亮平・春田淳志

地域というものを分断していくウイルスなのだなというのを改めて感じて、だからこそ……やはり地域、地域とか、状況に合わせて対応を変えていかないと、多分、国が言ったこととか、県が言ったことというのをそのままやって、全部が全部うまく行くというわけではない。

（関東・都市・感染症指定医療機関　四月二五日[1]）

感染防御という意味では、本当は全部ロックダウンするに越したことはないのですよね。でもここは仕方ないから、このくらいは認めないといけないよね、という、なんというのか少し調整が必要な訳ですよね。だけどその調整の度合い、ネジの緩め度合いというのが、みんなすごく難しくてわからないのですよ。そういうことをアドバイスできる立場としての家庭医とか、プライマリ・ケアの力というものが大きくて、放っておくとみんながみんな学校でフェイスシールドをしてしまうわけですよ。みんなご飯を食べる時に、お面みたいなものをつけたりとかいっぱいしているではないですか。多分、何の考慮もなければああなってしまうのですよね。だけれども、……そこまでしなくてもこうやってやれば何とかなるのではないか、ということが言える立場というのは、決して感染症の専門の先生ではなくて、公衆衛生の専門家でもなくて、いつも学校医で学校をウロウロしている私たちの立場の方が、余程実は知っているのかもしれないなというようには思いましたね。（首都圏・診療所　六月六日）

はじめに

新型コロナウイルス感染症をめぐっては様々な分野の専門家が対処してきた。本稿ではそのうち、医師に着目する。一口に「医師」といっても多様であり、メディアなどでは感染症専門医や救急医、呼吸器内科医等が注目されることが多いが、本稿で焦点を当てるようなプライマリ・ケア医も新型コロナウイルス感染症への対応において重要な役割を果たしてきたことについては、一般的にあまり知られていないのではないだろうか。

プライマリ・ケアとは「患者の抱える問題の大部分に対処でき、かつ継続的なパートナーシップを築き、家族及び地域という枠組みの中で責任を持って診療する臨床医によって提供される、総合性と受診のしやすさを特徴とするヘルスケアサービスである」と定義されている（日本プライマリ・ケア連合学会 日付不詳）。つまり特定の臓器や疾患に特化することなく、総合的・全人的な視点で健康上の問題に対応する領域であり、日本では「家庭医」「総合診療医」など[2]と呼ばれる医師が診療所や病院でこれを担っている（飯田 二〇一三：五二五）。これらの医師たちは「プライマリ・ケア医（以下、ＰＣ医）」とも呼ばれる。[3]プライマリ・ケア医の仕事は、勤務している地域や施設によって多少の差異はあるが、医療機関での患者の（外来・病棟・在宅）診療だけに限らず、多岐にわたる。勤務施設の多職種チームのコーディネートを行う他、地域の保健医療福祉施設や教育機関、住民組織と連携して地域住民の健康維持・増進に関わる多様な事業に関与する。予防接種や健康診断を担当することもあれば、本稿の冒頭の語りのように学校医をしているPC医もいる。

ヨーロッパなどでは、国民はプライマリ・ケアの医療機関に登録され、健康上の問題を抱えた際にはまずその医療機関を受診し、PC医が必要に応じてより高次の医療機関に紹介する。これに対し、日本では国民皆保険やフリーアクセスの制度下で、地域住民が症状の重症度や病気の緊急度を自ら判断して受診先を選択する結果、入院や手術に対応する二次救急医療機関を軽症患者が受診するといったことが起き、医療現場が疲弊するなどの点が問題視されてきた。そのため、「かかりつけ医」制度を推進し、医療機関の機能に応じて患者を配分することが議論されてきた（JHPN 日付不詳）。しかし日本の医療制度において、PC医の位置づけはそれほど確固としたものとはなってこなかった。

周知の通り、治療法が確立されていない段階で新型コロナウイルス感染症に対処するには、高次医療機関の診療負担を軽減することが決定的に重要となる。そのためには、重症患者の数を極力低く抑えるとともに、感染症専門の医療機関が重症患者の対処に集中できるよう、プライマリ・ケアの段階で患者を仕分けする必要がある。たとえばイタリアに目を向けてみると、「ヴェネツィア共和国以来のパブリック・ヘルスの文化」が家庭医を通じて受け継がれてきたヴェネト州では緊急事態に対応できたのに対し、「新自由主義的な政策によって地域保健を空洞化させていた」ロンバルディア州では医療崩壊が起こったとされる（松嶋 二〇二〇：一二〇—一二四）。オーストラリアでもGP（general practitioner）が病院の負担を和らげる機能を果たしたと言われる（小林 二〇二〇）。日本においては、新型コロナウイルス感染症に関する相談業務を担った保健所がかねてからの人員削減により業務過多となるなかで、各地の診療所や病院等でも相談に対応してきた。

このような状況で、日本のPC医たちはどのように新型コロナウイルス感染症に対応してきたのだろうか。報道や本書の他の章で明らかにされているように、新型コロナウイルス感染症の感染状況及び対策は国によって異なるが、国内でも地域により、そして施設により多様である。それはその地域の人口や中心都市との関係、産業形態、医療資源など、様々なことが関係しているためであり、さらにいえば、各施設の物理的環境や組織の構造などとも相互に影響しているためでもある。従来、地域住民の生活に密着した形で医療実践を積み重ねてきたPC医は、新型コロナウイルス感染症に対応する際にも文脈に根ざした適応的実践を展開してきた（Haruta et al. forthcoming）。グローバルなパンデミックとそれへの対策を、各文脈に合わせてローカライズさせるべく尽力してきたともいえるだろう。それでは、PC医は新型コロナウイルス感染症対策をどのように地域や自施設の文脈に落とし込んできたのだろうか。本稿ではこのことについて、PC医へのインタビューをもとに記述していく。

そこから浮かび上がるのは、不確実性の高い状況の中で試行錯誤しながら職域を超えて協働し、新型コロナウイルス感染症と共に生きられるような方法を人々とともに模索するPC医の姿と、その実践の中で新型コロナウイルス感染症という存在が生成される様である。アネマリー・モルは、オランダの糖尿病を事例として、個人を単位とした選択のロジックに対し、相互に関係し合う人々・モノ・技術・環境の協働作業としてのケアのロジックを提唱した（モル 二〇二〇）。このケアのロジックは、本稿でとりあげるPC医の実践においても見出すことができる。また、ボツワナにおいて新たに蔓延した癌の存在論を検討したジュリー・リビングストンは、感覚的・情動的経験や科学技術的実践、そして臨床現場のコミュニケーションにより、ボツワナの腫瘍内科において癌という存在が生成されている様を論じている（Livingston 2012）。本稿では、リビングストンの研究も参照しながら、新型コロナウイルス感染症という存在が生成される様を記述していく。

新型コロナウイルス感染症をめぐる人文社会科学系の著作物においては、生権力を行使する側に医療専門家を位置づけるような論調が（特に感染拡大当初）散見されたが、そのような描き方（だけ）では一面的であることが本稿の記述から明らかになるであろう。そもそも、新型コロナウイルス感染症に対処する医療専門家の実践や経験を扱った人文社会科学的な論考は、二〇二〇年九月現在、エッセー的なものがわずかに見られる程度である（例えばGarofalo 2020; Egger 2020; Greene 2020）。臨床家自身によるエッセーも医学系のオンライン・ジャーナルなどに多数投稿されているが、調査データに基づく人文社会科学的な研究が求められるところである。

筆者らは、日本での感染拡大が明らかになりつつあった二〇二〇年三月下旬から、一〇人のPC医に継続的にインタビューを実施してきた。その経緯や調査デザイン、調査手法について、詳しくは別稿（木村他二〇二〇；照山他二〇二一）を参照されたいが、ここでは概略を示しておく。本稿の執筆者のうち、春田・小曽根・金子・宮地はPC医、後藤は理学療法士、その他は人類学者である。新型コロナウイルス感染症の感染拡大以前から行われていた医療者と人類学者との間の協働的な活動（飯田・錦織二〇一九；木村・春田・照山・後藤二〇二〇）を通じてつながりのあったメンバーに、木村が「災害エスノグラフィー」を念頭において本調査を提案し、このチームが組織された。以後、春田の主導により、日本プライマリ・ケア連合学会に倫理審査と研究助成の申請を迅速に行い、受理された。調査対象者は、日本国内のさまざまな地域で新型コロナウイルス感染症の診療にあたるPC医一〇名を、診療地域や施設規模、性別などを勘案して、主に春田・金子がリクルートした。[4] 一〇人の内訳は、男性八人／女性二人、関東四人／中部二人／北海道・関西・中国・九州各一人、（主に）病院勤務四人／診療所勤務六人である。状況が刻々と変化するなかで、医療の「標準」が日々更新され、経験や感情の記憶も上書きされていくため、そのときどきの医師たちの経験を記録（ドキュメンテーション）していくことを重視し、少数の対象者に対して継続的なインタビューを実施することとした。

移動や面会が制限されるなかで、インタビューはウェブ会議サービスのズームを用い、医療者と人類学者の双方がインタビュアーとなって行われた。第一回目は一人ずつの対象者に対して実施し、第二回目以降は一〇人の対象者を五つのペアに分け、各ペアに対して医療者二人・人類学者二人のインタビュー担当者を決めて行っている。毎回の時間は一~二時間程度、間隔はおよそ一~二カ月程度である。八月までに各調査対象者に対して三~五回、合計二三回のインタビューが実施された。すべてのインタビューは対象者の合意のもとに録画・録音され、その録音データをもとに逐語録が作成された。二〇二〇年九月現在も調査は継続中であるが、以下の記述は八月までのインタビュー結果に基づいている。

情報の収集・翻訳

PC医たちは、一月頃までは新型コロナウイルス感染症を「遠い国の話」「対岸の火事」と思っていたと語る。しかしクルーズ船・ダイヤモンドプリンセス号で集団感染が確認された二月初旬頃から危機感を覚え、本格的に情報収集を始めている。情報源として、医学論文や厚生労働省・国立感染症研究所等の報告に加え、ソーシャル・ネットワーキング・サービス(SNS)が活用されていることは興味深い。特に調査対象者の年齢層でよく使われているフェイスブックで、信頼できる仲間の医師からの情報を得ていることが特徴的である。医師たちは普段からSNSを通じて臨床に関する情報交換を行っているが、日々刻々と状況が変化し、公的な情報が不確定な状況下では、こうした現場の同業者同士のネットワークが特に役に立つのであろう。(5)

貴重な情報を選んで発信してくれている方のＳＮＳでの発言というのはずっと追っていました。……日々忙しいので、自分がこの地域を守るために必要と思われる情報と、必要と思われない情報を……切り分けることを、何年もずっとやっています……こんな仕事をさせてもらっているおかげで、今は重要な人からの情報が得やすい状況にあって、それをそういう人と繋がっていない現場の人達に届ける。やはりリーダーの仕事というのは、外部、外の世界で起きていることと、現実の自分の持っているリアルな世界とを繋げる仕事だと思ってはいるのです。そこをやはり、ここの現場に役立つように落とし込んでいく作業はしています。これがすごく大事だと思っています。

（北海道・周辺・診療所 四月七日）

都市部と周辺部とで程度に違いはあるが、ＰＣ医たちは勤務する医療機関に来る住民の居住地域を多かれ少なかれ意識しながら働いている。なかには三〇～四〇代で診療所の所長になる人も少なくなく、この医師のように「リーダー」としてその診療所の所在する地域の人々の健康を守っていく責任を担っていると感じている。僻地の医療機関ほどその責任の範囲が地理的に明確になる。そこに新型コロナウイルス感染症がやってきたのである。「この地域を守る」という発言はそのような文脈で生まれている。

この医師が語るように、情報は各自の臨床現場で活用することを念頭に集められる。そして収集した情報を現場の状況とつき合わせ、様々な部署と調整し、現場の方針を決めていく。既存の多職種勉強会で、二月の終わりから新型コロナウイルス感染症について毎回少しずつ知識の提供を始め、意識を共有し、備えにつなげていったという医師もいる。

実際にそろそろ来るでしょうというので、来た時にうちの診療所で対応をどうするかということも、空間分離とか時間分離とかをすることも含めて、みんなで考えようと言って、とりあえず、東京がまだそんなに増えていない時期は、でも練習をしなければいけないよね、急にはできないよね、ということになって……。

（中部・周辺・診療所A 五月三日）

この医師は「来る」主体を明示していないが、それはおそらく「COVID-19感染疑いの患者」であろう。この地域は東京とのつながりが強い地域であり、感染は東京から広がって「来る」可能性が高いものとして想定されている。

日本プライマリ・ケア連合学会は、三月一一日に「新型コロナウイルス感染症（COVID-19）診療所・病院のプライマリ・ケア初期診療の手引き」を作成・公開している（日本プライマリ・ケア連合学会二〇二〇）。ＰＣ医はそうしたある程度標準的な手引きを参照する一方で、自施設での手順書を作成している。各地域や施設の状況に合わせたものが必要であるためであり、また、施設内での共通基盤を作り、業務を分散させるためでもある。

どうしても行政によって、自治体によって、対応がかなり異なるじゃないですか。保健所の対応もそうですし、行政の対応も大分違うので、マイナールールがとても多く、ローカルルールがとても多くて、このCOVIDの対応は。その中でも、うちの院内の独自ルールみたいなものがどうしても結構あって……やっと最近、マニュアル化できて、それが関わる各部署に割り振れてきて、私たちの仕事が少し減ってきたなという感じ……。

（首都圏・病院 四月二一五日）

マニュアルを現場で活用するためにも、様々な工夫が見られる。

私が突貫工事で……だーっと三〇ページくらいあるマニュアルを作って……これだけではうまく行かないので……ＩＣＮ（感染症管理看護師）と協働して……アクションカードというものを作って、各部門がぱっと動けるように、ＰＤＦ一枚で動きを見るみたいな感じですね。

（関東・都市・感染症指定医療機関 三月二六日）

ある医師は、同じくＰＣ医である夫の活動をふまえて住民向けの情報発信の方法を工夫する必要性を実感したという。その活動は、二月に続々と国際誌に発表された新型コロナウイルス感染症関係の医学論文の内容をもとに、感染予防対策を全国の医療者や一般の人々にわかりやすく伝えるため、イラスト入りで手書きの「説明書」を作り、ＳＮＳ上で発信するというものであった。

私は多分その時に、これは一般の人はどうやったら正しい情報を手に入れられるのだろうかとか、彼らにどうやって言えば伝わるかとか、一人一人の生活の中に落とし込めるような情報が出来るのかとか……これは少し早く準備しなければと……。

（中部・周辺・診療所Ａ 五月三日）

「説明書」は大きな反響を呼び、広範囲に拡散された。その際、「(情報は）いつも論文から得なさいとか言われている」医師からの反応はあまりなかったが、他職種や非医療者の反応が特に大きかったという。

仕事とは関係のないお友達がすごく「知っている人がこういう信頼できる情報を出してくれるのがすごくいいし、わかりやすい」みたいな感じで「みんなに広めたいから公開にして欲しい」というようなことが来て、はじめてそこで、ああそうなのだと思って……この地域で医者をやっているという意識がかなりあるので、私たちとしては、この地域で自分達が医療を提供している人達に対して、情報をこの地域ならではのというか、ここに関係のあることを発信するということが、すごく大事なのではないかということを、その時に初めて思ったのですよね。（中部・周辺・診療所Ａ 五月三日）

感染予防対策や体調不良時の対応などに関する住民への情報提供のしかたにも、地域的多様性がある。患者の来院時にチラシを渡すところが多いが、北海道の医師はそれに加えて全戸に聞いてもらえる防災無線等も活用しているという。中部地方の診療所に勤務する右記の医師は、次のように「地縁」の重要性を強調する。

地縁がすごく強くて、……それぞれの村単位に地区名があるのですけれども、その地区の中にさらに区というものがあるのですよね。その区が多分、ここの人達の最小の行政単位で、区長がいろいろな人にいろいろな情報を与える、というのがここら辺の人にとって一番わかりやすくて重要なので、だから区毎に放送があって、区長便りとか回覧板があって、区の中に組がいくつかある、みたいな感じなのですけれども、組よりは区が一番馴染みのある行政単位なので、そういう繋がりみたいなものを通さないと、多分、本当に人々に降りていけるようにはならない。（中部・周辺・診療所Ａ 五月三日）

組でみんなで、地区の溝掃除をしましょうとか、草刈りをしましょうとか、という共同作業なのですけれども、そういうことをどうするかとか、行事とかみんなで集まってするようなことはこの辺では結構あるのですけれども、そういうことをどうするのか、みたいなことが、一つ一つこの辺の人にとっては、「なるほどそういうこと」みたいなことになるのかな、と。ただ「三密を避けましょう」と言っても「三密って何？」みたいな感じになるので。（同）

ただし、村落部でも地域の中で情報の届き方に差があり、「情報のリテラシーの低い人」「地域との繋がりが少ない人」などには届いていないこともあるようだ。

逆に、メディアなどで過剰な情報に曝された患者の不安の解消も、PC医の重要な役割である。ローカルメディアと以前から築いていた繋がりに基づき、自らメディアで発信しているPC医もいる。また、個別の患者に向き合う際には、一方的に情報を伝えるのではなく、相手の状況に合わせた言葉を模索したり、情報を受け取った後に生じた問題の解決策を一緒に考えたりすることが必要であるという。

それぞれの立場にあった情報の解釈の仕方を患者さんなんかには少しずつ説明していくということがすごく大事だと思う……一個一個の情報の解釈とか強弱という、大事か大事じゃないかというのを示してあげるのもすごく大事なことで、その前段階で、このメッセージが聞かれたらこの立場の人はどう思うだろう、というのを常に考えておかないと、情報の重みというのは何かわからない。（首都圏・診療所　四月一六日）

「ステイ・ホーム」といったって絶対出来ない人もいるではないですか。その人たちにどうしたらいいのか、という現実的な落とし所を一緒に考えてみるというのもものすごく重要ですし、それを一緒に悩むというのはすごく重要なことだと思います。（同）

以上のように、ＰＣ医たちは国内外から発信される様々な情報を取捨選択し、各地域や施設、患者の文脈に合わせて翻訳してきた。先述したリビングストンは、ボツワナの腫瘍内科医が癌についての科学的知見を借用・調整・取捨選択し、患者にとってアクセス可能な言語に翻訳する様を描写し、翻訳が新たな存在物を生み出すこと（したがってボツワナにおける癌とアメリカにおける癌とは重なる面もあるものの、必ずしも同じものではないこと）を指摘している（Livingston 2012: 52-71）。同様に、ＰＣ医たちが感染拡大防止のために各文脈に応じてマニュアルを作成し、情報提供を行うことを通じて、新型コロナウイルス感染症という事態が各文脈に落とし込まれ、（複数）生成されているといえるのではないだろうか。ここでＰＣ医たちが参照している論文やガイドライン等は少なくともその時点ではエビデンスに基づくある程度ユニバーサルなものとされている一方、各地域や施設、患者の多様にある文脈に合わせて必要な情報を取捨選択し、地域の人にとってわかりやすい様々な形で説明されるなかで、現象としての新型コロナウイルス感染症は複数生成されているといえよう。

モルが明らかにしたように、病気はそれ自体で自立的に存在するわけではなく、つねに人々の実践と結びついたものとしてある（モル 二〇一六）。そして人々の実践は、その地域の状況や施設の物理的環境、組織の構造などによって多様であるため、現象としての新型コロナウイルス感染症も地域や組織ごとに多様なあり方を示すことになる。その様相を以下に記述していく。

物理的環境・診療体制を整える

感染症対策において物理的環境の整備が重要なことは、新型コロナウイルス感染症をめぐって多くの人が学んだことだが、この点は医療施設ではとりわけ肝要である。見えないウイルスの存在を想定し、感染が疑われる患者の診療が行われる空間（・時間）と動線をその他の患者のそれと分離する必要が生まれる。ウイルスの存在は不確実だとしても、感染防護を行い、そこにウイルスが存在することとして振る舞うことになる。

空間・動線分離の方策は各施設のもともとの物理的環境などによって様々である。例えば、六つある外来の個室で空間分離しているクリニックもあれば、ガレージだった所にソファと長椅子を置き新型コロナウイルス感染症用の臨時診察室とした診療所もある。当初はテラスに外来のブースを作って診察し、途中から駐車場に設置したトレーラーハウス（貸してくれた会社があった）で時間も分けて診察している所、プレハブ小屋を駐車場に設置した所や、救急外来の外でコンテナ診療をすることになった病院もある。

多くの施設ではどのように空間分離と動線の確保を行うか試行錯誤している。感染症指定医療機関でさえ「動線に関しては、結構いろいろ悩んだ」「当初はどこで診るか散々揉めて」「事務と看護部と、いろいろなところと相談して考えた」（関東・都市 三月二六日）という。こうしたプロセスも「結果に応じて調整され、再調整され続ける相互作用的でオープンエンドなプロセス」としてのケア（モル 二〇二〇：六二）に含まれるだろう。

物理的環境は診療体制とも関係する。首都圏のある病院では診察用のコンテナが一つしかなく、PPE（個人防護具）を着て入るため、一人で多数の患者を診ることになった。PPEの着脱は大変な作業であり、また、何よりPPEが不足しているため、陰圧個室等に入る人の数をできるだけ少なくする必要がある。そのため、例えば関東の感染症指定医療機関では、医師が入るときに、普段は看護師が行っている配膳や下膳をするなど、職域を超えて協働していた。また、当初は患者と少し話をするだけのためであっても個室に入っていたが、途中からなるべく個室に入らずに済むように、患者とPHSでも話せるようにしたという。

チーム内での連携・協働・葛藤・調整

新型コロナウイルス感染症の対応にあたっては、普段にも増して医療チーム内での連携・協働が不可欠となる。例えば首都圏のある病院で毎朝行っている新型コロナウイルス感染症対策チームのミーティングには、医師・看護師の他、放射線技師、臨床検査技師、薬剤師、警備職員、事務方（医事課・施設課など）など、「ありとあらゆる業種」が出席するという。「全体で同じ方向を向きながらやっていっている感じはある」とチーム内での一体感を示す声も聞かれる一方、特に大規模な病院では、新型コロナウイルス感染症対応についてのチーム内での「温度差」もあるようだ。例えば首都圏のある病院では、当直医に保健所からの電話を受けて記録を残しておいてほしいと依頼したところ、「それ私の仕事ですか」と言われたという。また、首都圏の別の病院に勤めるＰＣ医は次のように語る。

もちろん、皆、自分の専門のことをやりたいですし、そんなコロナなんて診たくはないというのが本音だと思うので、何だかんだ、特に若手が嫌だと言って、でも、院長からは各診療科から出せと言われているので、仕方なく何とか中間管理職と言われている人たちがやっているという感じでしょうか。

（首都圏・病院　四月二五日）

ある程度、規模の大きな病院で実際に誰が新型コロナウイルス感染症の患者の診療にあたるのかは、組織の構造や成員およびその家族の状況に依存することがある。この病院では、妊娠可能年齢の女性医師、妻が妊娠中の医師、後期研修医は避け、「消去法的に」呼吸器科と総合診療内科が担当することになったという。その結果、他の専門科の若手を「置き去りに」してしまい、意識を共有できなかったのではないか、とこの医師はふり返る。これに対し、特定の医師への負担を避けるため、担当を決めずに全員で診療することにした施設もある。その場合、感染リスクは高まるが、各医師にとって新型コロナウイルス感染症患者の診療が「自分ごとになる」という。

四月の人事異動の影響も地域や施設によって多様である。中部地方の周辺地域の診療所では、スタッフがかなり入れ替わったものの、「コロナのおかげで」「目標が一つだったので」チームビルディングがうまくいったという。それに対し、関東の都市部の感染症指定医療機関では、他施設から異動してきた新入職員との間の「温度差を埋めて行くのに少し時間が必要」と感じられたようである。

他職種、特に介護職員との「意識の差」に言及する医師もいるが、その「差」のあり方も様々である。中国地方都市部の診療所では、数名の介護士が「痰の吸引のときにつけていたエプロンを着けたまま食事の介助に行ってしまうので、注意をしあう」ことがあるという。他方、北海道の診療所では、「田舎であるがゆえに、医療機関で自分（介護士）が感染したときの罪の意識が過度に強」く、医師からすると慎重過ぎると感じられるほどだという。いずれにせよ、医師が経験する新型コロナウイルス感染症と介護士にとってのそれは異なっている。

このようにチーム内での葛藤もあるなか、多くの施設において、ＰＣ医はチームのリーダーあるいは調整役として、コミュニケーションやストレスマネジメントのために様々なことを試みている。例えば関東の感染症指定医療機関のＰＣ医は、感染管理看護師と他の看護師との間の葛藤を解消するために、毎朝、起こったことを共有し、話し合いをする場を設けたという。また、中国地方都市部のクリニックの院長は、普段から職員とのコミュニケーションを大切にしているが、今回、感染予防対策のため、対面で話をする機会（全員出席する朝礼や院長面談など）を減らす代わりに、三〇数名のスタッフ全員に手紙を書き、地域の店で出前やテイクアウトができる券と一緒に給料明細に同封して渡した。このクリニックが比較的新しくできた施設であるのに対し、長い時間をかけて組織内のコミュニケーションのあり方を培ってきた施設もある。例えば北海道で二〇年間続いてきた診療所では「疑問に思ったことはきちんと伝えようという文化」を醸成してきたため、普段からリスクマネジメント委員会にもかなりの件数のインシデントが上がり、「誰も責められずに物事がよくなっていく経験」をしてきたことが、今回の対応に大きく影響しているという。

診療の変化・修正

新型コロナウイルス感染症の診療に際し、医師たちを悩ませている問題に、症状では診断をつけにくいということがある。無症状者や疑似症もおり、病床が限られているなかで「どこまで疑ってかかるか」は非常に悩ましい問題である。首都圏の病院のPC医は「これは明らかに誤嚥性肺炎だと思っても、COVIDじゃない、とはっきり言えない」(六月一一日)、「誰でもコロナの可能性があるので。肺に何もなくてもコロナだったり。胆管炎で運ばれてきて、職場が新宿だからと一応調べたら陽性とか。肺でスクリーニング、ができない。もう症状では区別できない」(七月一七日)という。PCR検査で陽性が出ている人の対応は決まっているため、かえって悩まずにすむが、「グレーゾーン」で悩む方が大変であるという。特にホテル療養が始まっていない頃には、PCR検査で陽性になっていない患者のベッドコントロールのための電話に時間を三〇分とられても仕方がない状況であったと、首都圏の診療所の医師は言う。症状で判断できないとすると、基準となるのは周囲の流行状況である。首都圏の病院では「第一波[6]」の時期、「接触歴とか嗅覚障害とか……何か一個でも引っ掛かったら、必ず胸のCTの検査をする」(六月一一日）という方針だったが、同時期に関東の感染症指定医療機関では「全例CTまではいっていない」、「県内はそこまで市中蔓延は今回しなかったという状況だったので」という。後者の医師は「地域によって全く疾患に対するイメージが変わっていると思うので、……うちのような少し地方都市と、あとは全然出ていないところとで全くイメージが違うし、やっていることも違うのだろうなと思ってはいます」（六月一一日）と語る。生成される新型コロナウイルス感染症像は複数あるともいえるだろう。

一方で、検査のハードルは次第に下がっていった。当初は「帰国者・接触者外来」を通さなければならなかったが、その後は病院でPCR検査を受け入れるところが増加し、唾液による検査も行われるようになった。断られることは少なくなり、検査結果が出るスピードも速くなった。他方で、今回話を聞いたPC医からは、少しでも疑わしければ構わず検査に出すということへの葛藤も語られた。検査指示を出す理由を医師として説明できないためである。しかし、状況によっては医師として蓄積してきた知識や正義感、倫理などは脇に置き、「ただの機械になる」（中部・周辺・診療所A 七月二〇日）しかないという。ただし、検査で陰性になった人に関しても、偽陰性の可能性があるため、また、どんな症状変化をしているか知り、疾患像をつかむため、電話でフォローしているPC医もいる。

新型コロナウイルス感染症の感染が拡大して以降、診療時間は短縮され、問診や身体診察なども最小限にすべきとされているが、このこともPC医に葛藤を抱かせる要因となっている。なぜなら、PC医は患者の生活状況や家族関係などの背景についてもじっくりと話を聴き、身体診察などの基本的な診察技術により鑑別診断を行う訓練を受けてきているためである。感染防止のためには短時間で、患者にできるだけ触れずに診療を行わなければならない。口の中も見ることができず、駐車場やビニールカーテン越しでの診察ではコミュニケーションもとりにくい。これについて、首都圏の診療所の医師は「家庭医の外来ではないのですけれども、でもやはり地域のクリニックとして、患者さんを断らないで受け入れていって、とするためには、逆にそれをやらないと家庭医のクリニックとして役に立たない」（四月一四日）と言う。

そうしたなかでも、PC医たちは可能な範囲で患者の話に耳を傾けている。緊急事態宣言下、首都圏の病院で診療に当たっていたある医師によれば、外出制限で話す相手がいない高齢者たちが話をしていくため、外来がいつもより長くなることがあったという。可能な範囲で電話再診に切り替えていたが、それを受け入れられない患者もいる。話を聴いて安心させるなど、「診断や治療以外の役割を期待されている」（四月一五日）とこの医師は言う。実際、不安を訴える患者が増えたことに言及する医師は多い。そのうち一人の医師は「すごく診察に時間がかかるのですけれども、話をちゃんと聞いて、生活のコツをお伝えすることで、かなりの方が納得していただいて、安心されて帰るので、それも一つ役割かなと思いますね」（中部・周辺・診療所B 五月一五日）と言う。また、「第一波」が過ぎ去った段階で、しばらく外来で「コロナの時どうしてた？」と聞いていたという医師もいる。その他、来院前に電話で看護師が問診をするようにした所もある。電話やオンラインでの診療に初診から診察料を取れるよう、四月に制度改定(7)があったことにともない、それらを導入した施設もあるが、コミュニケーションや経営の上ではやはり対面の方が良いという声も聴かれた。

地域の他組織との連携

先述したように、PC医たちの仕事は各自が勤務する施設だけでは完結しない。新型コロナウイルス感染症対策においては特に地域の他施設との連携が重要となる(8)。ここでは医師会、他の保健医療福祉機関、行政との連携について述べる。

医師会は比較的高齢の男性医師が中心となっていることが多く、今回の調査対象の医師の間では、医師会運営の中心になっている医師らとの世代間ギャップに言及する声が少なくない。他方、地域の医師で連携して新型コロナウイルス感染症に対処するためには医師会の役割が重要であるとも認識されている。そのため、やむにやまれず医師会に関与していった医師もいる。例えば高齢の医師会員がこだわった対面での会合を、感染防止のために欠席していた医師が複数いたが、中部地方の周辺地域の医師は、六月に医師会の体制が変わり、オンラインでの会議に移行したのに伴い、感染症対策委員会の委員長としてそこに「巻き込まれている」という（七月二九日）。また、中部地方の別の周辺地域の診療所に勤める女性医師は、医師会には「普段絶対出ない」というが、五月の連休前に関係する病院にＰＣＲセンターを作るという話が出た際、「保健所との関係もできているのだから、［陰性者を］除外するためだけのＰＣＲセンターなんていらない、それより介護施設の対策の方が重要」と考え、医師会長に話しに行ったという（六月一七日）。

ＰＣＲセンターを設置するべきかどうかは、地域の状況に依存する。首都圏の病院の医師は以下のように語る。

地域の最後の砦、みたいな病院が、……一番最高の時に、ＥＣＭＯ[9]が三台、挿管している人工呼吸器が一五台回っているという、病棟に行くとパチンコ屋みたいな状態になっていたのですよね。彼らにＰＣＲもついでに夜中にやってねというのは……到底無理だということで、医師会とも掛け合って、とにかくＰＣＲセンターというか、ＰＣＲ外来を作ろう、ということで……ゴールデンウィークが明けた後は市内三カ所のＰＣＲセンターがオープンして、……一日二〇人から三〇人受け入れることができるので、だいぶ大きな病院……の先生たちの負担は軽減することが出来たのかなといったところです。

（六月六日）

このようにPC医が地域の状況と優先すべき課題を見極め、医師会等に働きかけたことは、以下の語りからもわかる。この医師は患者の動きを川の流れに喩えて次のように語る。[10]

下流なのです、病院は完全に。熱が出て、他の病院が診なくて全部投げて来るので、少し上流のところにアプローチしないと物事は変わらないねと言って、……保健所は結局、……一日二〇〇件以上の電話を受けて、聞いて帰国者・接触者っぽい人だけ紹介して、後の人は「様子を見て」か、「近隣の医療機関にかかって下さい」と言って……ほぼほぼ保健所がやっていることが、患者さんの安心とか、足止めには繋がっていないので、そうであればオンライン診療でそこで堰止めて、現物渡して、お薬を渡してちゃんと説明をしてという中で、ある程度間引いたものを二次医療機関で診るような形にしないと二次が潰れてしまうと思っていて、特に○○市は二次の体制がとても弱いので……先週、医師会の先生と夜間、休日の話をいろいろして、オンラインのことを、いろいろ各医療機関で動いてもらっているので、うちもようやく今週からオンライン診療を始めたのです。

（関東・都市・感染症指定医療機関 四月二五日）

保健所への業務の集中と職員の疲弊の問題に対してアクションを起こした医師もいる。首都圏の病院と診療所に勤務している医師は次のように言う。

保健所のドクターの先生に……自分たちで出来るようなこととか、どんなことが今人手が困っているかとかを聞きに行きました。そうすると、今、保健所が正式に登録している発熱者外来の人手がないから、そこの応援ドクターとしてアルバイトとして行ってもらえないだろうかというところと、あとは、実際にうちの病院でも本格的に発熱者外来を……やっているよということを本格的に紹介させてくれないかということと……今は保健所が電話でフォローとかをしている……軽症者とかを受け入れる体制が出来ないかというところを、アドバイスいただいて……。

（四月一四日）

保健所の対応については国が方針を出すのではなく「各保健所で各々考えてやって」（首都圏・病院 七月一七日）いるという。

訪問看護や介護施設等との連携も重要である。先述したように、職種によって感染防止に対する意識の違いがあるため、首都圏の診療所のある医師は、周辺の訪問看護師、薬剤師、ケアマネージャー、ヘルパーなどとウェブ会議を行い、感染防御の方法などについての情報交換を行っている。また、この医師は、各家庭の主介護者が感染した際、被介護者で陰性の人を集めるショートステイ先を、医師会を通じて県に五カ所、指定してもらったという。

程度には差があるが、行政に助言を行うなどの形で関与している医師もいる。複数のＰＣ医が、地域内の各種教育・福祉施設や産業が活動自粛を解除・緩和していく際の助言を行っている。例えば中部地方の診療所に勤務する医師は、子育て支援施設を再開するにあたって行政が作成した感染防止対策を、小児科医にも助言をもらいながら修正した。その際、例えば三歳までが主な対象であるにもかかわらず「二メートル間隔をあける、親同士は話さない」などとなっていたものを、より現実的なものに書き換えたという。

この医師は以前から保育士向けに講演を行っていたが、保育園が再開するにあたっても、感染防止策などについて講演会を行った。その際、単に情報提供をするのではなく、保育士たちが自ら考えることを促したという。保育士たちは「裸足でいいか、水遊びをしていいか、服は同じたらいで洗っていいか」など、細かいところを一つ一つ確認したがったが、「考えることを学ばなければ、ずっと「これはいいんですか」となる」ため、そもそもコロナはどのように感染するのか、などの原理原則を確認したという。それは、感染症と共に生きていけるような社会を作るためである。「新しいものを生み出す、考え続けるための仕掛け作りをしないと社会は死んでしまう」とこの医師は語る（六月一七日）。それまでのつながりに基づき、「今回、市民でLINEのグループを作ったら、みんなすごい勢いで書いてくる。何とかそういう声を届けたい。市民がやりたいことがあっても、縦割りのシュレッダーにかけられる。縦割りのところにちょっと横糸を通すようなことをする」と行政の縦割りの弊害を何とか乗り越えようとする（六月一七日）。

地域によって基幹産業は多様であるが、右記の医師は勤務地域で重要な観光業が客の受け入れを再開するにあたり[11]、協力を行っている。具体的には、行政が宿泊業者を認証するための感染症対策基準を作成する際に監修を行う他、その認証を得るために各宿泊施設の責任者が受ける講義を担当している。この医師は近隣のPC医とともに、それ以前のつながりで行政側からこの仕事の依頼を受けたという。この医師は事前に実際に宿泊施設に宿泊し、アンケートもとって対策状況を調査した上で、講演だけでなく参加者に実際に様々なことをやってもらいながら、非常に具体的・実践的な講習を行っている。

中部地方の別の周辺地域の診療所に勤めるPC医も、地域の感染対策委員会などに出席し、市民向けの活動や水族館などの自粛をどの程度緩和するかについて助言を行っている。感染防止と経済を両立させるべく、感染状況に応じて「ステップ」を上げ下げし、閉めたり再開したりを調節する。再開する際にも、まずオンライン、そして無観客、人数制限など、その都度判断していく。この医師は、地元の産業や経済も視野に入れ、最後の決断は市長に任せ、それを受け入れることにしているという。このように、PC医たちは人々と相互にやりとりをしながら、新型コロナウイルス感染症と共に生きる方法を改善するために何ができるのかを探究（モル 二〇二〇：一二九）してきたのである。

おわりに

新型コロナウイルス感染症をめぐるプライマリ・ケアの現場では、ウイルスの性質や地域の感染状況、関係深い都市の状況、メディア、国や行政の方針、地域の医療資源や産業、施設の物理的環境や人員の数、人員の家庭環境など、様々なものが相互に影響し合っている。そのなかでPC医たちは、本稿で述べてきたように、地域や施設の状況に応じて情報を翻訳し、物理的環境を整え、チーム内での葛藤を調整し、診療方法を修正し、地域の他組織と連携しながら、新型コロナウイルス感染症への対応を地域や自施設の文脈に落とし込んできた。モルは「ケアすることは「手直しすること《ドクタリング》」、すなわち、身体と技術と知識と――そして人びとと――ともに手を動かすことである」と述べている（モル 二〇二〇：四九）。その都度迅速で具体的な対応を求められるなかで、PC医はまさに手を動かしながら、患者や地域住民、地域・自施設の医療スタッフなどの人々が新型コロナウイルス感染症と共に生きるより良い方法を、様々なアクターとともに模索してきた。そしてそのプロセスを通じ、新型コロナウイルス感染症という事態はローカルな文脈において多様に生成されてきたのである。

【註】

＊　多忙な中、インタビューに応じて下さったプライマリ・ケア医の方々に心から御礼申し上げます。また、新型コロ

ナウイルス感染症により亡くなられた方々をお悼みするとともに、今も対応されている医療者の方々に感謝いたします。なお、本研究にあたっては日本プライマリ・ケア学会および JSPS 科研費 JP18H00782 の助成を受けています。

（1）語りの後の（ ）内は地域・勤務先施設種別・インタビューの日付（全て二〇二〇年）を示す。以下同様。

（2）内科開業医などが担っていることもある。いわゆる「かかりつけ医」とも重なる。

（3）二〇一九年の段階で日本プライマリ・ケア学会に登録している医師の数は一万四七〇名である（日本プライマリ・ケア連合学会 二〇一九）。

（4）調査依頼のしやすさも影響したため、新型コロナウイルス感染症対策に比較的熱心な三〇～四〇代（調査者と同世代）に偏りがあることは否めない。

（5）ブラジルでジカ熱に対応した臨床医たちはワッツアップ（WhatsApp）グループで情報交換をしたことが報告されている（ジニス 二〇一九）。

（6）日本では新型コロナウイルス感染拡大のフェーズとして、二〇二〇年四月頃から五月頃までが「第一波」と捉えられた。

（7）厚労省から二〇二〇年四月一〇日に発出された事務連絡「新型コロナウイルス感染症の拡大に際しての電話や情報通信機器を用いた診療等の時限的・特例的な取扱いについて」に基づき、同日に中央社会保険医療協議会総会において承認された。

（8）地域によっては隣接地域のバックアップも行っている。

（9）そこかしこで機械が作動し、「ピーピー」とアラームが鳴って騒々しい状態を指しているものと思われる。感染隔離で一カ所に集めているためと推察されるが、同じ病棟で同時にこれだけの数の呼吸器が同時に動くという尋常でない状況も表されていると考えられる。

（10）公衆衛生学において予防の重要性を説明する際、「川の下流で溺れている人（＝病気の人）を助けるだけでなく、上流で川に落ちないようにすること（＝予防）が重要」といったように、「川の上流・下流」のメタファーが用いられることがある。本文中の語りは予防の話ではないが、ＰＣ医になじみ深いこの表現の影響を受けたものかもしれない。

（11）日本政府による「新型コロナウイルス感染症緊急経済対策」の一環として、旅行・飲食・イベントなどの需要を喚起する事業である「Go To キャンペーン」の時期とも重なっている。

【参照文献】

飯田淳子 二〇一三「「手当て」としての身体診察——総合診療・家庭医療における医師‐患者関係」『文化人類学』七七（四）：五二三—五四三。

飯田淳子・錦織宏 二〇一九「臨床現場の社会的文化的課題にともに向き合う——医療者・人類学者共同の症例検討会」『Contact Zone（コンタクト・ゾーン）』一一（二〇一九）：三九二—四二五。

木村周平・春田淳志・照山絢子・後藤亮平 二〇二〇「医療者と文化人類学者の協働の試み——筑波での経験の報告」『歴史人類』四七：九〇—一〇八。

木村周平・春田淳志・飯田淳子・小曽根早知子・金子惇・後藤亮平・照山絢子・濱雄亮・堀口佐知子・宮地純一郎 二〇二〇「COVID-19 に向き合う医療者の経験のドキュメンテーション」『文化人類学』八五（三）：五六六—五六九。

小林孝子 二〇二〇「豪ではＧＰが COVID-19 対策の最前線に」日経メディカル（https://medical.nikkeibp.co.jp/leaf/mem/pub/report/t344/202004/565059.html 二〇二〇年九月一二日最終閲覧）。

ジニス、デボラ 二〇一九『ジカ熱——ブラジル北東部の女性と医師の物語』奥田若菜・田口陽子訳、水声社（Diniz, D. 2016 *Zika: Do Sertão Nordestino à Ameaça Global*. Civilização Brasileira）。

照山絢子・木村周平・飯田淳子・堀口佐知子・春田淳志・濱雄亮・金子惇・宮地純一郎・小曽根早知子・後藤亮平 二〇二一「「ソーシャルディスタンス」の時代のエスノグラフィー——デジタルプラットフォームを活用した調査を事例として」『白山人類学』二四：印刷中。

日本プライマリ・ケア連合学会 日付不詳「プライマリ・ケアとは？（医療者向け）」（http://www.primary-care.or.jp/paramedic/ 二〇二〇年九月一二日最終閲覧）。

——— 二〇一九「本学会について」（http://www.primary-care.or.jp/about/index.html 二〇二〇年九月一二日最終閲覧）。

——— 二〇二〇「新型コロナウイルス感染症（COVID-19）診療所・病院のプライマリ・ケア初期診療の手引き」（https://

www.primary-care.or.jp/imp_news/20200311.html 二〇二〇年一一月八日最終閲覧)。
松嶋健 二〇二〇「イタリアにおける医療崩壊と精神保健——コロナ危機が明らかにしたもの」『現代思想』四八(一〇):一一七—一三五。
モル、アネマリー 二〇一六『多としての身体——医療実践をめぐる存在論』浜田明範・田口陽子訳、水声社(Mol, A. 2002. *The Body Multiple: Ontology in Medical Practice*. Duke University Press)。
——— 二〇二〇『ケアのロジック——選択は患者のためになるか』田口陽子・浜田明範訳、水声社(Mol, A. 2008. *The Logic of Care: Health and the Problem of Patient Choice*. Routledge)。
Egger, E. 2020. Who Qualifies for Patient Care During COVID-19? *Synapsis* (https://medicalhealthhumanities.com/2020/05/15/who-qualifies-for-patient-care-during-covid-19/). 二〇二〇年九月一二日最終閲覧。
Garofalo, L. 2020. Ventilators Alone Won't Save Us. *Sapiens* (https://www.sapiens.org/culture/ventilators-covid-19/). 二〇二〇年九月一二日最終閲覧。
Greene, J. 2020. As Telemedicine Surges, Will Community Health Suffer? *Boston Review* (https://bostonreview.net/science-nature/jeremy-greene-telemedicine-surges-will-community-health-suffer). 二〇二〇年九月一二日最終閲覧。
Haruta, J., Horiguchi, S., Miyachi, J., Teruyama, J., Kimura, S., Iida, J., Ozone, S., Goto, R., Kaneko, M., Hama, Y. Primary care physicians' narratives on COVID-19 responses in Japan: Professional roles evoked under a pandemic. forthcoming.
JHPN (Japan Health Policy NOW) 日付不詳「日本の医療保険制度」(http://japanhpn.org/en/section-3-1/ 二〇二〇年九月一二日最終閲覧)。
Livingston, J. 2012. *Improvising Medicine: An African Oncology Ward in an Emerging Cancer Epidemic*. Duke University Press.

おわりに

浜田明範
西真如
近藤祉秋
吉田真理子

本書の企画が持ち上がったのは、二〇二〇年四月初旬のことだった。記録を遡ってみると、二〇二〇年三月一八日に、執筆者の一人である木村周平から、現在のパンデミックについて日本の人類学者が集まって何らかのアクションを起こすべきではないかという提起が西、近藤、浜田に対してあり、近藤の推薦によりすぐに吉田が加わった。そうして集まった五人は、三月二九日にオンラインラウンドテーブル「COVID-19と文化人類学」を開催した。このラウンドテーブルの後、フェイスブックに同名のグループを立ち上げ、全十回に渡る連続セミナーをオンラインで実施した（近藤他 二〇二〇）。

これと並行する形で、木村を除く四名が編者となる本書の出版企画がスタートした。現在進行形の事態についての論集を二〇二〇年度内に出版するという企画は、通常の人類学の研究スピードを鑑みれば、考えられないほどせわしないものであったが、すでにパンデミックに関する多数の本がこれまでに出版されていることからすれば、それでも、スローペースだったのかもしれない。

このような経緯を振り返ることで見えてくるのは、本書の制作にあたって、日本における人類学の近年のトレンドのいくつかが合流しているという事実である。特に重要だと思われるのは、人類学内部での議論に終始するのではなく、人類学の外部と積極的に対話をしてきたトレンドの存在である。本書のなかで明示的に言及されている医療人類学やマルチスピーシーズ民族誌だけでなく、応答の人類学（飯嶋・小國二〇一六；Ito 2020）や医学教育とともにある人類学（浜田 二〇一九）も合流してきている。本書の出版がそれらの流れに何らかの影響を与えるものになっていることを、執筆者一同期待している。

本書の出版に当っては多くの方の力添えを得た。冒頭で述べたラウンドテーブルや連続セミナーには、毎回数十名から百名前後の多くの参加者を得た。フェイスブックグループの「COVID-19と人類学」には、二〇二一年一月一八日現在、四五四名の登録者がいる。そこに集う多くの人との有形無形のやり取りから、執筆者たちは多くの着想を得てきた。また、本書は、科学研究費補助金基盤研究（B）「人類学の外部から考える人類学の可変性と可能性：医学教育をめぐる協働の現場から（18H00782）」（代表：伊藤泰信）の成果として出版されている。水声社の村山修亮さんには、本書の出版に当って、多くの力添えを頂いた。ここに明記して、お礼を述べたい。

二〇二一年一月現在、この感染症の流行が収束するかどうかは予断を許さない状態が続いている。ワクチン開発のニュースが次々と飛び込んでくる一方で、ウイルスの変異という不吉なニュースも続いている。感染症とともにあることに人びとが疲れているのではないかという徴候や、ワクチンの接種が思ったよりも進んでいないという話もある。パンデミックとともにある二〇二一年を、私たちはどのように経験していくのか。それについて、人類学はどのような言葉を与えていくことができるのか。継続的に、検討を続けていきたい。

【参照文献】

浜田明範 二〇一九「序：なぜいま文化人類学が医学教育に関わるべきなのか」『Contact Zone（コンタクト・ゾーン）』第一一巻：三一二―三一九。

飯嶋秀治・小國和子 二〇一六「応答の人類学（2012-2016）」『文化人類学』八一（三）：五三〇―五三二。

近藤祉秋・木村周平・浜田明範・西真如・吉田真理子 二〇二〇「「COVID-19と文化人類学」ラウンドテーブル開催報告とその後の活動」『文化人類学』八五（二）：三六六―三六九。

ITO, Yasunobu. 2020. Contact Zone of Anthropology of and in Business: Inspiring Synergy between Anthropology and Industry in Japan. *Japanese Review of Cultural Anthropology* 20(2): 7-25.

編者／執筆者について——

浜田明範（はまだあきのり）　関西大学社会学部准教授。専門は医療人類学、アフリカ地域研究。おもな著書に、『薬剤と健康保険の人類学』（風響社、二〇一五年）、『再分配のエスノグラフィ』（編著、悠書館／国立民族学博物館、二〇一九年）などがある。

西真如（にしまこと）　京都大学アジア・アフリカ地域研究研究科特定准教授。専門は医療人類学。おもな著書に、『ケアが生まれる場』（共編著、ナカニシヤ出版、二〇一九年）、おもな論文に、「公衆衛生の知識と治療のシチズンシップ」（『文化人類学』八一巻四号）などがある。

近藤祉秋（こんどうしあき）　神戸大学大学院国際文化学研究科講師。専門は文化人類学、アラスカ先住民研究。おもな著書に、『人と動物の人類学』（共編著、春風社、二〇一二年）、『犬からみた人類史』（共編著、勉誠出版、二〇一九年）などがある。

吉田真理子（よしだまりこ）　オーストラリア国立大学クロフォード公共政策大学院博士課程在籍。専門は文化人類学、環境人類学。おもな論文に、“Scaling Precarity: The Material-Semiotic Practices of Ocean Acidification” (*Japanese Review of Cultural Anthropology*, Vol. 21, No.1)、“Knowing Sea-Level Rise: Interpretive Practices of Uncertainty in Tuvalu” (*Practicing Anthropology*, Vol. 41, No.2) などがある。

＊

内藤直樹（ないとうなおき）　徳島大学大学院社会産業理

工学研究部准教授。専門は生態人類学、アフリカ地域研究。おもな著書に、『メディアのフィールドワーク：アフリカとケータイの未来』（共編著、北樹出版、二〇一四年）、『社会的包摂／排除の人類学：開発・難民・福祉』（共編著、昭和堂、二〇一四年）などがある。

大北全俊（おおきたたけとし）　東北大学大学院医学系研究科准教授。専門は哲学・倫理学、生命倫理学。おもな著書に、『少子超高齢社会の「幸福」と「正義」』（共編著、日本看護協会出版会、二〇一六年）、おもな論文に、「感染症の拡大を防止することと個人の権利を制限すること」（『生命倫理』二〇巻）などがある。

桜木真理子（さくらぎまりこ）　大阪大学大学院人間科学研究科博士後期課程在籍。専門は文化人類学、医療人類学。おもな論文に、「治癒せざる身体？――ハンセン病元患者の生と医療実践の関係から――」（『文化人類学研究』一八号）などがある。

北川真紀（きたがわまき）　東京大学大学院総合文化研究科博士課程在籍。専門は文化人類学。おもな論文に、「オン／オフグリッドの家庭生活からエネルギー概念を再考する」（『超域文化科学紀要』二五号）などがある。

石野隆美（いしのたかよし）　立教大学大学院観光学研究科博士課程後期課程在籍。専門は文化人類学、観光研究。おもな論文に、「道徳的非難を配慮へと読み替える――COVID-19とともにある観光者の選択をめぐって」（『立命館大学人文科学研究所紀要』一二五号）などがある。

田中志歩（たなかしほ）　広島大学国際協力研究科博士後期課程在籍、日本学術振興会特別研究員（ＤＣ１）。専門は比較教育学、地域研究。おもな著書に、『アジア教育情報シリーズ3巻――南・中央・西アジア編』（共著、一藝社、二〇二一年）、おもな論文に、「バングラデシュ小規模少数民族クミの就学に対する親世代の「意識と行動」」（『比較教育学研究』六一号）などがある。

緒方しらべ（おがたしらべ）　日本学術振興会特別研究員（ＲＰＤ）／関西外国語大学。専門は文化人類学、アフリカ地域研究。おもな著書に、『アフリカ美術の人類学：ナイジェリアで生きるアーティストとアートのありかた』（二〇一七年、清水弘文堂書房）、『アフリカからアートを売り込む：企業×研究』（共編著、水声社、近刊）などがある。

岡野英之（おかのひでゆき）　近畿大学総合社会学部特任講師。文化人類学の立場から国家や内戦について研究している。おもな著書に、『アフリカの内戦と武装勢力』（昭和堂、二〇一五年）、おもな論文に、「タイにおけるミャンマー避難民・移民支援と武装勢力」（『難民研究ジャーナル』九号）などがある。

澤野美智子（さわのみちこ）　立命館大学総合心理学部准教授。専門は文化人類学、医療人類学。おもな著書に、『乳がんと共に生きる女性と家族の医療人類学』（明石書店、二〇一七年）、『医療人類学を学ぶための60冊』（編著、明石書店、二〇一八年）などがある。

吉田尚史（よしだなおふみ）　立正大学社会福祉学部特任教授。専門は臨床精神医学、文化精神医学、医療人類学。おもな著書に、『トラウマを共有する』（共著、京都大学学術出版会、二〇一九年）、おもな論文に「声の小さな人びとの語り——マダガスカルのペスト流行から考える」（『N：ナラティブとケア』第一〇号）などがある。

奥知久（おくともひさ）　奥内科循環器科理事長。専門は家庭医療、総合診療、在宅医療。おもな著書に、「総合診療　達人伝：七つのコアコンピテンシーとその向こう側（連載）」（『総合診療』二九巻一号〜三〇巻二号）などがある。

島薗洋介（しまぞのようすけ）　大阪大学グローバルイニシアティブ・センター講師。専門は文化人類学、医療人類学。おもな著書に、『現代世界の呪術——文化人類学的探究』（共著、春風社、二〇二〇年）、おもな論文に“Repaying and Cherishing the Gift of Life: Gift Exchange and Living-related Kidney Transplantation in the Philippines” (*Anthropology in Action* 15(3)) などがある。

飯田淳子（いいだじゅんこ）　川崎医療福祉大学医療福祉学部教授。専門は医療人類学。おもな著書に、『医師・医学生のための人類学・社会学——臨床症例／事例で学ぶ』（共編著、ナカニシヤ出版、二〇二一年）、*Anthropology in Medical Education: Sustaining Engagement and Impact* (Co-author, Springer, 2021) などがある。。

木村周平（きむらしゅうへい）　筑波大学人文社会系准教授。専門は文化人類学。おもな著書に、『21世紀の文化人類学：世界の新しい捉え方』（共著、新曜社、二〇一八年）、『津波のあいだ、生きられた村』（共著、鹿島出版会、二〇一九年）などがある。

濱雄亮（はまゆうすけ）　東京交通短期大学運輸科准教授。専門は医療人類学・文化人類学教育論。おもな論文に、「医療におけるアマチュアリズム」（『生活学論叢』一四号）、「中学校国語科教科書における文化人類学的著作の掲載状況の変遷」（『東京交通短期大学研究紀要』二三号）などがある。

堀口佐知子（ほりぐちさちこ）　テンプル大学日本校上級准教授。専門は社会人類学、日本研究。おもな著書に、*Life Course, Happiness and Well Being in Japan* (Co-author, Routledge, 2017)、*Critical Issues in Contemporary Japan* (Co-author, Routledge, 2019 [Second Edition]) などがある。

宮地純一郎（みやちじゅんいちろう）　北海道家庭医療学センター浅井東診療所副所長、名古屋大学大学院博士後期課程在籍。専門は家庭医療学、医学教育学。おもな論文に、“Adequacy of initial evaluation of fever in long-term care facilities” (*Geriatrics & gerontology international*, 17(9)) などがある。

照山絢子（てるやまじゅんこ）　筑波大学図書館情報メディア系助教。専門は文化人類学、医療人類学。おもな著書に、『障害のある先生たち——「障害」と「教員」が交錯する場所で』（共編著、生活書院、二〇一八年）、*Child's Play: Multi-Sensory Histories of Children and Childhood in Japan* (Co-author, University of California Press, 2017) などがある。

小曽根早知子（おぞねさちこ）　筑波大学医学医療系講師。専門は家庭医療、総合診療。おもな論文に、"Students' understanding of social determinants of health in a community-based curriculum: a general inductive approach for qualitative data analysis" (*BMC Medical Education*, 20(1)) などがある。

金子惇（かねこまこと）　横浜市立大学大学院データサイエンス研究科ヘルスデータサイエンス専攻講師。専門は総合診療、家庭医療。おもな論文に、"Systematic scoping review of factors and measures of rurality: toward the development of a rurality index for health care research in Japan" (*BMC Health Services Research*, 21(9)), "Better Patient Experience is Associated with Better Vaccine Uptake in Older Adults: Multicentered Cross-sectional Study"(*Journal of General Internal Medicine*, 35(12)) などがある。

後藤亮平（ごとうりょうへい）　筑波大学医学医療系助教。専門は理学療法学。おもな論文に、"The process of transprofessional collaboration: how caregivers integrated the perspectives of rehabilitation through working with a physical therapist" (*Family medicine and community health*, 8(4)) などがある。

春田淳志（はるたじゅんじ）　慶應義塾大学医学部医学教育統轄センター准教授。専門は医療者教育、総合診療、家庭医療。おもな論文に、"Factors for self-assessment score of interprofessional team collaboration in community hospitals in Japan" (*Family medicine and community health*, 7(4)), "Realist approach to evaluating an interprofessional education program for medical students in clinical practice at a community hospital" (*Medical Teacher*, 42(1)) などがある。

新型コロナウイルス感染症と人類学
——パンデミックとともに考える

二〇二一年三月一五日第一版第一刷印刷　二〇二一年三月三〇日第一版第一刷発行

編者——浜田明範・西真如・近藤祉秋・吉田真理子

装幀者——宗利淳一

発行者——鈴木宏

発行所——株式会社水声社

東京都文京区小石川二—七—五　郵便番号一一二—〇〇〇二

電話〇三—三八一八—六〇四〇　FAX〇三—三八一八—二四三七

［**編集部**］横浜市港北区新吉田東一—七七—一七　郵便番号二二三—〇〇五八

電話〇四五—七一七—五三五六　FAX〇四五—七一七—五三五七

郵便振替〇〇一八〇—四—六五四一〇〇

URL : http://www.suiseisha.net

印刷・製本——精興社

ISBN978-4-8010-0563-1